TRAITÉ PRATIQUE

DES

MALADIES DE L'ESTOMAC

Corbeil, typ. et stér. de Crété fils.

TRAITÉ PRATIQUE

DES

MALADIES DE L'ESTOMAC

PAR

T. BAYARD

DOCTEUR EN MÉDECINE DE LA FACULTÉ DE PARIS,
MEMBRE CORRESPONDANT DES ACADÉMIES DE MOSCOU, DE LYON,
DE BORDEAUX, DE MARSEILLE,
ANCIEN MÉDECIN-ADJOINT AU COMITÉ D'HYGIÈNE ET DE SALUBRITÉ
ET AU BUREAU DE BIENFAISANCE DU 3ᵉ ARRONDISSEMENT,
MÉDAILLE DU CHOLÉRA DE 1854,
MÉDECIN DE LA COMPAGNIE GÉNÉRALE DES EAUX DE PARIS, ETC.

*(Veteres stomachum ut regem totius
corporis salutabant.)*

SECONDE ÉDITION

ENTIÈREMENT REFONDUE

Avec figures dans le texte.

PARIS

LIBRAIRIE DE G. MASSON

Libraire de l'Académie de médecine

PLACE DE L'ÉCOLE-DE-MÉDECINE

1872

A LA MÉMOÍRE

DE

ROSTAN

ET DE

TROUSSEAU

TRÈS-ILLUSTRES PROFESSEURS DE CLINIQUE MÉDICALE A LA FACULTÉ
ET A L'HÔTEL-DIEU DE PARIS.

T. BAYARD.

PRÉFACE

Au moment où M. le professeur Cruveilhier présentait, en notre nom et dans un langage si flatteur pour nous, un exemplaire de notre première édition à l'Académie de médecine de Paris, nous recevions de plusieurs de nos illustres maîtres des témoignages non moins précieux d'encouragement et d'estime.

Aujourd'hui que Rostan et Trousseau ne sont plus, nous pouvons reproduire leurs autographes, et, à défaut de leurs personnes, nous dédions à leur mémoire ce nouveau travail qui, nous l'espérons, paraîtra à nos confrères largement et utilement amendé surtout en ce qui concerne les fermentations, l'oxydation, les diffusions, les sucs gastriques, les urines, la constipation, les eaux digestives et minérales, le choléra, le cancer, etc., etc.

La première édition, accueillie avec tant de bienveillance par le monde savant et par la presse médicale française et étrangère, les traductions qui en ont paru, nous faisaient un devoir d'apporter tous nos soins à sa forme nouvelle et de la rendre aussi complète que cela nous était possible. Tel a été le but de nos efforts, puissions-nous y avoir réussi.

5, rue Laffitte.

Paris, Décembre 1871.

Mon Cher Confrère,

Je suis très reconnaissant
de l'envoi que vous me
faites l'honneur de me faire
de votre ouvrage sur les
maladies de l'estomac, ce
Roi [peu noble] de notre
machine.   Je vous
remercie de tout mon cœur
de votre bon souvenir, pour
moi, mon cher confrère, je
ne vous ai point oublié & je
suis heureux de vous le dire.
Je vous fais mon compliment
sur votre travail; & je vous

engagé à persévérer dans
la bonne voie où vous êtes
engagé; personne plus que
moi n'applaudira à vos
succès.

Agréez, je vous prie,
l'expression de mes sentiments
distingués et [illisible] et dévoués.

Rostan

Paris
le 4 mai
1862

Monsieur & honorable Confrère,

Permettez-moi de vous remercier du livre que vous avez eu la bonté de m'envoyer. J'ai parcouru les principaux chapitres, & je sais qu'il y a beaucoup à gagner pour tout le monde. Je crois que, à une nouvelle édition, vous y changerez quelque chose; il est bien difficile de s'occuper beaucoup des maladies de l'estomac sans trouver bien des mécomptes.

Veuillez agréer l'expression de mes meilleurs sentiments

A. Bourgeau

PRÉFACE

DE LA PREMIÈRE ÉDITION.

On ne peut se dissimuler que les maladies de l'estomac ne soient encore une des branches les plus ardues de l'art de guérir. Cela tient sans doute à ce que la plupart des travaux qui ont paru sur ce genre d'affections, se trouvent confondus sous des noms divers, en rapport avec des systèmes en vogue ou des doctrines dominantes. C'est ainsi que, depuis quarante ans, on nous a fait passer tour à tour par les gastrites, les gastralgies et les dyspepsies, c'est-à-dire par un mélange confus, qui n'a présenté, suivant les époques, qu'un de ses côtés saillants. Il en est résulté que les auteurs, pour se conformer au goût du jour, se sont contentés de retourner le problème et d'adopter successivement la prédominance inflammatoire, nerveuse ou atonique, sans prendre garde qu'ils sacrifiaient ainsi la clarté à la synthèse. Mais, ce qui peut-être n'a pas moins contribué à entretenir cette confusion, c'est l'effort de chacun pour faire entrer dans son sujet tout ce qui pouvait s'y rapporter de près ou de loin. De là est né un désordre regrettable ; car si les divisions trop nombreuses offrent des inconvénients bien manifestes, il n'y en a pas de moins grands à trop généraliser ; et cette dernière tendance, pour les maladies de l'estomac, est bien certainement le motif qui a fait confondre, pendant si longtemps, des états morbides tout à fait distincts.

Mais, comme s'il était de l'essence de l'esprit humain de ne sortir d'un excès que pour tomber dans un autre, aujourd'hui que nous sommes dans le courant de la dyspepsie, il est facile de voir que l'on arrive insensiblement à en créer des variétés de toute espèce, ce qui ne peut que ramener aux anciens errements, et cela faute de s'entendre, tant il est vrai que, dans les sciences, un langage clair est une des premières conditions de leurs progrès. Les hommes d'un profond savoir peuvent, sans aucun doute, échapper à ce danger, ils doivent à une grande expérience cette précieuse faculté de mettre toujours le doigt, pour ainsi dire, sur la corde sensible ; mais en est-il de même pour ceux qui débutent dans la carrière, et qui n'ont pas encore de jalons bien assurés ?

Établir des divisions sur la prédominance de certains symptômes nous paraît être aussi une chose mauvaise. S'agit-il, par exemple, de la flatulence ? Chacun sait qu'elle peut venir d'une atonie musculaire, de l'ingestion de substances fermentescibles ou de leur décomposition chimique, d'une simple surcharge alimentaire, d'une trop grande dilatation de l'organe, d'un trouble passager de l'innervation, d'une constriction trop forte, etc., etc. Nous le demandons, est-il bien rationnel de décrire une dyspepsie flatulente ? La question ainsi posée se résout d'elle-même, et l'on pourrait en dire autant de presque toutes les autres formes, qui ne sont le plus souvent produites que par la nature des substances ingérées.

Évidemment, tant que l'on s'écartera des données

certaines que fournissent l'anatomie pathologique et la physiologie expérimentale pour leur préférer des subdivisions purement symptomatiques, ces dernières seront non-seulement défectueuses, mais encore nuisibles, dans ce sens qu'un remède, efficace contre une de leurs formes, échouera presque infailliblement contre telle autre d'une origine différente. C'est ainsi que les observations les plus probantes peuvent s'annuler réciproquement, lorsqu'elles ne reposent que sur la prédominance d'un symptôme, en l'absence d'une constatation exacte de l'état morbide ou physiologique qui a dû le déterminer. -

Frappé de ces inconvénients, nous nous sommes attaché, dès notre passage par les hôpitaux, à tout ce qui pouvait nous éclairer sur cet important sujet.

Depuis, nos observations personnelles, la lecture attentive des meilleurs auteurs et des recherches incessantes nous ont fait entrevoir la possibilité de sortir de cet imbroglio en essayant de remettre chaque chose à sa véritable place. C'est ainsi que nous avons été amené, presque malgré nous, à passer en revue toutes les maladies de l'estomac.

Nous avons adopté, pour ce travail, un plan qui nous a paru le plus propre à bien faire saisir les rapports et les différences qui existent entre les nombreuses affections gastriques. C'est de la sorte que nous avons porté nos investigations d'abord sur l'organe lui-même considéré dans ses propriétés anatomiques, fonctionnelles et sympathiques; puis, la persistance et l'importunité de certains symptômes nous ont conduit à en faire une étude comparée. Nous avons cru, en raison même de leur importance, devoir rechercher l'ensemble de leurs causes, leurs caractères particuliers et la médication qui convient le mieux à chaque forme suivant sa nature ou son origine. C'était à la fois un moyen d'éviter les redites et de mieux faire ressortir toute l'utilité qui découle, pour le traitement, de la connaissance exacte de ces foyers de souffrance.

Nous avons dû pour ces recherches puiser à toutes les sources ; mais la médecine est fille du temps ; à ce titre, le passé nous appartenait. Nous nous y sommes emparé de tout ce qui est acquis, incontestable ; fort de cet auxiliaire, nous avons pris la plume, bien décidé à ne nous laisser séduire ni par de brillants systèmes, ni par l'autorité du nom, et à ne nous rendre qu'aux déductions de la physiologie expérimentale, aux faits que l'expérience a consacrés et à l'évidence de nos observations personnelles. C'est dans cet esprit que nous avons abordé les affections de l'estomac ; en nous attachant toujours au point de vue pratique, sans nous occuper, plus qu'il ne fallait, de théories trop souvent stériles. Nous avons été sobre aussi de ces curiosités médicales que l'on appelle les *cas rares*, et qui sont plus propres généralement à embrouiller un jugement sain, qu'à fournir au lit du malade des avantages bien réels : aussi ne les avons-nous signalés que comme complément nécessaire.

Nous nous sommes attaché surtout aux maladies de l'estomac les plus fréquentes, et qui par cela même méritaient des investigations plus soutenues.

Nous y avons ajouté des déductions journellement applicables que nous avons empruntées à la physiologie, et à la pratique des maîtres les plus renommés.

Les formes nombreuses et le danger des souffrances gastriques, dans le jeune âge, ont attiré particulièrement notre attention. Témoin, un grand nombre de fois, des accidents et des suites fâcheuses qu'une simple surcharge alimentaire peut déterminer chez l'enfant, nous nous sommes efforcé de bien faire ressortir les inconvénients qui naissent des troubles gastriques que l'on rencontre à cet âge et qui acquièrent bien vite alors une importance capitale. C'est pourquoi nous avons indiqué avec le plus grand soin les meilleurs moyens de les prévenir et surtout de les combattre.

Nous signalerons encore nos tentatives pour mieux circonscrire la gastralgie proprement dite ; un résumé des travaux modernes sur l'*oxalurie* de cause gastrique ; des considérations particulières sur l'état congestif, le cancer, les ramollissements, les ulcères de la muqueuse de l'estomac ; sur la constipation, le régime, les eaux minérales et sur quelques substances d'un usage presque quotidien.

Mais le titre même de ce volume nous a fait un devoir d'insister particulièrement sur les diverses médications applicables aux nombreuses affections gastriques. Nous nous sommes efforcé de tenir cette partie de la science au niveau des découvertes actuelles, avec cette réserve, pourtant, que tout doit passer au creuset d'une longue expérience et que rien ne saurait être consacré que par elle.

La connaissance exacte des règles de régime et d'alimentation ne nous a pas paru moins nécessaire pour mener un traitement à bonne fin, et pour en consolider le résultat. C'est pourquoi nous avons complété notre travail par l'étude des conditions les plus favorables pour bien digérer ; c'est encore dans ce but que nous donnons un exposé des différentes substances alimentaires, considérées sous le rapport de leur digestibilité, de leur richesse nutritive, et que nous indiquons aussi la nature des aliments, qui convient le mieux aux divers tempéraments suivant les climats et les conditions physiques.

Un ensemble aussi vaste embrassait trop de choses pour qu'il nous fût permis d'édifier exclusivement sur notre propre fonds. Aussi avons-nous dû recourir aux traités spéciaux, aux auteurs de tous les pays où l'on cultive les sciences. Mais, avant tout, nous devons rendre hommage à nos illustres maîtres MM. les professeurs Andral, Bouillaud, Cruveilhier, Grisolle, Piorry, Rostan et Trousseau. C'est à eux que nous sommes redevable de nos plus solides connaissances en médecine : qu'ils veuillent bien agréer ici le témoignage de notre vive gratitude et de notre éternelle reconnaissance. Honneur aussi à la mémoire de Chomel, dont l'ouvrage sur les dyspepsies nous a offert une riche moisson. Nous avons retrouvé, dans cette dernière production du maître, tout à la fois, l'honnêteté de l'homme de bien, l'expérience consommée du professeur de clinique et une connaissance profonde des mœurs et des travers de notre société dans toutes ses classes.

Longtemps nous avons hésité à mettre au jour ce travail, entrepris uniquement pour notre usage ; mais comme nous avons pu vérifier par nous-même l'excellence de presque toutes les médications qui s'y trouvent indiquées, et que préconisent les hommes les plus éminents par leur savoir et leur expérience, nous avons pensé qu'il offrirait peut-être quelque intérêt à nos confrères, et c'est là ce qui nous a déterminé à en entreprendre la publication.

Pourtant, si le hasard voulait que ce livre vînt à

tomber entre les mains de quelque gastralgique, dyspeptique ou hypochondriaque, enclin à rechercher la
lecture de tout ce qui se rattache de près ou de loin à
ses souffrances, qu'il ne s'imagine pas que c'est pour
lui que nous avons écrit. Il trouverait sans doute dans
ce volume les conseils d'une sage hygiène ; mais qu'il
ne s'attende pas à y rencontrer l'apologie de tel ou tel
traitement en vogue, ni les moyens de se soigner lui-
même. Car, pour bien appliquer une médication, il
est des connaissances préalables dont on ne saurait se
dispenser et que seule peut fournir l'étude sérieuse et
approfondie de notre art.

C'est surtout lorsqu'on arrive à la fin de sa tâche que
l'on apprécie bien la portée de ces préceptes d'Hippocrate : *Ars longa, experientia fallax, judicium difficile.* Cent fois, en y réfléchissant, nous avons été tenté
de renoncer à cet œuvre, mais la médecine, comme
la charité, réclame de ceux qui l'exercent, en tout et
partout, courage, abnégation et dévouement. Une seule
pensée nous soutient encore, c'est celle d'être utile à
nos semblables. Puissions-nous y avoir réussi.

Paris, avril 1862.

INDEX DES FIGURES DE L'ESTOMAC

FIGURE I.

1. Œsophage, partie inférieure.
2. Aorte.
3. Foie soulevé.
4. 4. Coupe du diaphragme qui sépare la poitrine du ventre.
5. Cardia au-dessous du diaphragme.
6. Petit lobe du foie.
7. Estomac, face antérieure.
8. Estomac, grande courbure.
9. Artère hépatique allant au foie.
10. Canal hépatique de la bile sortant du foie.
11. Canal cystique conduisant à la vésicule biliaire.
12. Canal cholédoque ou réunion des deux précédents, allant s'ouvrir vers le milieu de la partie perpendiculaire du duodenum, à côté du canal pancréatique qui est recouvert ici par l'estomac, le pylore et le duodenum.
13. Duodenum, portion supérieure en forme de coude.
14. Estomac, petite courbure.
15. Vésicule biliaire.
16. Pylore.
17. Duodenum, partie perpendiculaire au milieu de laquelle débouchent les canaux de la bile et du suc pancréatique.
18. Estomac, grosse tubérosité.
19. Estomac, petite tubérosité.
20 Rate.
21. 21. Côlon transverse.
22. 22. Côlon ascendant.
23. 23. Côlon descendant.
24. 24. 24. Intestins grêles.

FIGURE II. — COUPE DE L'ESTOMAC.

1. Œsophage.
2. Orifice cardiaque de l'estomac ouvert.
3. Duodénum.
4. Pylore.
5. Petite courbure.
6. Orifice pylorique.
7. 7. 7. Muqueuse, villosités, sillons.
8. Grande courbure.

Fig. 1

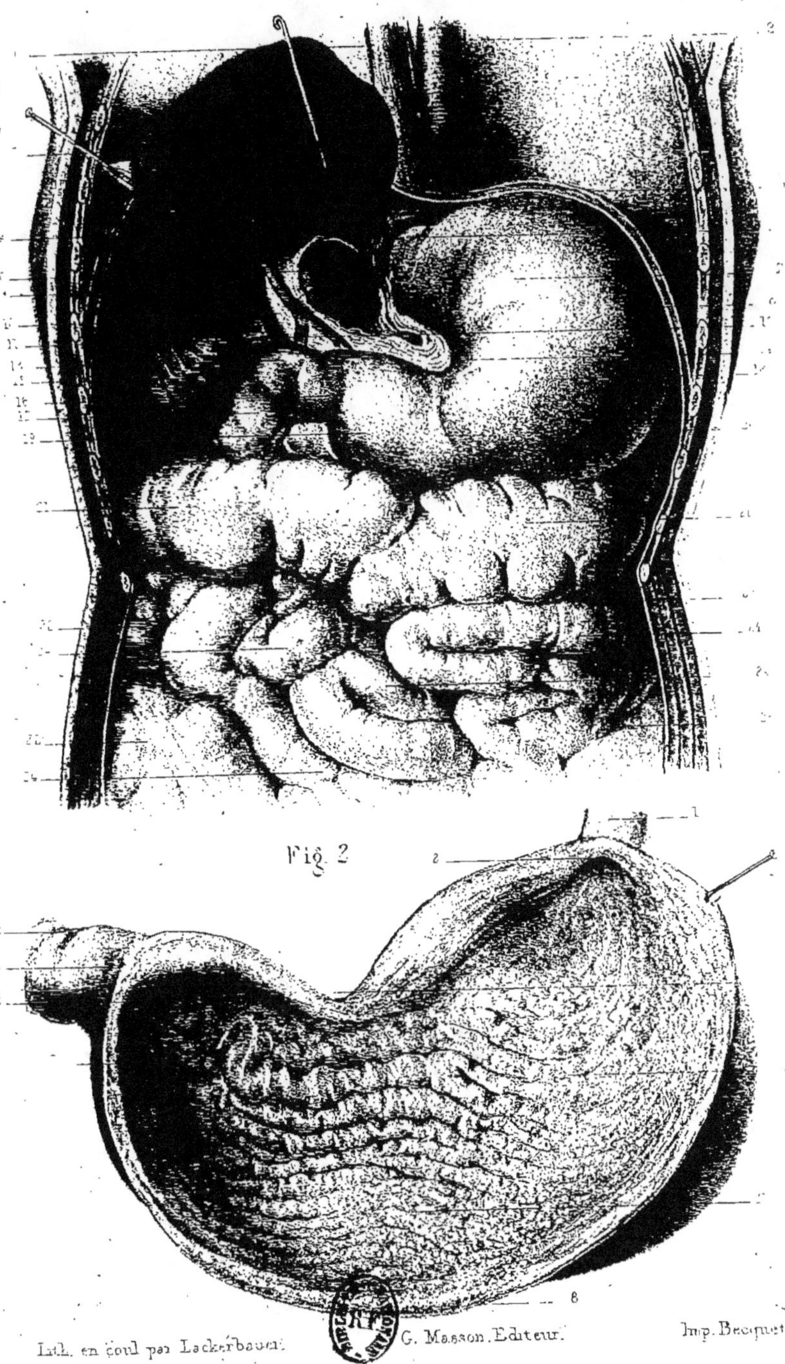

Lith. en coul par Lackerbauer.   G. Masson, Editeur.   Imp. Becquet.

TABLEAU

DES EAUX DIGESTIVES

ET DE CELLES EMPLOYÉES

DANS LES MALADIES DE L'ESTOMAC

NOTA. Ce tableau présente chaque source d'après les analyses les plus récentes et les plus autorisées, en suivant l'échelle progressive des alcalins, des ferrugineux et des chlorures ; à la fin de chaque division, nous avons ajouté, dans le même ordre, les sources thermales de manière à faire ressortir les préférences que chacune d'elles mérite, d'après les indications à remplir.

T., pour l'arsenic, signifie traces sensibles au-dessous du dix-milligramme par litre, et seulement du milligramme pour l'iode, le brome, le bore, la lithine, la strontiane, le fluor et les matières organiques.

Comme il est très-rare que l'on soit obligé de recourir aux eaux sulfureuses pour combattre les maladies de l'estomac, nous avons omis les quelques sources de cette classe, assez mal analysées du reste, qui se recommandent parfois dans les complications herpétiques, nous contentant, à la fin de notre chapitre sur les Eaux, de signaler celles que l'on emploie dans ces cas et dont on doit user avec beaucoup de prudence, surtout quand elles renferment du gaz acide sulfhydrique, dont les propriétés anti-digestives sont bien connues.

Il n'est peut-être pas inutile non plus de rappeler qu'une même eau ne peut contenir à la fois du sulfate de chaux et un carbonate alcalin ; aussi soupçonnons-nous quelque peu de fantaisie dans les analyses de Saint-Galmier, de Pougues, de Pyrmont, de Vals, source des Convalescents, etc.

CLEF DES ABRÉVIATIONS

Az. Azote.	Fl. Fluor.	S. Source.
Bo. Bore.	Gl. Glairine.	S. n. Sources nombreuses.
Br. Brome.	Io. Iode.	St. Strontiane.
Br. so. Bromure de sodium.	Li. Lithine.	T. Traces.
Cu. Cuivre.	Sil. Silicate.	T. s. Traces sensibles.
Fr. France.		

STIMULANT de la digestion. Acide carbonique libre,	MINÉRALISATION TOTALE PAR LITRE.	ANTI-ACIDES et DIGESTIFS. Bicarbonate de chaux, de magnésie.	INERTES. Silice et alumine.	INDIGESTE durcissant les LÉGUMES Sulfate de chaux.	INERTES à faible dose. Matières organiques.	THERMALITÉ.	PROVENANCE. — Les eaux de la Seine, à leur entrée et à leur sortie de Paris, sont prises ici comme terme de comparaison.	RECONSTITUANTS des GLOBULES sanguins. Sels de fer.	ALTÉRANTS DU SANG et anti-acides Bicarbonate de soude, de potasse.	PURGATIFS. Sulfates et phosphate de soude, de magnésie.	PURGATIFS et ALTÉRANTS. Chlorures de sodium, de calcium, de magnésium.	APÉRITIF reconstituant à faible dose. Arsenic.	PROPRIÉTÉS DIVERSES. Iode, brome, bore, lithine, strontiane, fluor.
							1re DIGESTIVES.						
0.013	0.240	0.192	0.005	0.020	..t...	.....	Eaux de la Seine au pont d'Ivry.	0.003	....	0.010	0.010	....	Io , t.
0.013	0.432	0.306	0.016	0.040	..t. s.	....	— — au pont de Chaillot.	0.008	....	0.030	0.032	....	Io., t.
1.016	0.602	0.39	0.12	0.01	..t...	....	Bondonneau (Drôme).........	0.002	....	0.02	0.03	...t...	Br., t. / Io., 0.003.
1.036	0.154	0.02	0.07	...t...	. t...	. ...	Saint-Pardoux (Allier)	0.020	0.02	....	0.03	....	....
0.024	0.255	0.11	.....	.....	.....	....	Evian (Savoie).............	....	0.13	....	..t..	....	....
0.748	2.193	1.39	0.24	0.05	..t...	....	Condillac (Drôme)...........	0.010	0.16	0.17	0.13	....	Io., t.
1.200	1.886	1 04	0.03	0.18	0.024	....	Saint-Galmier (Loire)........	0.009	0.23	0.13	0.21	....	....
2.178	1.393	0.78	0.11	0.02	..t...	....	Chateldon (Puy-de-Dôme)......	0.035	0.38	0.02	0.03	...t...	Io.. Br., t.
0.560	1.541	0.79	0.20	....	0.003	....	Renaison (Loire)...........	0.003	0.41	0.02	0.10	....	....
1.500	1.211	0.40	0.04	....	0.060	....	Teissière (Cantal).......	0.001	0 47	0.18	0.05	....	....
0.270	2.272	1.27	0.06	....	....	....	Pont-Gibaud (Puy-de-Dôme)...	..t..	0.57	0.20	0.15	....	....
0.330	3.834	2.30	0.03	0.19	Gl. 0.030	....	Pougues (Nièvre)...........	0.020	0.63	0.27	0.35	....	....
2.472	1.569	0.50	0.06	....	....	....	Soultzmat (Alsace)...........	0.004	0 68	0 16	0.07	....	Borax, 0.05.
0 381	2.159	0.90	0.18	0.01	....	....	Couzan (Loire)...	0.008	0.76	0.11	0.15	....	....
2.043	2.244	0.96	0.06	....	....	....	Sultzbach (Alsace)...........	0.032	0.92	0.12	0.13	...t...	Bo., t.
1 703	1.400	0.09	0.01	....	....	....	Vals, S. Marie (Ardèche)	0.006	0.92	0.06	0.28	....	....
1.949	2.432	1.39	0.04	....	..t...	....	Saint-Alban (Loire).	0.023	0 93	....	0.03	...t...	Io., t.
4.937	2.017	0.86	0.05	0.09	..t...	....	Schwalheim (Hesse-Électorale).	0.003	0.05	0.09	1 43	....	Io., Br., Li., t.
1 035	4.070	0.76	0.05	....	..t..	....	Seltz (Nassau)............	0.030	0.97	0.23	2.04	....	....
0.762	1.229	0.67	0.02	0.03	..t...	16 à 35°	La Malou, S. n (Hérault)......	0.031	0.42	0.03	0.01	....	....
0,060 à 1.43,0	1.265	0.15	0.11	....	..t...	18 à 52°	Néris, 6 S. (Allier)..	1.004	0.42	0.38	0.17	....	Fl., Io., t.
1t. 92/400	0.283	SM. 0.01	0.03	....	Gl 0.02	10 à 70°	Plombières, 21 S. (Vosges)...	..t..	Sil. 0.06	0.06	0.04	0.0006	Io., Fl., Bo., t
							2me DIGESTIVES FERRUGINEUSES.						
0.084	1.500	1.15	0 02	0.03	..t...	.....	Oriol (Isère)............	0.046	-0.10	0.11	0.04	...t..	Io., t.
0.409	0.542	0.44	.....	.....	.....	....	Schwalbach (Nassau).........	0 052	0.01	0.01	0.02	....	Io., t.

1.184	2.571	1.06	0.003	0.90	..t...	.....	Pyrmont (Westphalie)........	0.057	....	0.40	0.12	....	Li., 0.002.
0.127	0.163	0.04	0.01	0.02	..t...	.....	Saint-Christophe (Saône-et-L.).	0 070	....	....	0.02	...t...	....
0.177	0 357	0.11	0.03	....	..t...	.....	Spa, S. Pouhon (Belgique)....	0.092	0.09	....	0.02	...t...	....
0.410	1 486	0 49	....	0.05	......	.....	Bussang (Vosges).............	0.094	0.78	0.05	....	0.002	....
0.225	0.270	0.07	0.03	0.04	......	.....	Forges (Seine-Inférieure).....	0.098	....	....	0.01	....	....
0.192	1.150	0.45	0.17	0.05	......	.....	Château-Gonthier (Mayenne)...	0.104	....	0.57	0.20	...t...	....
1.248	0.849	0.67	0.01	0.02	..t...	.....	Orezza (Corse)...............	0.158	....	....	0.01	...t...	....
0.035	0.722	0.37	0.01	0.01	0.01	.....	La Bauche (Savoie)...........	0.172	0.05	0.01	0.004	....	Io., tr.
							3° ALCALINES.						
0.425	2.150	0.43	0.07	....	......	.....	Vals, S. Saint-Jean...........	0.006	1.52	0.05	0.06	...t...	Io., Bo., t.
2.138	2.000	0.03	0.18	....	......	.....	Vals, S. Pauline.............	0.009	1.61	0.16	....	....	.. ..
1.049	7.195	0.70	0.06	....	..t...	.....	Vichy, S. Célestins (Allier)....	0.004	5.41	0.38	0.53	0.002	St., 0.005.
2.218	8.885	1.34	0.06	....	..t...	.....	Vals, S. Précieuse............	0.010	6.17	0.18	1 08	...t...	Io., t.
2.485	9.142	1.47	0.05	....	..t..	.....	Vals, S. Désirée.............	0.010	6.30	0.20	1.10	..t...	Io., t.
0.610	3.512	0.42	0.04	....	......	29 à 47°	Ems, S. u. (Nassau)..........	0.003	1.97	0.05	1.01	....	Io., Br., t.
0.860	7.064	1.13	0.13	....	..t...	18 à 40°	St-Nectaire, S. n. (Puy-de-D.).	0.011	1.99	0.16	2.76	...t...	Io., St., t.
1.007	7.155	0 77	0.05	....	..t. .	31°	Vichy, S. de l'Hôpital........	0.004	5.46	0.33	0.51	0.002	St., 0.005.
							4° ALCALINES FERRUGINEUSES.						
1.756	2.886	1.11	....	....	......	.....	Vals, S. Impératrice........	0.030	1.66	....	0.04	....	Bo., t.
1 240	3.093	0.53	....	0.18	..t...	.....	Vals, S. Convalescents.......	0.047	1.71	0 42	0.22	....	....
0.116	5.559	1.26	0.27	....	......	.....	Vic-sur-Cer (Cantal)..........	0.050	1.86	0.86	1.23	...t...	Io., Br., t.
1.361	4.591	0.83	0.02	....	......	.....	Audabre (Aveyron)...........	0.022	2.75	0 89	0.06	....	....
1.908	5.903	1.02	0.03	....	..t...	.....	Vichy, S. Mesdames..........	0.026	4.20	0.25	0.35	0.003	St., 0.003.
2.183	6.773	0.93	0.07	....	..t...	.....	Vichy, S. Hauterive..........	0.017	4.87	0.83	0.53	0.002	St., 0.003.
0.377	5.724	1.67	0.15	....	......	19 à 35°	Royat (Puy-de-Dôme).........	0.040	1.78	0.19	1.72	..t...	Io., Br., t.
1.195	3.354	0.51	0.10	....	..t...	15 à 37°	Châteauneuf, 11 S (Puy-de-D.).	0 034	1.83	0.47	0.39	...t...	Li., t.
0.250	6.784	1.25	0.28	....	..t...	16 à 34°	St-Maurice, S. n. (Puy-de-D.)...	0 049	2.96	0.20	2 03	....	....
1.750	7.415	0 91	0.06	....	..t...	23°	Vichy, S. Lardy.............	0.028	5.43	0.39	0.53	0.008	St., 0.005.
							5° SALINES.						
....	4.619	0 18	...t...	0.07	......	.....	Niederbronn (Alsace)........	0.025	....	....	4.32	...t...	Br. so., 0.01. Io..t. Li., 0.004.
0.316	8.252	0.42	0.03	0.09	..t...	37 à 67°	Wiesbaden, 13 S. (Nassau)....	0.005	....	....	7.67	0.0001	Cu., St, tr.
....	32.650	0.13	Sil. 0.01	1.21	..t...	.....	Manche......	....t....	Sulfate	2.55	28.60	....	Br., 0 13
....	34.730	0.20	....	0.13	0.01	....	Océan...... } Côtes de Fr...	....	de	5.78	28.60	....	Br., Io,, t.
....	10.740	0 20	....	0.15	..t...	.....	Méditerranée .	0.003	magnésie.	7.02	33.37	....	Io.,t.Br.so.0.57.

TRAITÉ PRATIQUE

DES

MALADIES DE L'ESTOMAC

CHAPITRE I

DE L'ESTOMAC.

Situation. — Rapports. — Dimensions. — Capacité. — Orifices. — Membranes. — Follicules. — Papilles. — Villosités. — Expansion glandulaire, ses fonctions. — Épithélium. — Vaisseaux sanguins dans l'état de plénitude et de vacuité. — Lymphatiques. — Nerfs de sensibilité, leurs communications avec le grand sympathique. — Développement des nerfs du sentiment. — Fonctions de l'estomac. — Chymification. — Importance de l'organe.

L'estomac est cette partie renflée du canal alimentaire, qui fait suite à l'œsophage et qui se termine au duodenum. Son orifice supérieur porte le nom de cardia ; c'est de ce point que part le renflement, sorte de pôche allongée et légèrement aplatie qui présente deux courbures, l'une grande convexe, l'autre petite concave, venant toutes deux se terminer au pylore, portion charnue, rétrécie, mais dilatable, qui précède immédiatement le duodenum.

L'estomac est situé dans la partie supérieure, moyenne et gauche de la cavité abdominale, au-dessous du diaphragme et du lobe gauche du foie, au-dessus du côlon transverse, en avant de l'aorte et du pancréas. Il correspond par sa grande courbure à la face interne de la rate, au rein et à la capsule surrénale gauche. Il se trouve en arrière des cartilages des fausses côtes gauches, de l'appendice sternal et de la paroi antérieure de l'abdomen. Sa direction est telle que sa grosse extrémité, qui fait suite immédiatement au cardia, se trouve logée dans l'hypochondre gauche, puis se recourbe pour s'avancer à droite de façon que la grande courbure regarde à gauche, tandis que la petite courbure, qui encercle le petit lobe du foie, est tournée vers la droite.

Le *cardia* se trouve au niveau de l'ouverture œsophagienne du diaphragme, un peu plus haut et plus en arrière que l'orifice pylorique et correspond à la partie moyenne du corps des dernières vertèbres du dos.

Le *pylore* est continu avec l'intestin duodenum ; le point de jonction est marqué par un enfoncement circulaire auquel correspond intérieurement la valvule pylorique.

L'estomac est maintenu dans sa situation par l'œsophage, le duodenum et les replis du péritoine qui le fixent au diaphragme, au foie et à la rate. Il est dirigé de haut en bas, de gauche à droite et un peu d'arrière en avant ; ce qui explique, en partie, pourquoi nous nous couchons de préférence sur le côté droit pendant le repos et comment il se fait que le sommeil est pénible et la digestion laborieuse dans le décubitus sur le côté gauche.

L'espace que l'estomac occupe varie naturellement suivant l'état de vacuité ou de plénitude de l'organe.

La partie qui correspond à la rate est comparativement plus fixe ; l'extrémité pylorique, plus libre, se rencontre le plus souvent au centre de l'épigastre où elle est recouverte par le foie et repose sur la troisième partie du duodenum ; parfois elle s'étend davantage vers la droite ou vers l'ombilic.

Quand l'estomac est vide, ou plutôt lorsqu'il ne contient que du mucus et de l'air, comme pendant le jeûne, le son qu'il rend à la percussion est clair ; après un bon repas, ce son est comparativement mat ; tandis que, lorsque la digestion est avancée ou après l'introduction de liquides, le bruit en est hydraérique.

L'estomac est unique chez l'homme ; son volume, comparé dans l'échelle animale, est considérable chez les herbivores, petit relativement chez les carnivores et moyen dans l'espèce humaine ; disposition qui atteste notre aptitude pour l'une et l'autre alimentation. Du reste, l'estomac de l'homme présente de très-grandes variétés ; il peut atteindre des dimensions énormes chez les individus, par exemple, qui ont la mauvaise habitude de ne faire qu'un seul repas par jour et qui mangent en conséquence.

Il faut remarquer encore que, lorsque les substances ingérées contiennent peu de principes réparateurs, la quantité doit racheter la qualité, pour fournir une alimentation suffisante et que l'on peut être conduit de la sorte à distendre le viscère beaucoup plus qu'il ne convient.

Certains rétrécissements du pylore peuvent aussi déterminer ces monstrueuses dilatations où l'estomac remplit un tiers, une moitié ou même la presque totalité de la capacité abdominale.

L'abstinence prolongée, les vomissements continus, l'ingestion de certaines substances astringentes peuvent à la longue amener un rétrécissement extrême, une sorte de racornissement dans lequel la capacité de l'organe ne dépasse plus guère celle de l'intestin grêle.

Vu intérieurement, l'estomac présente un grand nombre de rides : on y remarque ses deux orifices, dont le supérieur est beaucoup plus large que l'inférieur ou pylorique ; ce dernier attire surtout l'attention par une sorte de valvule, par son étroitesse, qui admet à peine le petit doigt, et par son peu de dilatabilité.

Les parois de l'estomac sont plus ou moins épaisses selon qu'il est vide ou distendu ; elles se composent de plusieurs tuniques, d'artères, de veines, de vaisseaux lymphatiques et de nerfs. Les tuniques ou membranes sont au nombre de quatre, de textures et de propriétés différentes ; on trouve de dehors en dedans une séreuse, une musculeuse, une fibreuse et une muqueuse.

La *séreuse* n'est pas complète, elle ne recouvre ni la grande ni la petite courbure, disposition qui facilite la distension du viscère.

La *musculeuse* est composée de fibres qui s'entre-croisent dans trois directions principales : les unes sont longitudinales, les autres circulaires, et enfin les dernières sont ansiformes ; toutes ces fibres sont décolorées.

La *fibreuse* constitue, à proprement parler, la charpente de l'organe, elle envoie des prolongements multiples dans la musculaire et n'est unie à la muqueuse que par un tissu cellulaire lâche.

La *muqueuse*, de couleur grisâtre, tirant un peu sur le jaune et le rose dans l'état de santé, présente un tissu mollasse recouvert de mucosités que fournissent les follicules logés dans son épaisseur. La face interne de la muqueuse est libre et présente dans l'état de vacuité des plis ondulés et une multitude de petits sillons flexueux, un grand nombre d'orifices dont les uns, plus petits, appartiennent aux vaisseaux absorbants et les autres aux follicules muqueux ; on y trouve encore de petits renflements ou papilles, d'apparence spongieuse et veloutée, une quantité prodigieuse de petits corps filamenteux minces, qui, par leur assemblage, forment les villosités, aboutissants communs des artères, des veines, des vaisseaux lymphatiques et des nerfs.

Vue au microscope, cette membrane peut être regardée comme une large expansion glandulaire qui occupe presque toute la surface interne de l'estomac et dont les innombrables tubes, protégés par un épithélium, ne sont séparés que par du tissu cellulaire. On y découvre un lacis de fibres nerveuses et de vaisseaux capillaires dont la destination est de présider et de fournir aux fonctions essentielles de l'organe.

C'est principalement dans la région moyenne de l'estomac, y compris le grand cul-de-sac, que l'on trouve les glandes peptiques. La région cardiaque en est dépourvue, mais, à mesure qu'on se rapproche du pylore, elles se raréfient sans ligne de démarcation bien tranchée et sont bientôt remplacées totalement par les glandules muqueuses qui se trouvent seules dans le voisinage de la valvule pylorique, de façon que ces dernières sont là admirablement placées pour absorber la première solution aqueuse des aliments, celle qui doit fournir les peptogènes. Cette disposition était d'autant plus nécessaire que, d'après les magnifiques travaux de M. Schiff, l'absorption du chyme qui se fait dans l'intestin grêle ne fournit plus de pepsine et que les matières alimentaires auraient besoin de parvenir dans le gros intestin et d'y être absorbées pour procurer de nouveau à l'estomac des éléments peptogènes.

Cette admirable disposition des glandes peptiques permet aux aliments de s'imprégner de sucs gastriques de la façon la plus parfaite.

En effet, si les sécrétions glandulaires se rendaient dans l'estomac par un petit nombre de larges conduits, naturellement les sucs gastriques se masseraient dans les parties déclives, de façon que, pendant que les premiers aliments introduits dans le viscère se trouveraient saturés, les derniers venus ne le seraient plus que d'une manière incomplète; mais la distribution de l'appareil sécréteur dans presque toute la membrane permet à chaque bol alimentaire de recueillir, pendant sa descente ou pendant son contact avec la muqueuse, les sucs indispensables à sa transformation.

Comme la peau, la muqueuse de l'estomac est recouverte d'un épithélium qui protége les nerfs et les met à l'abri de l'impression douloureuse que les aliments pourraient y déterminer; lorsque cet épiderme est détruit, la sensibilité du viscère devient excessive, et l'on voit, dans certains cas, les aliments les plus doux occasionner de vives douleurs et même parfois le vomissement.

Les *artères* qui se distribuent à l'estomac sont très–nombreuses et très–grosses relativement à l'épaisseur des parois de l'organe; cela tient à ce qu'elles n'ont pas seulement pour but de servir à sa propre nutrition, mais qu'elles doivent, en plus, fournir les éléments nécessaires pour la sécrétion des sucs gastriques. Toutes ces artères viennent du tronc cœliaque et forment, autour de l'estomac, un cercle anastomotique dont les gros troncs, appliqués contre le viscère pendant sa distension, s'en trouvent séparés lorsqu'il est vide. Les veines portent le même nom et vont se rendre au foie par la veine-porte.

A jeun, lorsque l'estomac se repose et que les sécrétions sont presque suspendues, il y a comparativement peu de sang dans la muqueuse, qui présente alors une couleur blafarde ; mais pendant que la digestion s'opère et que les sécrétions sont en pleine activité, l'afflux sanguin est incessant, ce qui rend la muqueuse turgescente et d'une teinte rosée bien manifeste.

C'est ainsi qu'après chaque repas, se produit une sorte de congestion stomacale physiologique, et, tant que les capillaires sont sains, ils reprennent leur dimension première aussitôt que la digestion est achevée ; mais si, par suite d'une stimulation exagérée, ils viennent à perdre de leur propriété contractile, cette réplétion, qui ne devait être que temporaire, devient permanente et détermine bientôt une congestion véritable.

Les *vaisseaux lymphatiques* de l'estomac rampent sur ses deux faces et communiquent avec les ganglions qui longent, comme une espèce de chapelet, la grande et la petite courbure ; la plus grande partie concourt à la formation du canal thoracique.

Les *nerfs* de l'estomac, très-gros et très-nombreux, sont fournis par les pneumogastriques et par le grand sympathique.

Les pneumogastriques sont par eux-mêmes des nerfs de sensibilité ; chacun d'eux reçoit, de son côté, ses filets moteurs du facial, du spinal, du grand hypoglosse, et communique au niveau des deuxième et troisième vertèbres cervicales, par un rameau ou deux, avec le ganglion cervical supérieur du grand sympathique ; puis, après avoir fourni au pharynx, au larynx, à l'épiglotte, au cœur, à la trachée et aux poumons, les deux pneumogastriques forment un plexus autour de l'orifice œsophagien et se terminent, le gauche à la face antérieure de l'estomac et par quelques filets nerveux au plexus hépatique; le droit, bien moins volumineux, anime la face postérieure et va concourir à la formation du plexus solaire. On suit ces nerfs avec le scalpel jusque dans la membrane musculeuse. Leur paralysie n'empêche ni l'élaboration digestive des aliments, ni la déplétion régulière du viscère; leur section isolée ne produit pas même temporairement les phénomènes que l'on observe toujours lors de la section des pneumogastriques au cou et qui consistent dans une abolition presque complète de la sécrétion du suc gastrique, ce dernier paraît alors en si petite quantité, qu'il suffit d'avaler un peu de salive pour le neutraliser. C'est de là que vient l'arrêt digestif qui consiste bien réellement en une abolition de la fonction chimique de l'estomac, car la présence dans le sang des peptogènes ne peut plus réveiller l'activité spécifique des glandules. Chez les animaux qui résistent à la section des pneumogastriques au cou, l'estomac reprend peu à peu ses fonctions à mesure que les troubles de la circulation et de la respiration diminuent. Quant au pouvoir d'absorption, on ne remarque pas de différence appréciable entre l'estomac à l'état normal et celui que l'on a soustrait à l'influence des pneumogastriques; dans ce dernier cas, on voit encore l'intégrité des mouvements automatiques, ce qui dépend sans doute des terminaisons intra-musculaires des nerfs moteurs; l'organe se meut, déverse son contenu dans l'intestin, mais n'est plus capable de mouvements plus compliqués comme le vomissement qui se trouve remplacé par de vains efforts. D'un autre côté, l'absorption stomacale, la sécrétion du suc gastrique et les mouvements de l'estomac sont tout à fait indépendants du grand sympathique.

Nous avons vu que les pneumogastriques communiquent

avec le grand sympathique, par les ganglions cervicaux supérieurs, et par les plexus nerveux hépatique et solaire. C'est ainsi que l'estomac se trouve en rapport avec l'intérieur du globe oculaire, les muqueuses de l'ouïe, du nez et de la bouche, avec tous les viscères de l'abdomen et du bas-ventre. Ces nombreux rapports avec la plupart des appareils de l'économie animale, dont l'estomac ressent si vivement les souffrances, nous expliquent comment les phénomènes de tant d'affections peuvent se réfléchir au grand plexus solaire, centre nerveux du grand sympathique dont la tête, en quelque sorte, se trouve située à l'épigastre. Ne sait-on pas en effet que, si les douleurs épigastriques sont un symptôme commun de toutes les lésions graves des viscères abdominaux, le vomissement en est l'expression sympathique par excellence. Il convient aussi de relier au système du grand sympathique les ganglions de la tête, qui tous communiquent avec lui. Ce serait s'éloigner de notre but que de rechercher si les ganglions sphéno-palatin et ophthalmique fournissent à l'odorat et à la vue, ou si on peut se passer de leur concours pour cet objet; mais, quand on tient compte de leurs communications avec les pneumo-gastriques, qui, mieux que le ganglion ophthalmique ou le ganglion sphéno-palatin, nous rendra raison des nausées que provoque la vue d'un objet dégoûtant, ou la sensation de certaines odeurs? Les nerfs qui émanent de ces ganglions sont tous de sentiment et, comme ils concourent à la sensibilité générale des muqueuses, ils doivent bien ressentir une certaine influence de l'olfaction, de la vue, de l'ouïe. Pourquoi leur rôle ne serait-il pas de relier ces sensations aux grands appareils qui reçoivent leurs nerfs des pneumogastriques?

Les impressions du système céphalo-rachidien sont transmises au système ganglionnaire, et réciproquement. Le développement de ces nerfs est en raison directe l'un de l'autre. L'homme est de tous les animaux celui chez lequel le grand sympathique est le plus marqué. La physiologie nous apprend que le système ganglionnaire n'est pas soumis à l'empire de la volonté, qu'il préside à toutes les fonctions de la vie nutritive ou végétative. Il faut noter la solidarité, la dépendance réciproque de toutes les parties de ce système, de même que l'influence si générale qu'exercent sur toute l'économie animale les moindres affections des viscères auxquels il se distribue plus particulièrement et qui restent en dehors de notre volonté.

L'estomac est l'organe de la chymification, c'est-à-dire de cette élaboration par laquelle les aliments sont convertis en une pâte homogène grisâtre qu'on appelle *chyme*. C'est pour subir cette transformation qu'ils séjournent dans ce viscère; l'élasticité de la tunique musculaire de l'œsophage et celle de l'anneau pylorique suffisent pour s'opposer à leur reflux ou à leur passage trop rapide dans le duodenum; la contraction péristaltique de la membrane musculeuse, lorsque l'élaboration est terminée, surmonte la résistance du pylore; elle s'aide de la contraction du diaphragme et des muscles abdominaux pour l'éructation, la régurgitation et le vomissement.

La chymification, phénomène moléculaire, s'opère à l'aide des sucs salivaires, œsophagiens mêlés aux sucs gastriques; nous y reviendrons en traitant de ces derniers.

On pourrait presque dire que l'estomac est au corps ce que le cerveau est à la pensée, et, dans la vie organique, l'estomac est plus nécessaire à l'existence que le cerveau lui-même, puisque ce dernier ne se retrouve plus au bas de l'échelle animale. Chez l'homme, c'est le grand laboratoire où viennent se désagréger, se façonner dans de certaines limites et recevoir la première ébauche, ces innombrables molécules, qui, par une élaboration successive, amenées à un état plus parfait, sont destinées au développement, à l'entretien et au renouvellement de tous nos organes, à mesure que l'âge, le frottement, l'usure ou des causes diverses les rendent nécessaires.

CHAPITRE II

Des acides. — De leur rôle. — De leur combustion. — Défaut d'oxydation. — Accumulation dans le sérum. — Des effets sur la peau. — Sur
les muqueuses. — De l'acide urique et des urates. — De la diathèse
goutteuse et rhumatismale. — De l'urate de soude. — Des médicaments employés pour combattre la goutte. — Des alcalins et du fer. —
Moyens de combattre la formation des acides. — Résumé général.

C'est avec juste raison que les médecins de tous les siècles
ont considéré le sang comme la source de maladies nombreuses ; ce n'est qu'en passant en revue les différentes
phases de la nutrition que l'on peut bien se rendre compte
des causes qui altèrent le fluide sanguin et qui réagissent sur
ses éléments.

L'analyse des fonctions nutritives nous fera mieux comprendre les changements qui surviennent dans la composition du sang, les maladies qui en dérivent et comment il se
fait que la plupart d'entre elles prennent leur point de départ
dans l'estomac.

Les végétaux sont un intermédiaire nécessaire entre le
règne animal et le règne inorganique; leur destination est de
combiner l'oxygène, l'hydrogène, le carbone et l'azote en
composés qui, non-seulement servent à leur développement,
mais qui sont aussi la base de la nourriture animale et,
comme les animaux, ne possèdent pas le même pouvoir d'organisation, on peut dire que les végétaux tiennent en eux-
mêmes toute l'existence de l'animalité. Il est remarquable,
en effet, que le règne végétal nous fournisse précisément les
mêmes éléments de nourriture que le règne animal, mais les
deux classes diffèrent respectivement par la proportion de
ces éléments; c'est ainsi qu'une livre de pois contient 4 onces environ de substances propres à former de la chair, le
froment deux onces, le riz une once, etc. Ainsi donc la plante,
en se nourrissant d'acide carbonique, d'eau, d'ammoniaque

et de sels, produit les fécules, les graisses et les matières
albuminoïdes; c'est-à-dire les trois groupes principaux qui
entrent dans l'organisation de l'animal. On sait du reste que
l'albumine du sang et des muscles est analogue à l'albumine végétale, d'où il ressort que la plante est le véritable
laboratoire de la substance organique.

Jetons d'abord un coup d'œil rapide sur les principes de
l'alimentation; on sait que leur division la plus simple est
celle en substances azotées et non azotées; les plus importantes sont, parmi les premières, l'albumine, la fibrine et
la caséine, et, pour les secondes, la graisse, l'amidon, la
gomme et le sucre. Il est probable que tous les principes
azotés concourent à la formation de l'albumine et que tous
ceux qui ne sont pas azotés sont convertis en corps gras ou
oléagineux. Séparément, ils ne sauraient entretenir la vie
qui ne se soutient que par leur union et par l'adjonction de
quelques sels. Les chimistes s'efforcent de prouver ce fait
en démontrant que l'albumine constitue la base de nos tissus et que les matières grasses fournissent les éléments de la
respiration et de la chaleur animale. Lorsque nous consi-
dérons les proportions dans lesquelles l'albumine et les corps
gras entrent dans notre nourriture, leur quantité relativement si grande dans le lait, aliment naturel des jeunes animaux, leur universalité dans notre trame organique, nous
sommes conduits à la conviction qu'ils forment les principales matières alimentaires destinées à l'entretien de la
vie et qu'on peut les considérer comme types de la division
chimique en substances azotées et non azotées. On sait que
leur mélange, d'après les curieuses recherches du docteur
Ascherson, de Berlin, produit une émulsion identique en
structure à celle du lait; c'est-à-dire, contenant de nombreux

globules composés de très-petites gouttelettes d'huile enve-
loppées d'une membrane albumineuse.

Les fonctions de l'estomac et de l'intestin, à l'aide des
sucs que diverses glandes leur fournissent, consistent à
séparer des substances qui leur sont soumises, les corps
albuminoïdes et les matières grasses, à les convertir en un
état fluide plus apte à l'absorption, et qui constitue cette
émulsion observée dans l'intérieur des extrémités villeuses
lorsqu'elles fonctionnent.

En addition à ces deux classes de matières alimentaires, il
en est une autre composée de substances minérales comme
le sel commun, le phosphore, le soufre, la chaux, le
fer, etc., qui entrent en proportion sensible dans notre nourriture, que l'on retrouve dans les différents tissus et liquides
de l'économie et qui sont indispensables à son entretien.

Mais si les vaisseaux capillaires exsudent sans cesse une
liqueur blastême, qu'ils tirent du sang pour former, réparer et conserver les principes de nos organes, il est nécessaire que cette exsudation se fasse suivant que l'assimilation
permet et que la déperdition réclame; exagérée en plus ou
en moins, elle amène des perturbations qui ne tardent pas à
se traduire d'une manière sensible. L'exsudation se produit-elle lentement, au delà des besoins de l'économie, peu
à peu l'hypertrophie se manifeste; se fait-elle trop rapidement, divers produits morbides s'accumulent; est-elle diminuée au contraire, c'est l'atrophie qui survient. Les conditions d'intégrité et de sanité sont donc essentielles pour
l'exsudation normale des vaisseaux capillaires; car si ces
derniers sont rétrécis ou élargis, obstrués ou lacérés, l'é-
quilibre se trouvera rompu, et de là naîtront des affections
variées.

Pendant la vie, tandis qu'un certain nombre de cellules concourent à la formation des tissus, d'autres semblent se fondre en sécrétions diverses. Les irrégularités dans la quantité ou dans la nature de l'exsudation, non-seulement modifient plus ou moins les transformations que nos organes subissent dans l'état de santé, mais encore, des structures ou des cellules nouvelles, tout à fait étrangères à l'organisme, se produisent sous ces influences, tantôt réparatrices, tantôt pernicieuses, et de là naissent le pus, les exsudations plastiques, les tubercules, le cancer, les fongosités, etc. Toutes les cellules qui constituent ces produits nouveaux semblent dépendre d'un blastême dont la composition propre est étrangère à l'état physiologique, mais qui, une fois produite, s'entretient et se nourrit par les mêmes lois générales de croissance et de transformation qui président au développement des cellules normales.

Pendant que les cellules nouvelles se forment et s'acheminent vers leur destination, il faut, pour leur faire place, que les anciennes disparaissent ; ces dernières passent dans le sang par les vaisseaux artériels, veineux et lymphatiques. C'est ainsi qu'une certaine quantité de matière usée entre continuellement dans la circulation, provoquant par sa retraite le renouvellement graduel de tout le corps ; les globules sanguins eux-mêmes se dissolvent probablement aussi après avoir rempli leurs fonctions et viennent augmenter le nombre des résidus que le sang charrie.

Aussi longtemps que, dans l'état sain, les matières absorbées correspondent en quantité aux matières exsudées, l'état physiologique se maintient. Les déchets résorbés dans le sang circulent avec lui et constituent toujours une partie inhérente de sa composition. Zimmermann a même pensé qu'ils forment la fibrine du sang, qui, au lieu d'être exsudée pour former les tissus, comme on l'a cru généralement, sortirait au contraire du corps par la sécrétion des différentes glandes.

Dans le chyme, en effet, il n'y a pas de fibrine ; dans le chyle on en trouve très-peu, et, ce qu'il y a de remarquable, c'est qu'on en rencontre beaucoup moins dans le chyle des carnivores que dans celui des herbivores, comme le cheval et le mouton. La faim, loin de diminuer sa quantité, l'augmente au contraire, et, si nous pouvons nous en rapporter aux expériences de Tiedmann et Gmelin, ce serait par les vaisseaux lymphatiques que la fibrine arriverait dans le chyle. Si donc il n'y a pas de fibrine dans le chyme des carnivores, pendant qu'elle constitue une si grande partie de leur nourriture, l'objet de la digestion stomacale doit consister dans la transformation de la fibrine en albumine, contrairement à la théorie si séduisante de M. Blondlot.

Les expériences pratiquées par Magendie, Nasse et autres savants physiologistes, qui transfusèrent chez l'animal du sang dépourvu de fibrine, démontrèrent qu'après avoir circulé un certain temps, le nouveau liquide contenait de la fibrine et était devenu coagulable. Outre ces arguments, il y en a d'autres qui viennent à l'appui de cette manière de voir ; il semble en effet extraordinaire que, lorsque tant d'organes sont formés de fibrine, on ne la rencontre guère, dans le sang normal, que dans la proportion de deux ou trois parties pour mille ; quantité tout à fait insuffisante et hors de proportion pour former et entretenir les masses musculaires. Bien plus, nous trouvons que la quantité de fibrine augmente dans les circonstances où la résorption est très-active, comme dans les affections inflammatoires accom-

pagnées d'émaciation, tels que la pneumonie, le rhumatisme articulaire aigu, la phthisie pulmonaire, etc. Il est
donc rationnel de supposer que, dans la nutrition, les capillaires sont plutôt chargés de l'exsudation de l'albumine que
de la fibrine, et que la présence de cette dernière dans le
sang est plus prononcée en raison de l'altération des organes qu'en raison de leur besoin de nutrition. Si cette
opinion est vraie, nous pouvons regarder l'augmentation de
la fibrine plutôt comme un effet que comme la cause des
maladies inflammatoires.

Après s'être chargé des matières de rebut, de la façon
que nous venons de décrire, le fluide sanguin s'en débarrasse dans son cours par le moyen des glandes sous forme
de sécrétions et d'excrétions diverses.

Les glandes sont formées et nourries comme toutes les
autres textures; mais leur structure cellulaire est douée de
la propriété de tirer différentes substances du sang : c'est
ainsi que les cellules du foie sécrètent la bile; celles du rein,
l'urée; celles de la mamelle, le lait, etc. De cette manière,
beaucoup de matières carboniques et azotées, soit qu'elles
viennent de l'assimilation des substances alimentaires, ou
qu'elles soient le résultat de la transformation de nos tissus,
quittent l'économie sous des formes nouvelles, telles que le
lait, l'urée, la bile, etc.

Les matières minérales de notre organisme passent par
les mêmes phases. La chaux et le phosphore, absorbés dans
le canal alimentaire, s'unissent par de nouvelles combinaisons pour constituer les os; puis, réabsorbés, ils sont
excrétés sous des formes plus récentes dans l'urine et les
matières fécales. Le sel commun ou hydrochlorate de soude
est décomposé de la même manière; on retrouve son acide

dans le suc gastrique ou dans les sueurs, tandis que la soude est excrétée avec la bile dans le foie ; c'est aussi par ce dernier organe que le soufre quitte l'économie.

Le gaz acide carbonique, soit qu'il se produise pendant la décomposition de la nourriture, ou qu'il se forme dans nos organes, est continuellement exhalé avec de la vapeur d'eau par les poumons, ou par l'enveloppe cutanée ; enfin, l'oxygène qui entre dans le sang, surtout par l'air que nous respirons, est indispensable à l'accomplissement de ces transformations essentielles.

L'aliment en arrivant dans l'estomac change de constitution et de propriété, ce n'est pas une simple dissolution qui s'opère, mais bien une véritable transformation pour toute la partie qui est absorbée sous l'influence de l'action du suc gastrique ; car, si l'albumine est dissoute par quelques acides, on sait que cette dissolution est précipitée par les alcalis, et, comme le sang est alcalin, l'albumine non transformée serait précipitée à son contact, tandis que la digestion stomacale modifie les propriétés de l'albumine, de manière qu'elle peut rester en dissolution dans un liquide neutre, et qu'elle ne se coagule plus dans un liquide alcalin ou légèrement acide.

Nous pouvons considérer dans le corps deux espèces de digestions continuellement actives ; s'opérant, l'une dans l'estomac et les intestins, l'autre dans l'intimité de nos tissus. Le sang est leur réceptacle commun, et distribue les produits de la première pour développer et entretenir l'organisme, tandis qu'avec ceux de la seconde, il fournit aux différentes excrétions. De cette manière la circulation sanguine peut se comparer à une rivière qui, coulant au milieu d'une grande cité, sert tout à la fois aux besoins de ses habitants et à les débarrasser de toutes les impuretés qui, par mille canaux, se frayent un passage dans son courant.

Il nous sera maintenant facile de comprendre comment le dérangement dans un chaînon de l'acte nutritif peut réagir, avec plus ou moins de force, sur les autres. S'il arrive, en effet, que les matières alimentaires ne soient pas fournies en quantité suffisante ou de qualité convenable, le sang devient anormal, et nécessairement l'exsudation qui s'ensuit éprouve des perturbations analogues et variables. C'est ainsi que les transformations subséquentes se trouvent plus ou moins modifiées. De plus, si la sécrétion s'arrête, le sang ne se débarrasse plus de ses matières impures, et, si l'excrétion est empêchée, les sécrétions elles-mêmes peuvent passer dans la circulation et agir sur elle comme poison. Il peut donc naître un état morbide à la suite du simple dérangement de l'une des phases de la nutrition, et, quel que soit le point où l'harmonie se trouve rompue, quand cet état se prolonge, tout le système ne tarde pas à s'en ressentir. C'est ainsi qu'une mauvaise assimilation de la nourriture produit des sécrétions et des excrétions défectueuses, tandis qu'un arrêt accidentel, dans la marche de ces dernières, se traduit par un effet dépressif sur les pouvoirs d'assimilation. Que l'on donne, par exemple, à un enfant une mauvaise nourrice, des accidents de dépérissement ne tarderont pas à survenir, le remède sera simple ici, c'est un meilleur lait qu'il faudra se procurer. Qu'une personne soit atteinte de rétention prolongée d'urine, elle tombera dans l'assoupissement, donnez alors des diurétiques, ou levez l'obstacle pour faire couler les urines qui entraîneront avec elles l'excès d'urée qui réagissait sur le cerveau, et les symptômes fâcheux se dissiperont bien vite.

Dans le premier cas, on fournit les principes élémentaires que la nutrition réclame; dans le second, on débarrasse l'économie de ses résidus nuisibles; dans ces deux cas, le sang se trouve différemment altéré, et son retour à l'état physiologique est l'effet des moyens employés en connaissance de cause pour parer à son dérangement ou le combattre avec efficacité.

Certains individus ont de la tendance à l'obésité; d'autres, à la maigreur, et cela tout en prenant les mêmes aliments; de pareilles différences tiennent sans aucun doute à la variété des forces assimilatrices dont les lois ont jusqu'ici échappé à notre observation. Pourtant, comme cette action toute vitale ne peut se produire sans l'existence préalable de certaines causes physiques, dont le ménagement par l'exercice et le régime nous appartient, il en résulte que nous pouvons augmenter ou diminuer, à volonté, dans l'économie animale, la prédominance des principes gras ou des principes albumineux.

Mais les erreurs de l'action chimique déterminent dans nos organes un grand nombre de maladies parmi lesquelles on peut citer le diabète; l'excès dans la production des acides oxalique, urique; la dégénérescence graisseuse, la goutte, le rhumatisme, etc. L'assimilation, dans une grande mesure, dépend de la température du corps, et le subside d'oxygène et de nutriment, pour chaque partie de l'organisme, se trouve si complétement sous la dépendance des nerfs qui agissent sur le cœur et les capillaires que l'oxydation et la nutrition peuvent être accélérées ou retardées par l'action nerveuse, aussi bien qu'elles le seraient par un effet chimique ou mécanique. Cela tient à la nature même de ces nerfs qui, d'après les travaux de C. Bernard et de Schiff, sont de deux espèces : l'une qui resserre, et l'autre qui dilate les vaisseaux sanguins. Par la contraction, le sang se trouve ralenti, il y a pâleur, refroidissement et arrêt dans la diffusion des fluides parenchymateux, tandis que la dilatation laisse couler le sang avec plus d'abondance et détermine de la rougeur, de la chaleur et une exsudation plus grande, et puis, tandis que le mouvement augmente l'action chimique, le repos, au contraire, la diminue. C'est ainsi que la quantité d'oxygène que l'on retrouve dans le sang qui vient de traverser un muscle au repos, est de sept et demi pour cent, tandis qu'elle n'est plus que de un et trois dixièmes quand le muscle fonctionne. Le repos diminue donc l'emploi de l'oxygène, la pression dans les capillaires, le frottement et le contact des molécules dans nos textures, et par-là ralentit l'action chimique.

Si la chaleur agit directement par une conversion de force, elle dilate aussi les artères et les veines d'un petit calibre, ce qui rend la circulation plus libre et augmente ainsi l'action chimique, tandis que le froid agit directement en arrêtant les transformations et indirectement par la contraction des vaisseaux, ce qui ralentit la circulation et empêche le contact de l'oxygène avec les substances combustibles et nutritives.

On peut considérer la graisse comme une combinaison d'acides gras et de glycérine. Quand elle entre dans l'estomac à l'état neutre, elle s'y acidifie, disposition qui la place dans une condition favorable pour subir l'action subséquente de la bile. Car cette dernière émulsionne bien les corps gras acidifiés, mais demeure impuissante sur ceux qui sont neutres.

Lorsque l'on mange de la viande grasse, le suc gastrique dissout d'abord toute la partie fibrineuse, et la graisse, liquéfiée par la chaleur du corps, s'échappe et se mêle à l'état libre aux substances que l'estomac renferme.

Tous les acides gras, aussi bien que la glycérine, quand ils sont suffisamment oxydés, produisent en dernier lieu de l'acide carbonique et de l'eau.

Il n'y a pas une seule partie du corps qui ne contienne plus ou moins de matière grasse, car il n'existe aucune substance animale qui ne donne de la graisse si on la traite par l'éther. La graisse forme dépôt dans nos tissus sous plusieurs influences : d'abord, si la nourriture contient un excès de graisse ou de substances capables d'en éprouver la conversion, dans ces circonstances, la quantité d'oxygène qui passe dans le corps est insuffisante pour oxyder l'excès de matières grasses, et celles-ci se déposent et s'accumulent dans le tissu cellulaire. La graisse se dépose encore, sans qu'il y en ait excès dans la nourriture, lorsque les conditions d'oxydation locale ou générale se trouvent si amoindries que la quantité ordinaire de substances susceptibles de devenir de la graisse n'est pas oxydée, comme elle devrait l'être. Enfin la graisse s'accumule et se dépose par suite d'une oxydation imparfaite des substances azotées telles qu'albumine, fibrine et gélatine, lorsque celles-ci, au lieu d'être éliminées à l'état d'alcaloïdes, d'acides, de corps neutres sous forme d'urée et de sucre ou bien d'urée, d'acide carbonique et d'eau, donnent naissance dans l'économie, par décomposition et par insuffisance d'oxygène, à des produits gras, c'est-à-dire à des corps insuffisamment oxygénés et trop carbonés.

La présence d'une matière huileuse intimement unie à une substance ou l'enveloppant, soustrait cette dernière à l'action du suc gastrique ou tout au moins en rend le contact difficile avec le ferment, ce qui en retarde ou en empêche la digestion ; c'est ainsi que les amandes, les noix et tous les aliments dont la composition est analogue, doivent à cette cause leur indigestibilité bien connue et ne se soumettent au travail gastrique, qu'à la condition d'être convenablement broyées.

Les matières grasses, par leur exposition à l'air, éprouvent des changements chimiques et deviennent rances. Dans cet état, elles sont nuisibles aux organes digestifs et il se peut faire que le même individu qui use avec avantage de beurre frais de bonne qualité se trouve en proie aux renvois acides, aux sensations de brûlure dans l'estomac et même à l'indigestion, s'il lui est arrivé de prendre du beurre rance. La chaleur produit également des modifications chimiques dans les corps gras, d'où naît l'indigestibilité des sauces au beurre noir, et ce qui explique aussi comment il se fait qu'un grand nombre de pâtisseries ne conviennent pas aux dyspeptiques.

Le foie reçoit directement de la nourriture son subside de matières saccharines et graisseuses, mais en outre il se forme en lui-même une substance amyloïde qui provient du retrait des matières albumineuses. La cholestérine et les acides gras de la bile sont une preuve évidente du peu d'action que l'oxygène produit sur cet organe. En effet, aucun sang n'est plus désoxygéné que celui qui se rend au foie, car il y arrive usé par son passage dans les capillaires et chargé surtout d'acide carbonique, et puis le sang qui se rend au foie a perdu presque toute sa pression, ce qui fait qu'il se meut avec une lenteur peu propre à développer l'action de l'oxygène sur les substances avec lesquelles il se trouve en contact. Si l'on pouvait ranger les organes et les textures du corps dans un ordre qui indiquerait la production de la graisse ou son dépôt dans chacun d'eux, assurément le foie occuperait la première place et les poumons la dernière, car tout ce qui augmente la circulation, dans quelque partie que ce soit, diminue la production de la graisse, tandis que tout ce qui ralentit le mouvement du sang, diminue l'oxydation, favorise la production graisseuse et son accumulation.

De tous les acides organiques, ceux qui proviennent de la bile, lors même qu'ils sont combinés avec la soude, sont les plus aptes à déterminer rapidement la dégénérescence graisseuse et à dissoudre l'hæmoglobine qui paraît alors constamment dans l'urine.

On sait depuis longtemps que, sous l'influence de certaines circonstances, différents tissus se chargent ou sont même transformés en graisse. Les conditions qui paraissent nécessaires pour produire cet effet, sont un certain degré d'inactivité pendant que les éléments propres à la formation de la graisse continuent d'affluer avec excès dans l'économie. Si la nourriture est très-abondante et que l'on ne prenne pas d'exercice, la respiration se trouve bientôt gênée et les principes graisseux, au lieu de venir se brûler dans les poumons avec l'oxygène de l'air, vont se loger en réserve dans les mailles du tissu cellulaire et spécialement dans le foie. Les ivrognes sont très-sujets à cette dégénérescence graisseuse hépatique, par la raison que les alcooliques sont très-abondants en carbone, principe essentiel des éléments oléagineux. Chez les phthisiques cette même dégénérescence se retrouve encore ; cela vient de ce que les fonctions pulmonaires sont en partie arrêtées pendant que les malades continuent à se bien nourrir généralement, tout en prenant peu d'exercice.

Après les poumons, le grand émonctoire de la graisse,

c'est le foie, par le moyen de la bile ; pour l'albumine, c'est le rein, par l'urée ; on remarque, ici, une très-grande analogie entre les lésions produites dans ces deux derniers organes par l'excès ou la diminution des matières grasses et albumineuses et par les concrétions qu'elles y produisent.

C'est de la sorte que le foie s'atrophie par la prédominance du tissu fibrineux ou albumineux dont le dépôt finit par étrangler les vaisseaux propres de l'organe, tandis qu'au contraire, il augmente de volume et dégénère au détriment de sa propre substance, quand le tissu cellulaire domine et se charge de graisse. Les mêmes phénomènes s'observent pour le rein, qui s'hypertrophie ou devient graisseux par l'accumulation des matières oléagineuses dans ses cellules, tandis qu'il se contracte et s'atrophie par la prédominance des principes albumineux.

La sécrétion graisseuse du foie produit la cholestérine, substance cristallisable, qui, sous forme de calculs, se dépose parfois dans les conduits de la bile et y détermine des obstructions assez fréquentes. La sécrétion azotée des reins, l'urée, peut engendrer aussi une matière cristalline, l'acide urique, susceptible de former des calculs et de déterminer les accidents que l'on connaît. Ces diverses concrétions se rencontrent assez fréquemment dans la pratique ; elles semblent se développer surtout chez les personnes dont l'alimentation riche et abondante n'est plus en rapport avec l'exercice qu'elles prennent. C'est de cette manière que l'on observe qu'un excès ou une diminution des principes gras ou albumineux deviennent défavorables au maintien d'une organisation saine, et que la nutrition ne s'accomplit bien qu'à la condition de maintenir en équilibre ses principes élémentaires.

On voit comment ressort d'elle-même l'importance toute particulière que l'application de ces données rencontre dans le régime aussi bien qu'en thérapeutique.

Quoique la nourriture soit prise de qualité et en quantité convenables, il peut survenir des circonstances qui s'opposent à son assimilation, par exemple, une trop grande acidité, une irritabilité trop vive de l'estomac, l'inflammation de cet organe, l'abus des boissons alcooliques, etc. C'est à la connaissance de ces causes contraires et aux moyens de les prévenir que le praticien doit surtout apporter toute son attention.

Il peut se faire que les vaisseaux capillaires soient distendus, gorgés de sang et que, sous cette influence, une exsudation excessive se produise et détermine l'inflammation. Comment combattre cette dernière? Dans la première période les saignées locales et l'application du froid arrêteront assez bien les progrès du mal, en prévenant une exsudation plus considérable ; mais les produits de cette extravasation, une fois coagulés, se comportent comme le ferait un corps étranger, d'où naît l'indication de faciliter leur transformation et d'en aider la résorption et l'excrétion. On y parvient par des applications locales de chaleur et d'humidité jointes à l'usage intérieur des sels neutres, dans le but de dissoudre l'excès de fibrine du sang ; plus tard, on ajoute à ces moyens l'emploi des diurétiques et des purgatifs pour faciliter, par l'urine et les selles, l'expulsion des matières résorbées. C'est ainsi qu'il convient de combattre les altérations de la nutrition et du sang ; c'est-à-dire par une médication qui a pour but de rétablir dans leur état normal les fonctions dérangées, en procédant dans l'ordre où les troubles se sont produits. A cet effet, la connaissance exacte des phases de la nutrition est indispensable pour obvier, par un traitement rationnel, aux désordres dont elles peuvent s'accompagner. Dans ces circonstances, la théorie d'agir directement sur le sang est incorrecte, et le système d'expectation est aussi mauvais que le serait un traitement empirique.

DES FERMENTATIONS.

Les fermentations sont des actions chimiques qui déterminent des changements dans les matières organiques animales et végétales de façon à les ramener, en général, à un état de composition plus simple. Les premières modifications que la nourriture éprouve dans les organes digestifs sont de nature fermentative, et c'est même par ce procédé que nous préparons quelques-uns des aliments les plus usuels, de façon à en épargner le travail à l'estomac et à lui faciliter une extraction plus complète du nutriment qu'ils renferment. Le ferment de la salive est de composition albumineuse comme la diastase de l'orge germée que Liebig considère comme étant du gluten dans un certain état de décomposition; mais il est à peine besoin de dire que tous les ferments sont d'origine animale ou végétale, et qu'ils sont tous de nature albumineuse. La sécrétion des membranes muqueuses aussi bien que leur substance propre, qui est à la fois gélatineuse et albumineuse, agissent aussi comme ferments.

A la température ordinaire, le sucre de lait passe à l'état d'acide lactique, et le lait devient sur, mais à une température plus élevée le caséum acquiert la propriété fermentative, et alors le sucre de lait ,après avoir passé à l'état de sucre de raisin en décomposant de l'eau, devient, sous l'action de la caséine qui agit comme ferment, de l'alcool et de l'acide carbonique; c'est ainsi que les Tartares retirent, par distillation, du lait de leurs juments le koumiss, boisson très-enivrante et fort estimée dans le pays. Lorsque le sucre est complétement oxydé en dehors de toute substance capable de réagir sur lui, il donne naissance seulement à de l'acide carbonique et à de l'eau, mais, s'il intervient une substance modifiante, l'oxydation est bien plus complexe et, suivant la nature du ferment, le sucre donne naissance à de l'alcool, à de la glycérine, à de l'acide succinique et à de l'acide carbonique; puis c'est de l'acide lactique, ou bien c'est de la gomme, de la mannite, de l'eau et de l'acide carbonique, suivant que la fermentation est de source vineuse, caséeuse ou visqueuse.

D'après l'opinion de M. Pasteur, quand des matières animales se rencontrent avec le sucre, il se produit d'abord une oxydation et des infusoires, comme les monades et les bactéries, vivent dans la solution tant qu'il y existe de l'oxygène, puis paraissent les vibrions de l'acide butyrique et ces derniers déterminent la putréfaction, et le mélange saccharo-albumineux donne naissance aux acides butyrique et carbonique et à de l'hydrogène libre.

Dans le corps humain, à l'état de santé, un grand nombre de ferments existent tels que la diastase, le suc pancréatique, le ferment intestinal, la bile, la pepsine, etc. Malheureusement, notre organisme est exposé à subir les effets de bien d'autres fermentations. C'est ainsi que le charbon contagieux, le sang de rate ou la pustule maligne dépendent du développement des bactéries dans notre sang. Ces infusoires sont analogues à ceux qui produisent la fermentation butyrique. Chez l'homme, on en attribue l'ino-

culation à la piqûre de mouches repues de matières putrides. Mais il existe une quantité d'autres ferments végétaux
ou animaux, appartenant à la vie ou à la mort, des substances albumineuses dans certains états de décomposition
chimique, pouvant se produire dans l'intérieur du corps ou
y pénétrer, et agissant alors d'après leur nature propre de
façon à produire des maladies diverses, comme les fièvres
éruptives, continues, intermittentes, la syphilis, l'hydro-
phobie, la peste, etc. On peut donc considérer la fermentation comme une oxydation qui, en général, donne lieu à
de l'acide carbonique, à de l'eau et à de la chaleur, mais
qui, par l'adjonction d'une cause spéciale, modifie l'action
de l'oxygène sur la substance organique et peut altérer plus
ou moins sérieusement la nutrition.

Les substances azotées sont très-susceptibles de passer à
l'état putride sous l'influence de l'oxygène de l'air, et, quand
elles se trouvent dans cet état de transformation, elles sont
aptes à communiquer un ébranlement semblable dans les
différentes espèces de substances fermentescibles, ce qui
ferait croire que la fermentation n'est qu'une phase de l'action putrescente.

Si la présence de l'air atmosphérique est nécessaire pour
entretenir et accélérer beaucoup d'espèces de fermentations, il semble tout d'abord que ce soit en fournissant de
l'oxygène, mais on a de bonnes raisons pour croire qu'il y
ajoute aussi des germes d'infusoires et de cryptogames. La
chaleur de l'eau bouillante arrête complétement toute espèce
de fermentation en coagulant l'albumine du ferment et en
détruisant les germes, si bien que l'action fermentative ne
reparaît plus tant que la substance ainsi portée à l'ébullition
se trouve soustraite au contact atmosphérique, et c'est d'a-

près ce principe que l'on conserve des viandes pendant des années en les privant d'air et en les enfermant hermétiquement sous l'action de cette température.

Pendant la fermentation butyrique il se dégage de l'hydrogène qui occasionne une distension flatulente et donne aussi naissance à de l'hydrogène sulfuré ; l'acide lui-même produit des sensations douloureuses le long du canal intestinal, et l'irritation qu'il provoque peut aussi produire une augmentation de la sécrétion muqueuse qui détermine la diarrhée. Nous savons que les matières morbides ainsi engendrées par la fermentation, surtout chez les enfants et les personnes faibles, occasionnent des désordres intestinaux qui parfois s'accompagnent de fièvre et de troubles constitutionnels. Le calomel, le mercure avec la chaux et la magnésie sont les meilleurs remèdes à employer chez les enfants. Le mercure agit alors comme agent antifermentatif direct, tandis que la chaux et la magnésie neutralisent les acides et leurs propriétés irritantes. Le calomel a de plus une action purgative qui chasse les matières irritantes et provoque, en outre, un flux de bile saine dont l'absence est souvent la cause d'une fermentation anormale ; car il est bien connu que, si la sécrétion biliaire s'arrête de façon qu'aucune partie ne se mêle aux matières que l'intestin renferme, ces dernières passent facilement à une décomposition putride, et c'est ce qui arrive fréquemment dans la jaunisse, où il n'est pas rare d'observer de la flatulence et des attaques de diarrhée.

Il existe un grand nombre de substances chimiques qui jouissent de la propriété de diminuer ou même d'arrêter complétement la fermentation. L'acide sulfureux et tous les sulfites se rangent parmi les plus puissants et sont des antiseptiques par excellence. L'acide sulfurique et les autres acides minéraux sont également très-efficaces. L'alcool, les alcalis, le nitre, le sel commun sont aussi des agents très-actifs ; enfin beaucoup de sels métalliques agissent en coagulant l'albumine du ferment, ce sont surtout ceux de mercure, de plomb, de cuivre, etc., le tannin, la créosote, agissent de la même manière ; l'acide arsénieux détruit les champignons et les infusoires, l'huile de térébenthine, les huiles essentielles et plus particulièrement celles qui contiennent du soufre, possèdent encore des propriétés plus actives comme celles de la moutarde, du raifort. De tous ces agents, quelques-uns arrêtent toute espèce de fermentation, d'autres en ralentissent seulement les progrès. L'alun, au contraire, semble l'accroître ; il rend la levûre d'une couleur plus claire, de là l'usage qu'en font les boulangers pour rendre leur pain plus spongieux et plus blanc. Il est permis de douter que l'emploi de cette substance soit aussi nuisible qu'on a bien voulu le dire, puisque l'alun par lui-même n'est pas un corps délétère, et que le pain de boulangerie est habituellement le plus léger et celui qui se digère le plus facilement. Du reste, l'alun arrête la sécrétion et la fermentation des produits muqueux, c'est un remède très-innocent que l'on emploie dans l'hémoptysie et dans l'hématémèse ; son action alors est bien supérieure à celle de l'acétate de plomb, et il a l'avantage de ne pas constiper comme ce dernier.

Le houblon, sous forme d'infusion ou de teinture, est un remède très-souvent employé pour augmenter l'appétit par ses propriétés toniques et amères et pour soulager la douleur de l'estomac par son action narcotique. On retrouve ces propriétés dans les bières dont il facilite la conservation en contre-balançant leurs dispositions à sûrir; ce qui tient en partie à la précipitation de l'albumine et de l'amidon par les constituants résineux et tanniques qu'il renferme; et aussi aux propriétés antifermentatives de son principe amer, de son huile volatile et résineuse qui se trouve plus particulièrement dans la lupuline. C'est pourquoi les propriétés du houblon sont non-seulement toniques et anodines, mais encore antifermentatives.

Si l'on peut rapporter le pouvoir que possède l'acide sulfurique de couper la diarrhée à ses propriétés antifermentatives, les alcalis et la soude en particulier sont des agents qui s'opposent le mieux à la fermentation vineuse; ils agissent non-seulement en neutralisant l'acide produit par la fermentation, mais en arrêtant cette dernière elle-même. Les alcalis étant solubles sont complétement neutralisés par les acides de l'estomac; tandis que la chaux et la magnésie échappent, jusqu'à un certain point, à l'action des acides gastriques et conviennent par là même plus particulièrement pour combattre les désordres d'acescence qui se produisent dans les intestins. L'eau de chaux, tout en neutralisant les acides comme le font les alcalins, produit en même temps une astriction sur la surface muqueuse. La térébenthine, qui si souvent soulage la flatulence de l'intestin et les douleurs qui en sont la suite, doit cette propriété à son action puissante pour arrêter la fermentation; on peut en dire autant de l'asa-fœtida. Le goudron est un des plus puissants antiseptiques et antifermentatifs que nous possédions; il doit ces propriétés non-seulement à la créosote, mais encore aux huiles empyreumatiques, à l'esprit de bois et aux autres substances pyrogénées qu'il renferme. L'eau de goudron, quoique peu agréable au goût, est depuis longtemps un remède populaire contre les désordres dyspeptiques, et on ne peut douter que sa principale vertu ne découle de ses propriétés antifermentatives. Le tannin agit principalement sur la fermentation vineuse en se combinant avec l'albumine du ferment dont il arrête ainsi la puissance. Celui que le café renferme se trouve altéré par le rôtissage que l'on fait subir à la graine, et son action astringente diminue en proportion du grillage ; mais l'infusion de café a des propriétés antifermentatives qu'elle doit à l'huile empyreumatique qu'elle renferme ; et comme ce principe s'augmente avec la température, plus la graine a été grillée et plus son action antifermentative se développe. Le café est donc un breuvage qui peut exercer une influence salutaire sur l'estomac, dans beaucoup de ces désordres qui tiennent à un excès de fermentation ; et comme ses propriétés sont plus actives que celles du thé, on lui doit la préférence. Le sel commun, la moutarde, le raifort, l'ail et les épices, jouissent de vertus antifermentatives plus ou moins marquées ; leur usage culinaire ne consiste pas seulement à flatter le goût et à stimuler la digestion, mais bien plutôt à restreindre la fermentation. Le sel rend l'albumine plus soluble et donne plus de goût à la viande, qu'il sert aussi à conserver par ses propriétés antiseptiques. Quand on le prend en trop grande proportion, il augmente la quantité d'urée dans les urines et devient alors un agent qui pousse aux transformations et à l'appauvrissement des tissus.

La moutarde est un des condiments dont l'usage est le plus répandu ; et comme, par elle-même, elle a un goût assez désagréable, on ne peut douter qu'elle ne soit recherchée instinctivement pour ses propriétés utiles. C'est, en effet, la graine d'une crucifère, famille cultivée dans nos jardins, et qui fournit le chou, le cresson, le raifort et presque toutes les plantes antiscorbutiques ; aussi, dans les temps anciens, lorsqu'au printemps le scorbut faisait ses ravages, employait-on beaucoup de plantes de cette famille pour le combattre ; et quelques-unes d'entre elles sont demeurées d'un usage populaire comme dépuratives. Presque toutes, à l'état sauvage, jouissent d'un goût piquant qui provient d'une huile volatile âcre qui se remarque surtout dans la moutarde et le raifort. Ces huiles essentielles sont sulfurées, ont la composition des sulfocyanides et pour radical l'allyle. Il est bien connu des chimistes que les huiles sulfurées s'opposent à la fermentation, et c'est ainsi que la moutarde et le raifort, mais surtout la moutarde, possèdent à un haut degré la vertu d'arrêter les fermentations, et principalement celles qui sont vineuses et lactiques. Ces faits jettent une certaine lumière sur l'emploi si répandu de la moutarde et du raifort. Ils fournissent l'explication la plus satisfaisante de leur action sur l'économie en y arrêtant les fermentations anormales. L'ail est bien moins actif que la moutarde et ne diminue pas la fermentation vineuse que sa présence semble au contraire activer ; de même que l'alun qui arrête la fermentation visqueuse, augmente celle qui se produit dans la fabrication du pain ; de même la présence de l'ail, tout en facilitant les fermentations vineuses, arrête celles qui appartiennent à d'autres espèces.

L'asa-fœtida, tout en se distinguant par une odeur fœtide et encore plus désagréable que celle de l'ail, n'en est pas moins très-recherché comme condiment par les Asiatiques ; mais ce qu'il y a de remarquable, c'est que l'huile essentielle qu'il contient, a aussi pour radical l'allyle et ressemblerait de tous points à celle de l'ail si elle ne contenait un peu plus de soufre; aussi l'asa-fœtida arrête-t-il la fermentation vineuse, mais moins efficacement que la moutarde. N'est-ce pas là une singulière coïncidence, que, sans aucune connaissance des relations chimiques si rapprochées que l'on rencontre dans ces plantes, les différentes races humaines, sur des points si variés du globe, les aient de tout temps recherchées et employées comme condiments de leur nourriture? En effet, le Russe aime le raifort; l'Anglais préfère l'oignon ; le Français l'échalotte, l'ail et la ciboule ; l'Espagnol et le Portugais, l'ail et l'oignon ; depuis la Méditerranée, jusqu'aux sources du Nil, les Arabes, les Maures, les Éthiopiens se régalent d'ail et d'oignon. Les Israélites, dans le désert, soupiraient après l'ail, l'oignon et le poireau de l'Égypte; et, si les antiques Égyptiens rendaient un véritable culte à l'oignon, les modernes ne dédaignent pas de le placer dans leur paradis. Mais les Asiatiques semblent réclamer des condiments plus puissants, et c'est à l'asa-fœtida qu'ils s'adressent ; tandis que toutes ces substances renferment de l'huile essentielle, plus ou moins sulfurée, dont l'action propre est d'arrêter la fermentation. Ce même effet se retrouve encore, mais à un moindre degré, dans les huiles volatiles du poivre, du clou de girofle, de la muscade, de la cannelle, etc., qui toutes jouissent de propriétés antifermentatives plus ou moins marquées; mais dont l'emploi sert principalement à varier les récréations du goût et de la bonne chair.

DE LA DIFFUSION.

La diffusion détermine, dans le corps humain, le passage de toute substance de l'estomac dans la circulation, de la circulation dans les textures, et de ces dernières, ou de la circulation, dans les excrétions. C'est à M. Graham que nous devons la connaissance des lois qui président à la diffusion des gaz et des liquides ; aussi bien que la division des substances en cristalloïdes et en colloïdes, suivant qu'elles passent à travers les membranes ou qu'elles sont arrêtées par elles.

Les substances cristalloïdes, comme l'eau, l'alcool, le sel, le sucre, etc., assistées par la circulation sanguine, peuvent, en quelques minutes, passer par diffusion dans chaque particule de nos organes. Cette répartition s'élève à une importance capitale, peut-être même supérieure à celle de la circulation artérielle, dont l'absence se constate dans deux sur quatre des grandes divisions animales, et qui fait complétement défaut pendant les premières semaines de notre vie intra-utérine. On peut considérer la diffusion comme une circulation supplémentaire qui appartient également aux végétaux et à l'animalité ; d'où il suit qu'elle est une condition nécessaire et essentielle des transformations qui s'opèrent dans l'un et l'autre règne. Nous sommes donc doués de deux circulations : l'une mécanique et tout animale, l'autre chimique et qui nous est commune avec les végétaux ; c'est au moyen de cette dernière que des substances passent continuellement de l'extérieur du corps dans la circulation sanguine, de celle-ci dans les tissus, de ces derniers dans les conduits qui les portent dans les organes sécrétoires ; à moins que, reprises par le sang, elles ne passent de nouveau dans les textures.

Jusque dans ces derniers temps, nous avions peu de connaissances certaines sur la diffusion qu'éprouvent les médicaments après leur entrée dans la circulation ; mais, grâce à l'analyse spectrale, nous sommes maintenant bien édifiés sur le rôle que jouent la plupart des cristalloïdes; nous savons qu'ils pénètrent à travers les parois des capillaires, et qu'ils se rendent dans nos organes de cellule en cellule, absolument comme s'il n'existait aucune membrane entre les vaisseaux sanguins et les fluides parenchymateux. C'est en vertu de ce pouvoir de diffusion que les médicaments cristalloïdes pénètrent en égale quantité dans les liquides intra et extra-cellulaires, qu'ils agissent par dialyse aussi directement sur les tissus que sur le sang lui-même, et qu'aucun d'eux ne peut limiter son action au sang tout seul. En effet, quand les cristalloïdes pénètrent dans les textures, ils s'y comportent d'après le pouvoir chimique qui leur est propre, et en raison de leur affinité pour les différentes substances avec lesquelles ils se trouvent en contact.

Depuis les recherches de C. Bernard et de Schiff, on sait qu'il existe deux espèces de nerfs vaso-moteurs; que les uns contractent les vaisseaux et proviennent du grand sympathique, tandis que ceux qui les dilatent sortent du système cérébro-spinal. Il en résulte que les capillaires se trouvent plus particulièrement sous l'influence du grand sympathique; puisque sa simple irritation resserre les conduits et arrête la circulation, tandis que sa paralysie dilate les artères et accélère le mouvement circulatoire. Mais il existe, en outre, des effets spéciaux : c'est ainsi, par exemple, que la section des racines postérieures des nerfs qui naissent de la portion cervicale de la moelle, quand on laisse en même temps les racines antérieures intactes, détermine la présence temporaire du sucre dans l'urine, sorte de diabète irritatif; tandis qu'en coupant les racines antérieures au niveau de la quatrième vertèbre cervicale, on produit un diabète permanent à cause de la paralysie qui accompagne la section des nerfs vaso-moteurs ; en même temps les vaisseaux du foie se distendent, et il se manifeste dans cet organe une sécrétion excessive de glycogène.

La découverte d'une substance amyloïde dans le foie, aussi bien que de l'inosite dans les muscles, le poumon, le cerveau, etc., explique comment le sucre se produit dans l'économie, alors même qu'on ne prend aucune nourriture végétale. En effet, pendant la formation des changements chimiques qui arrivent dans le corps, il se développe du sucre dans le foie et dans les autres textures ; cela se produit, non pas comme dans les végétaux par la fixation du carbone et la décomposition de l'eau sous l'influence de la lumière, mais par le désagrégement progressif des composés organiques de nos différents organes, lorsqu'ils fonctionnent. C'est pourquoi l'on peut considérer le diabète, dans sa forme la plus simple, comme la perte du pouvoir de transformation du sucre qui se trouve dans la nourriture ; tandis que, dans les formes plus avancées, c'est le défaut de transformation du sucre qui se forme dans nos tissus, aussi bien que de celui qui provient des aliments, lorsque les changements chimiques, qui devraient s'opérer dans notre intérieur, sont, pour des causes diverses, plus ou moins empêchés. De tous les médicaments propres à faciliter l'oxydation, soit du sucre, soit de la graisse, les plus énergiques sont le fer et les alcalins.

Indépendamment de l'action directe que les médicaments produisent par diffusion, ils agissent encore sur les nerfs qui président à la circulation et déterminent des effets indirects sur les opérations vitales. L'augmentation ou la diminution dans la force et dans la fréquence des battements du cœur, la dilatation ou la contraction des artérioles

déterminent, dans quelque partie que ce soit, une modification immédiate dans la circulation du sang ; et il en naît soit
une suractivité, soit un retard dans les actions chimiques.

Les globules sanguins, en traversant les vésicules du poumon, s'emparent de l'oxygène de l'air et le transportent aux
capillaires ; d'où il se diffuse dans chaque structure pour
entretenir l'oxydation qui s'accomplit de toute part. On
peut dire, d'une manière générale, que plus nous absorbons
de fer, plus nous formons de globules sanguins, plus nous
fournissons d'oxygène aux capillaires et plus l'oxydation
s'active dans les tissus et dans le sang. On peut donc considérer l'oxygène, et à plus forte raison l'ozone, dont une
deux-millième partie, et même une quantité moindre, dans
l'air respirable, suffit à la longue pour occasionner des
bronchites et des pneumonies, comme les promoteurs di-
rects de l'oxydation et comme les remèdes les plus puissants
à employer dans les maladies qui naissent d'une oxydation
incomplète. Malheureusement, jusqu'ici le véritable mode
d'user de ces agents, si ce n'est à l'état d'air pur et d'eau oxygénée, reste encore à découvrir ; et jusqu'à ce que l'on ait
trouvé le moyen d'adapter l'action continue de ces gaz à un
traitement approprié, leur usage demeurera assez restreint
en médecine.

Les alcalis, aussi bien en dehors du corps que dans notre
intérieur, présentent des marques évidentes de leur assistance dans les procédés de l'oxydation. Partout où ils se dif-
fusent, ils facilitent chimiquement l'action de l'oxygène ; et,
en fin de compte, provoquent la formation de l'acide carbonique.

La soude existe dans tout ce que nous buvons et man-
geons. La lithine se trouve dans beaucoup de substances

végétales et animales ; suivant le sol dans lequel elles pous-
sent ou sur lequel elles vivent ; on la rencontre, par l'analyse spectrale, quelquefois dans la pomme de terre, plus
souvent dans le pain et toujours dans le chou. Les vins
de France, les bières, le café, le thé en montrent des
traces aussi bien que les cendres du sang humain et des
muscles. Les alcalis en excès troublent l'équilibre des éléments dans les corps organiques, à cause de leur affinité
pour les acides ; mélangés aux matières grasses, ils séparent
la graisse en acide gras et en glycérine, tout en formant un
savon avec l'acide. — Au moyen de l'oxygène et de la chaleur, on voit se former, aux dépens des substances neutres,
des acides plus ou moins complexes ; puis si l'action de l'alcali
est suffisamment prolongée, il ne reste à la fin que de l'acide
carbonique, de l'eau et de l'ammoniaque. C'est ainsi que les
carbonates de lithine, de soude, de potasse, de chaux, de
magnésie, sont indirectement des agents d'oxydation qui accroissent l'action chimique dans les différentes substances
dont les textures se composent ; en raison de leur quantité,
de leur action propre, de la rencontre des matières combustibles, de la présence de la chaleur et des facilités plus ou
moins grandes qui s'offrent pour l'élimination des produits
nouveaux. Lorsque les acides végétaux ne sont pas neutralisés par les fluides alcalins de la circulation, ils passent dans
toutes les parties de nos tissus, y produisent exactement
l'effet inverse des alcalis et tendent par là même à arrêter la
marche de l'oxydation. Aussi les sels végétaux et les acides
dilués organiques et minéraux constituent-ils les remèdes
les plus efficaces pour combattre les fièvres et l'inflammation. — Lorsqu'à ces agents l'on ajoute le repos général et
local, aussi bien pour les muscles que pour les nerfs, on

trouve là, avec l'action du froid, les moyens les plus puissants pour arrêter l'oxydation.

On peut considérer la contre-irritation comme un effet oxygénant. La simple friction, par exemple, augmente mécaniquement la circulation sanguine, développe de la chaleur et accroît le changement moléculaire, en un mot, active l'action chimique. Les différents modes d'emploi ou de production de la chaleur sur la peau, tels que cataplasmes, fomentations, flanelle, etc., agissent de la même manière; car une augmentation de chaleur ne peut exister sans donner naissance en même temps à un accroissement de l'action moléculaire.

En ce qui regarde l'influence du système nerveux sur la circulation, l'état actuel de nos connaissances permet d'admettre qu'il existe au centre, aussi bien qu'à la périphérie, une action nerveuse très-complexe; dont le résultat est tantôt de stimuler, tantôt de ralentir les contractions du cœur et des vaisseaux. On sait aujourd'hui que la digitaline, par exemple, n'agit pas sur le cœur lui-même ni sur ses nerfs directement, mais bien par le centre cérébral, qui transmet l'empêchement au moyen de la neuvième paire; car, si l'on coupe cette dernière, la digitaline reste sans effet sur le cœur. La vératrine, au contraire, arrête l'action du cœur par un mode d'agir tout différent sans l'intermédiaire des nerfs, et en s'adressant directement à la structure musculaire du cœur lui-même. Toutes les expériences conduisent à la supposition que les alcaloïdes affectent différemment, et d'une manière plus ou moins marquée, diverses parties du système nerveux. C'est ainsi que la strychnine agit principalement sur la moelle, la curarine et la conicine sur les nerfs moteurs, l'atropine sur les nerfs qui contractent l'iris. La morphine paralyse les nerfs qui dilatent l'iris, engourdit la pensée et l'action nerveuse, tarit les sécrétions et devient, par là même, un agent propre à arrêter l'action chimique et à diminuer l'oxydation en ralentissant la circulation sanguine. A ce point de vue, on peut considérer l'opium comme un des plus puissants antiphlogistiques que nous possédions. Le fer, nous l'avons déjà vu, accroît la production des globules sanguins, et la formation de l'hémoglobine implique nécessairement la présence de l'hématine; aussi sans fer, pas d'hématine possible; si bien que l'on peut regarder ce minéral comme un aliment des globules sanguins. Mais, s'il est absorbé en quantité plus grande que la nourriture ordinaire n'en fournit, il survient un excès d'hématine; et dans le traitement de l'anémie, il faut surveiller cette production et l'arrêter quand le système en est suffisamment pourvu.

Les médicaments qui dilatent les capillaires le font en paralysant leurs nerfs sympathiques qui tendent sans cesse à les resserrer. Cet effet ne se produit pas seulement par la section des filets sympathiques, mais peut se manifester aussi par une action réflexe ou directe sur les nerfs cérébro-spinaux. Parmi les médicaments qui agissent sur les nerfs du cœur en diminuant son action, la strychnine est un des plus remarquables; appliquée directement sur le cœur, elle agit sur les nerfs vagues, ralentit la fréquence des battements et propage son action sur les ganglions sympathiques. La nicotine n'a d'effet que sur les nerfs vagues; la conicine arrête toute action des nerfs de la périphérie sans affecter la contraction musculaire. La digitaline stimule d'abord et puis paralyse les nerfs régulateurs et arrête alors l'action du cœur. La quinine augmente d'abord, et puis bientôt diminue l'action des nerfs moteurs du cœur; à forte dose, la surdité et la prostration qu'elle détermine ne peuvent s'expliquer que par son action sur les nerfs auditifs et cardiaques. La façon dont elle coupe ou prévient un accès de fièvre, s'explique alors très-bien par l'effet qu'elle produit sur les nerfs des capillaires, en arrêtant ou prévenant la congestion des vaisseaux sanguins. La vératrine agit principalement sur la structure musculaire du cœur et en enraye la contractilité; la colchicine jouit probablement des mêmes vertus, et toutes deux peuvent, sans doute, porter leur effet sur la structure musculaire des vaisseaux et altérer, de la sorte, la circulation dans les capillaires.

Les sels de potassium agissent puissamment sur la contractilité musculaire; ils dépriment le pouls et, pris en excès, arrêtent les battements du cœur. Un muscle par l'application des sels de potassium devient inexcitable par l'électricité et recouvre ses facultés contractiles sous l'influence des sels de sodium. Un nerf, traité de la même manière, perd bien plus vite le pouvoir de produire des contractions dans les muscles sous l'influence des sels de potassium, que sous celle de ceux de sodium, et cet engourdissement nerveux peut même affecter un nerf de sensation lorsqu'on traite ce dernier par un sel de potassium comme pour combattre, par exemple, le mal de dent.

DE L'OXYDATION.

Il y a longtemps que l'on a comparé l'inflammation à une sorte d'oxydation, et nous commençons à entrevoir que les fièvres ont le même rapport avec l'inflammation que les fermentations en offrent avec les combustions. Quoi qu'il en soit, on considère actuellement l'altération dans l'ac-

tion vasculaire, et certains troubles de l'innervation comme
les bases de l'inflammation. On sait par les expériences de
Liebig que l'oxydation se produit dans les parties mêmes
où il n'y a pas de circulation. C'est ainsi que, si l'on place
dans de l'oxygène un muscle dépourvu de tout son sang,
on le voit donner naissance à de l'acide carbonique et conserver son pouvoir contractile. L'accélération des mouvements moléculaires qui se produit dans les cellules cartila-
gineuses, augmente la circulation chimique de la lymphe, la
consommation de l'oxygène, la production de la chaleur et
donne naissance, en dernier lieu, à de l'eau et à de l'acide
carbonique. Cette action se propage de cellule en cellule jusqu'à ce qu'elle atteigne les capillaires. Ces derniers, à l'état
normal, contiennent des globules sanguins renfermant de
l'oxygène dans leur centre ; tandis qu'ils sont enveloppés
d'un liquide venant du sang et qui sert à tenir les parois
du tube humides. L'oxygène, par diffusion, s'en échappe avec
la lymphe et passe dans les cellules et les structures ; c'est
ainsi qu'une oxydation active, dit Bence Jones, se produit
en dehors des capillaires aussi bien dans l'intérieur qu'autour des différentes parties qui composent les textures.
L'hyperoxydation, qui constitue le premier degré de l'inflammation, commence en dehors des capillaires ; là où la
chaleur animale se produit quand l'accroissement de cette
action gagne le réseau vasculaire. Les globules porteurs
d'oxygène sont appelés en plus grand nombre et ne tardent
pas à arriver en excès ; ils déplacent la liqueur sanguine, et
leur premier effet est de produire un courant plus rapide ;
puis, par leur précipitation, de déterminer une accumulation
de globules sanguins qui dilatent d'abord les conduits, et
bientôt après les obstruent. Cet effet réagit immédiatement

sur le cœur en augmentant la pression, le mouvement circulatoire dans les artères et plus particulièrement dans celles qui avoisinent les parties obstruées; si bien qu'une activité plus grande se produit autour de l'obstacle, et que, de la sorte, la marge de l'action chimique tend continuellement à s'agrandir. Les résultats mécaniques d'une plénitude surabondante et de la pression circulatoire se montrent d'eux-mêmes dans la partie obstruée. La pression occasionne la douleur, et la surabondance du sang autour de l'obstacle rend les nerfs plus sensibles que lorsque la circulation est moins active. La tension produit une effusion de sérosité; la fibrine elle-même, altérée par un excès d'oxydation, sort des capillaires lorsque la pression s'augmente; puis cette exsudation fibrineuse détermine des épaississements interstitiels et constitue une obstruction qui devient bien plus facilement permanente que celle produite par la matière liquide diffuse dont la réabsorption peut se faire ensuite rapidement. Quand tout d'abord l'accroissement de l'action chimique est excessive, tout le sang y participe; l'hyperoxydation ne produit pas seulement un excès de fibrine, mais en détermine l'oxydation à un bien plus haut degré que cela n'arrive dans l'état de santé. La membrane des globules sanguins est probablement altérée aussi dans sa composition et devient plus adhésive; de sorte que les globules s'agglomèrent et tombent plus vite lorsque l'on tire du sang, tandis que la fibrine altérée se resserre avec plus de force que ne le fait la fibrine ordinaire. L'oxydation et la pression ne peuvent s'accroître, dans aucune partie du corps, sans que les actions chimique et nutritive ne soient en même temps atteintes. La destruction des constituants anciens s'en trouve plus ou moins activée; tandis que la formation et le dépôt des structures nouvelles éprouvent de grands changements, en proportion de la chaleur présente et de la nature des parties dans lesquelles l'accroissement d'action se produit.

Acides. — Les acides sont nécessaires pour l'accomplissement des fonctions de l'organisme. Sans acide, la nourriture albumineuse ne saurait être dissoute, et les excrétions ne pourraient sortir du sang. Aussi la machine animale est-elle une véritable fabrique d'acides ; mais parfois il s'en produit plus qu'il n'en est besoin ; ce qui donne naissance à des erreurs chimiques qui déterminent des maladies toutes spéciales, dont les résultats sont bien plus sérieux que l'action chimique originelle. Il serait inutile de donner ici la liste des acides minéraux, végétaux et animaux, depuis l'acide carbonique jusqu'à l'acide urique, qui peuvent se produire par les changements qui se passent dans nos tissus et qui dérivent directement de la nourriture ; il nous suffira de considérer comment un excès d'acide se produit et s'accumule dans notre système.

Pendant la vie, le corps est une masse variable plus ou moins complexe de matières carbonées, chaque partie se trouvant sous l'influence de l'action de l'oxygène ; les produits chimiques qui en résultent, varient partout suivant les substances qui se trouvent en contact, et en proportion du temps pendant lequel l'oxydation se continue. En dedans et en dehors des capillaires, à l'intérieur et à l'extérieur des cellules, des changements chimiques se produisent ; les fluides organiques, l'oxygène de l'air, les membranes catalytiques agissent et réagissent les uns sur les autres ; et les produits en sont réabsorbés dans le sang ou bien sont rejetés sur les surfaces internes ou externes pour être repris par la muqueuse alimentaire ou pour être définitivement éliminés par les poumons, la peau ou les reins.

Jour et nuit, sans relâche, de l'acide libre venant du sang passe dans les vésicules de nos poumons et s'échappe pour rendre le sang plus alcalin ; contre-balançant ainsi non-seulement la formation des acides que l'oxydation détermine dans nos différentes textures, mais aussi le résidu qui provient soit du suc gastrique, soit de la nourriture et que la bile n'a pas neutralisé.

Si dans le corps la combustion était complète, tous les produits s'échapperaient par les poumons à l'exception des cendres. Il est certain qu'à l'état normal une respiration riche et libre peut aisément chasser du corps tous les acides qui se produisent dans le système. Mais, sous diverses influences, on voit paraître les produits d'une oxydation imparfaite ; et alors il se forme d'autres acides que l'acide carbonique, ce qui donne naissance à des sels neutres ou acides qui ne sont plus volatiles ; et, comme ils ne peuvent passer par les poumons, ils sont jetés dehors par la peau et par les reins.

La composition chimique des substances qui passent dans l'urine et dans la sueur, dépend non-seulement de la continuité de l'action de l'oxygène, mais aussi de l'état des fluides poussés dans les capillaires pour former ces sécrétions. Si le sérum du sang est à son plus haut point d'alcalescence, les acides formés par l'oxydation qui se produit pendant la sécrétion de l'urine, peuvent être trop faibles pour neutraliser les alcalis qui s'échappent par les mêmes voies, et alors il peut en résulter une urine alcaline ; si au contraire des sels faiblement alcalins ou même acides sortent des capillaires, une très-petite quantité d'acide additionnel comme celle qui se produit normalement dans la structure sécrétoire des reins, rendra libre une certaine quantité de l'acide des sels en voie de sortie, et c'est ainsi que de l'acide urique libre paraîtra dans les urines.

Quand la respiration se trouve empêchée par une cause quelconque, il ne sort du système qu'une quantité d'acide proportionnelle. Mais cela peut tenir soit à un défaut d'exercice, soit à la défectuosité de l'air respirable ; alors les substances propres à former de l'acide carbonique s'accumulent en l'absence de l'oxygène, et des produits de combustion moins parfaits envahissent le sérum. S'ils peuvent s'échapper par les reins ou par la peau, c'est autant de soulagement pour l'économie, et il ne se présente pas de symptômes secondaires ; tandis que, si ces échappatoires sont clos, et que par un régime acide, et par un état d'irritation de l'estomac propre à accroître encore la sécrétion acide de cet organe, il se verse incessamment dans le sang un excès d'acide ; alors une explosion est inévitable, et elle se produira sous la forme d'une maladie à la fois chimique et mécanique, et durera jusqu'à ce que le sang soit revenu à son état normal.

De même que dans le diabète, dans l'acidité il n'y a aucun symptôme marquant lorsque le mal commence. Ce n'est qu'après que la peau ou une membrane muqueuse est devenue irritable par l'action continue de l'acide, que les symptômes attirent l'attention et réclament nos soins. L'intensité du malaise ou de la douleur varie suivant la sensibilité de la membrane et le degré d'acidité qui l'affecte. Les formes légères irritent à peine la peau ; mais la démangeaison, des éruptions d'urticaire, d'eczéma et d'herpès sont des symptômes communs d'un état d'hyperacidité. La muqueuse de l'estomac est moins sensible que celles du pharynx, de l'œsophage et des intestins ; mais, une fois prise, elle devient tout aussi sensitive que les autres, et l'acidité y détermine de la douleur, des crampes de la musculaire et même des vomissements. Les intestins en ressentent davantage l'effet, et, chez eux, cela se traduit par des coliques violentes et par du ténesme.

Si la sensibilité gagne la muqueuse urinaire, les muscles et les nerfs deviennent irritables ; les besoins de la miction sont impérieux et fréquents, ils augmentent graduellement d'intensité et finissent par déterminer une douleur constante et un spasme violent de la vessie. Dans l'urèthre, une douleur très-vive se fait sentir, et la constriction de la muqueuse détermine une stricture complète qui dure autant que le spasme.

Dans le diabète, les substances grasses comme la crème, le beurre, le gras de la viande, les huiles, arrêtent l'amaigrissement du corps ; dans l'excès d'acidité, ces articles de nourriture produisent un grand malaise dans l'estomac et sont très-propres à occasionner la pyrosis.

Si l'on peut rapporter la production de l'acide urique en excès à l'usage d'une nourriture animale trop abondante, il en est encore une autre source dans les muscles, les nerfs et les autres constituants de notre corps ; car, partout où il existe des substances albumineuses, il s'établit un va-et-vient continuel entre les cellules qui arrivent et celles qui délogent, ces dernières partent sous la forme d'acide urique qui se retrouve dans le sang où il s'oxyde avant de s'échapper par les reins, et on en rencontre encore dans l'urine, alors même que l'on est resté fort longtemps sans prendre de nourriture albumineuse. Qu'il provienne de l'une ou de l'autre source, l'acide urique existe en combinaison avec les alcalis et se trouve dissous dans le sang qui est plus ou moins alcalin lui-même. L'oxydation se produit ensuite dans le courant circulatoire et dans les cellules rénales où il se forme ainsi de nouveaux acides; les urates alcalins s'acidifient de plus en plus et sont excrétés par les reins à la quantité de 30 à 50 centigrammes par jour; et cela, dissous dans un liquide qui est lui-même acide et dont la densité varie sans cesse. C'est pourquoi la composition des urates que l'on trouve dans l'urine varie à chaque instant de leur sécrétion.

Dans la diathèse goutteuse, l'excès d'urate de soude ne se montre pas seulement dans le sang, mais bien aussi dans les liquides qui se répandent, par diffusion, dans toutes les parties vasculaires et non vasculaires du corps. Une attaque de goutte est un procédé chimique d'oxydation qui se développe dans les points où les urates se sont accumulés. L'oxydation les transforme, en totalité ou en partie, en urée et en carbonates qui passent plus facilement dans la circulation et sont ensuite excrétés par les reins et par les poumons. L'oxydation, lorsqu'elle se produit, même dans les textures qui ne renferment pas de sang, n'en détermine pas moins un excès de circulation et de pression dans les vaisseaux qui avoisinent les parties enflammées; de là naissent la douleur et la rougeur, le gonflement et l'œdème. Bien que la diathèse goutteuse soit une maladie aussi bien des textures que du sang, pourtant, dans son origine et sa situation, une attaque de goutte est plutôt une maladie locale des tissus qu'une maladie générale. Le défaut d'oxydation des urates, et l'accumulation qui s'ensuit, dans certaines parties de prédilection et dans le sang, est la véritable cause de cette diathèse. Quel que soit le nombre des transformations qu'é-prouve la matière albumineuse avant d'être convertie en urée, il en est une avant-dernière qui est l'acide urique; tandis que l'urée est le dernier produit de l'oxydation. Mais la cause la plus active de l'accumulation de l'acide urique est l'usage excessif d'une nourriture trop albumineuse; alors surtout que l'oxydation se trouve le plus empêchée; et même n'eût-on pris des albumineux qu'en quantité raisonnable si, par une coïncidence quelconque, il y a diminution dans la présence de l'oxygène, on voit l'acide urique s'accumuler dans le sérum et passer immédiatement, par diffusion, dans les textures même dépourvues de sang. De là ressort l'indication, pour prévenir la diathèse goutteuse, de diminuer la nourriture animale et de faciliter l'accès d'un air pur. Mais si, pour quelque cause que ce soit, l'oxydation diminue, les urates s'accumulent dans la liqueur sanguine, passent par diffusion autour et dans l'intérieur de toutes les cellules des tissus vasculaires ou non, demeurent inoxydés à où l'oxydation est le moins susceptible de se produire et finissent par former des cristaux d'urate de soude, par suite de leur lente déposition, principalement à la surface et aux alentours des cartilages qui, comme on le sait, sont dépourvus de vaisseaux.

C'est de la sorte que peuvent aussi s'expliquer, bien qu'en pensent Brinton et M. Lasègue, ces métastases goutteuses qui prennent tour à tour pour point de leurs évolutions, soit les cartilages articulaires ou ceux des valvules du cœur, de l'aorte et de l'oreille; soit les tissus fibreux aussi bien des articulations que du diaphragme, de l'estomac, de la dure-mère et surtout des nerfs comme dans l'attaque de leur névrilème; et nous sommes bien convaincus qu'un

grand nombre de douleurs nerveuses doivent leur genèse à
cette diathèse urique.

Nous avons observé pendant longtemps un malade d'une
santé robuste, vivant bien habituellement et sujet de temps
à autre à des crises d'acide urique dans les urines, éprou-
vant aussi quelquefois de légères atteintes de douleurs goutteuses, soit dans les petites articulations ou leur voisinage,
soit dans le genou. Puis un beau jour il fut pris d'une névralgie occipito-pariétale avec sensations diverses telles que
pression sur les pariétaux ou sur le sommet de la tête, douleur obtuse et sensation de resserrement à la racine du nez
ou au fond de l'orbite ; parfois il survenait de la douleur à
l'occiput et même une sensibilité à la pression, en même
temps que l'on constatait des points plus sensibles dans le
trajet des branches nerveuses pariétales. Le lendemain,
c'était le cuir chevelu qui était devenu douloureux au simple
toucher. Une autre fois, le sentiment de pression se faisait
sentir à la nuque, et il semblait au malade qu'il marchait
sur du coton ou que ses jambes allaient se dérober ; puis un
jour l'articulation maxillaire était prise ; une autre fois il y
avait sentiment d'acidité dans la bouche et agacement des
dents ; parfois aussi le malade accusait des bourdonnements
d'oreille et une grande sensibilité de l'ouïe. Tous ces symptômes semblaient jouer à Colin-Maillard. Le mal avait dé-
buté à la suite d'un régime extra-succulent continué pendant un temps fort long, tandis qu'au contraire l'exercice
avait été restreint. Dès les premiers symptômes, le malade
s'était appliqué quelques sangsues et avait pris de l'eau de
Sedlitz sans obtenir aucune amélioration sensible, alors il
avait cru devoir se rafraîchir et s'était mis au régime des
oranges et des acides végétaux ; mais le mal, au lieu de di-

minuer, ne faisait que croître; c'est alors que nous fûmes appelé, et qu'en examinant les urines, nous les trouvâmes chargées d'acide urique, ce qui nous mit sur la voie de la diathèse goutteuse. Le traitement dirigé dans ce sens fit d'abord disparaître tout ce qu'il y avait d'inquiétant du côté des jambes ; puis, peu à peu, toutes les douleurs protéiformes s'amendèrent pour disparaître presque en même temps que l'acide urique se raréfiait davantage dans les urines.

Du reste, nous le savons par une expérience personnelle, une douleur ne se manifeste pas toujours dans l'endroit irrité. C'est ainsi qu'en agaçant sur nous-même, avec la main gauche, un petit bouton situé à la partie antérieure et supérieure du côté droit de la poitrine, il nous est arrivé d'éveiller une douleur, semblable à celle que produirait une décharge électrique, à la partie gauche et inférieure du dos. Ne pouvant dans notre surprise nous rendre compte de ce phénomène, nous nous mîmes à renouveler l'expérience avec la main droite et la sensation se reproduisit identique à plusieurs reprises et même à plusieurs jours d'intervalle. Nous l'avouons en toute humilité, quelles que soient les anastomoses nerveuses des nerfs cutanés, rien jusqu'ici ne nous a donné une explication même à peu près satisfaisante de cette douleur provoquée sur nous-même, alors que nous prenions toutes les précautions possibles pour ne pas être la dupe de nos propres sensations.

Mais il est temps de revenir à l'urate de soude, et de dire que, dans l'endroit où il se dépose, il agit bientôt comme corps étranger, augmentant le frottement, développant l'irritation et l'inflammation au moyen de laquelle l'acide urique s'oxyde; et, devenu soluble, se trouve entraîné ; et puis, lorsque l'inflammation s'apaise, de la fibrine effusée demeure

presque seule pour témoigner de l'endroit où l'attaque s'est
produite. S'il ne survient pas d'inflammation, les cristaux
déposés peuvent encore se redissoudre, suivant que l'état du
sang le permet, pour être ensuite entraînés par les reins ; mais
si le sérum continue à charrier un excès d'urates, les dépôts
calcaires s'accroissent graduellement dans la direction où
ils rencontrent le moins de résistance, en s'opposant de plus
en plus à la mobilité des articulations, jusqu'à ce que la
peau, suffisamment amincie, finisse par céder et par laisser
échapper des productions concrètes sous la forme de myriades de cristaux microscopiques. C'est ainsi que les
doigts des pieds et des mains peuvent devenir, en quelque
sorte, des reins supplémentaires, au grand soulagement du
sang et des textures.

Quand l'analyse des urines démontre qu'un excès d'acide
urique sort du corps ; c'est une preuve que la diathèse goutteuse est sur le point de s'établir et qu'il ne lui manque
pour cela qu'un arrêt ou une insuffisance dans la sécrétion
rénale. Car la présence dans l'urine de quelque urate que ce
soit, est un signe que l'oxydation n'est pas aussi parfaite
qu'elle devrait l'être ; et plus les urates sont abondants, mieux
cela démontre la pauvreté de l'oxydation dans le système ;
mais aussi longtemps que ces produits d'une oxydation imparfaite sont chassés de l'économie par les reins ou par
la peau, la diathèse goutteuse ne se manifeste pas.

L'inflammation rhumatismale ressemble de si près à l'inflammation goutteuse dans tous ses phénomènes locaux et
généraux, qu'on ne peut établir une différence bien précise
entre ces deux maladies. Le poison rhumatismal n'a pas
encore été isolé ; il est certain qu'il diffère de l'acide urique
par sa solubilité et sa volatilité ; puisqu'il ne forme pas de

calculs, qu'il ne se dépose pas visiblement dans les jointures, et qu'il s'échappe par l'enveloppe cutanée en donnant lieu à des symptômes locaux, lorsque sa sécrétion se trouve brusquement suspendue par l'impression du froid et de l'humidité. Dans l'analyse de la sueur, on ne connaît encore qu'un acide qui, par sa composition, se rapproche de l'acide urique, c'est l'acide sudorique ou hydrotique. Il est possible que ce soit là le poison rhumatismal et que sa présence en excès détermine la diathèse de ce nom; et son oxydation localisée une attaque de rhumatisme; mais, quelle qu'en soit la nature, il n'y a aucune raison pour qu'il ne coexiste pas dans le sang en même temps que l'acide urique, pouvant ainsi déterminer des effets à la fois rhumatisants et goutteux.

Les substances que l'on emploie pour combattre la goutte, à savoir : la colchicine, la vératrine, la strychnine, la quinine, la morphine, etc., bien que douées de propriétés différentes, ont toutes, comme alcaloïdes, une action commune et énergique sur le système nerveux, au moyen duquel elles réagissent sur les vaisseaux sanguins et enrayent les congestions intérieures. La colchicine et la vératrine coupent net, parfois, une attaque de goutte et mettent ainsi les articulations à l'abri de tous les inconvénients qui accompagnent l'inflammation; mais elles agissent en arrêtant l'oxydation des urates, de là suit que leur emploi facilite la reproduction des rechutes. On prévient l'accumulation des urates, surtout par une diète sévère en ce qui concerne la nourriture animale; et puis, le meilleur moyen de les éliminer est de faciliter le lavage du sérum et des textures; ce que l'on obtient en augmentant le flot des urines par l'emploi de l'eau et des diurétiques. En activant les fonctions des reins, on débarrasse le système de beaucoup d'espèces

d'acides, depuis l'acide carbonique jusqu'à l'acide urique.
C'est ainsi que les diurétiques deviennent de véritables anti-
acides, et que l'eau pure, le sel de nitre et certaines eaux
minérales, en excitant la diurèse, débarrassent le sang et les
textures de leur excès d'acide. L'eau pure ne diminue pas
seulement les symptômes de l'acidité, mais elle en prévient
encore les conséquences, car là où un acide concentré irrite,
il devient sans effet s'il est dilué ; et tandis qu'un acide fort
rend rapidement libre l'acide urique, il faut beaucoup plus
de temps à un acide faible pour produire le même résultat ;
si bien qu'une simple dilution ou la quantité même de
l'eau que l'on prend en absorbant des eaux minérales, devient un puissant moyen d'enrayer l'acidité ; mais, pendant
que l'eau augmente l'action des reins, on peut agir directement sur les acides et les neutraliser par l'usage des sels à
base alcaline, et c'est ainsi que l'on est conduit à employer le
tartrate et l'acétate de potasse, les sels de soude, de lithine,
de magnésie, de chaux et de bismuth.

Quand le sérum est comparativement peu chargé d'urates,
ceux qui se trouvent dans les textures peuvent faire retour
dans le sang par diffusion et être ensuite éliminés.

L'air froid est un puissant adjuvant de l'oxydation ; mais
le froid extérieur, au bout d'un certain temps, provoque la
contraction des vaisseaux de la périphérie du corps et chasse
le sang à l'intérieur ; si donc on veut obtenir alors la plus
grande somme d'oxydation possible, il faut rétablir la libre
circulation de la peau et des extrémités ; on y parvient à
l'aide de vêtements très-chauds et en enveloppant les parties
malades avec de la flanelle.

Les alcalins et le fer sont les médicaments qui provoquent
plus particulièrement l'oxydation.

Les premiers ne fournissent pas d'oxygène aux substances organiques; mais facilitent leur transformation en acides végétaux et animaux qui produisent ensuite des carbonates à l'aide des matières combustibles qu'ils rencontrent dans la circulation. Les carbonates alcalins sont plus actifs que les bicarbonates, et les alcalis comme la potasse, la soude, la magnésie, seraient encore plus efficaces, si l'on pouvait les employer sous cette forme. Le fer oxyde directement par le pouvoir qu'il possède d'entraîner avec lui de l'oxygène dans l'intérieur même du globule sanguin. Ce métal réduit, ses oxydes, ses carbonates ou ses sels végétaux sont d'un usage journalier et précieux.

Tous les sels formés d'un acide organique, en passant de l'estomac dans le sang, comme les lactates, les acétates, les tartrates, les citrates, sont oxydés et se retrouvent dans les urines et dans les textures à l'état de carbonates. On peut donc considérer toutes les boissons salines effervescentes comme agissant, dans nos tissus, à l'état de carbonates alcalins; c'est-à-dire qu'ils facilitent la formation d'acides organiques et que ces derniers retournent dans le sang par les absorbants et par les veines pour y être oxydés et sortir en ensuite par les urines, la peau et les poumons. Mais le moyen le plus efficace et le plus prompt pour faire disparaître les acides de l'économie, est l'emploi du vomitif au moment où la sécrétion de l'estomac est le plus abondante; c'est-à-dire pendant la digestion d'un bon repas. Chez les enfants, c'est le moyen le plus sûr et le plus expéditif. La présence dans l'urine de cristaux d'acide urique en excès est le meilleur indice du besoin de recourir de nouveau à un émétique. On doit en même temps faciliter la libre action de la peau par des bains de vapeur. Il faut aussi recomman-

der un exercice capable de provoquer une perspiration convenable ; ce qui est d'autant plus utile, qu'on obtient alors une
action plus active des poumons. De la sorte on favorise et
on amène sur une plus grande échelle la conversion des acides
organiques en acide carbonique et en eau. En effet, plus l'air
est vif, moins il est chargé d'impuretés de toute espèce
comme poussières, fumées, brouillards, gaz nuisibles, etc.;
plus il est vivifiant pour la combustion, et plus grande est la
quantité d'acide qui s'échappe par les poumons. On ne doit
pas oublier non plus que la contraction musculaire développe
de l'acide paralactique ; si bien que le gain obtenu par un
accroissement d'exercice s'en trouve diminué d'autant ;
aussi doit-on y adjoindre l'exercice passif du cheval, de la
voiture ou du canotage. En résumé et d'une façon générale,
on peut dire que toute substance albumineuse d'origine animale ou végétale passe à l'état d'acide urique avant de quitter
l'économie ; que l'excès de la nourriture animale se trouve
rejeté à un état d'oxydation plus ou moins parfaite par les
reins, la peau ou les poumons ; et cela, soit sous la forme
d'acide urique ou à un degré plus avancé, sous la forme
d'urée, d'acide oxalique et d'eau ; ou bien, si brûlé autant
que possible, sous la forme d'urée, d'acide carbonique et
d'eau ; et il peut même arriver que différentes parties de
matières albumineuses soient rejetées à la fois sous toutes
ces formes.

On attaque directement ou indirectement la formation
des acides en excès par l'air pur, le régime et les médicaments. C'est de la sorte que l'expectation réclame un régime
sévère pour empêcher l'accumulation des urates et pour en
faciliter l'oxydation ; l'élimination repose surtout sur le vomitif et sur les diurétiques ; tandis que l'oxydation réclame

principalement la pureté de l'air et des médicaments appropriés. Si, pendant ou après une attaque de goutte, on rencontre un épaississement articulaire ou une effusion de
lymphe ou de fibrine, on en provoque l'absorption par l'emploi de l'iode et de ses composés ; on prolonge l'usage des
alcalins et tout particulièrement du sel de nitre qui, dans
l'état actuel de nos connaissances, est le seul remède que
nous sachions passer facilement dans les articulations pour
y exercer une action dissolvante sur la fibrine, lorsqu'elle s'y
trouve déposée.

CHAPITRE III

L'expérience démontre qu'une sécrétion est d'autant mieux sollicitée, que l'organe qui la produit se trouve en contact avec une substance ou une sécrétion chimiquement différente.

Nous devons à M. Andral des recherches fort intéressantes sur l'état d'acidité ou d'alcalinité des différents fluides de l'économie. Il ressort de ces travaux que les réactions chimiques sont d'autant mieux marquées, que la concentration des fluides est plus grande; qu'une sécrétion acide ne devient jamais alcaline, ni réciproquement, même dans l'état de maladie et que, malgré beaucoup d'exceptions apparentes, il n'en existe qu'une seule, au profit des muqueuses, dont le produit normal et transparent est toujours acide, et ne devient alcalin, qu'avec les globules qu'on y rencontre sous l'influence d'un état pathologique, comme dans la bronchite, le coryza, etc.

L'urine elle-même, toujours acide, ne devient alcaline temporairement que sous l'influence de certaine nourriture, ou par l'adjonction des produits morbides de la membrane muqueuse sur laquelle elle passe. C'est ainsi qu'on rencontre toujours à l'état d'alcalinité : le sérum du sang, la matière sébacée, la bile, le suc pancréatique, la salive et les larmes ; tandis que la sueur, le suc gastrique et les sécrétions muqueuses normales sont toujours acides.

SALIVE.

Salive. — Les fluides de la bouche varient suivant l'absence ou la présence de la salive. Examinés le matin, au réveil, ils sont invariablement acides ; mais après que la salive a été sollicitée, ils deviennent alcalins et persistent ainsi pendant la veille ; les impressions gustatives et les mouvements masticatoires agissent puissamment sur leur sécrétion. La salive sert non-seulement à transformer les fécules en glycose, à humecter le bol alimentaire et à faciliter son glissement jusque dans l'estomac, mais elle a surtout pour but l'extraction des matières solubles qu'elle rencontre dans les substances alimentaires et qui, de la sorte, deviennent assimilables dès leur entrée dans l'organe et vont fournir les premiers matériaux nécessaires pour la sécrétion de la pepsine. Cela est si vrai que chez un grand nombre d'espèces animales qui ne se nourrissent pas de substances amylacées, la salive n'en est pas moins extrêmement abondante et peut être considérée dès lors comme le dissolvant ou le véhicule des peptogènes.

La salive est un liquide alcalin qui contient un principe actif, la ptyaline ou diastase animale sorte de ferment d'où lui viennent ses propriétés particulières et que l'on peut obtenir sous forme de précipité solide et grisâtre qui est soluble dans l'eau, mais que l'alcool rend inactif.

Trente secondes après que l'on a introduit de la farine dans la bouche, on y trouve des traces de sucre ; et si grand est le pouvoir de la diastase, qu'une partie en poids suffit pour transformer en glycose plus de deux mille parties d'amidon. La production de la saline est tellement abondante, que la quantité qu'une personne bien portante en sécrète dans les vingt-quatre heures, peut être estimée de douze à quinze cents grammes ; son action est nulle sur la cellulose, la pectine, les gommes ainsi que sur les aliments albumineux.

La salive contient encore du sulfo-cyanure de potassium, et Kletzinsky pense que ce sel modère la fermentation et empêche le développement de champignons dans la bouche. On le voit s'augmenter par l'usage du café, du poivre, du sel, des épices, et surtout par l'emploi de la moutarde, de l'ail et du raifort ; tandis que la quantité de ce sulfo-cyanure diminue sous l'influence des spiritueux.

Les enfants à la mamelle, en suçant pour tirer leur nourriture, compriment les glandes salivaires, de telle façon qu'ils en font sortir la salive qui sans doute est nécessaire pour la digestion du lait ; bien que ce dernier ne contienne pas de substance amylacée. Un enfant nourri avec une cuiller au lieu de sucer au biberon, peut facilement s'atrophier et tomber dans l'inanition, tandis que le mieux se montrera si on lui fait reprendre le procédé naturel de la succion. C'est ainsi qu'il ne faut pas toujours empêcher les enfants de sucer leur pouce ; car si l'on donne à un enfant plus de fécules qu'il n'en peut digérer, ce qui n'est pas converti en sucre passe dans les excréments et devient une cause sérieuse d'irritation. Transportée au foie, une partie de la glycose est transformée en graisse, le reste forme de l'acide lactique qui est conservé dans le sang pour la production de la chaleur animale. Le sucre de canne et celui de lait doivent d'abord passer à l'état de glycose avant de pouvoir entrer dans le système ; le fait que l'amidon est converti en graisse, se vérifie par l'usage que l'on en fait en le donnant pour nourriture aux bestiaux que l'on veut engraisser. Si l'on soumet la salive à la température de l'ébullition prolongée, ce n'est que peu à peu que la diastase perd son pouvoir saccharifiant, que rien ne peut plus lui rendre. Ainsi donc les aliments que nous prenons le plus chauds ne sauraient par leur température compromettre les propriétés physiologiques de la salive ; en effet, le café se prend habituellement à 65°, le thé à 55°, le bouillon à 60°, et il n'y a pas là de danger pour la salive. Mais il en est autrement de la présence d'un acide ; car, si ce dernier se trouve en excès, il empêche complétement la transformation de l'amidon en sucre, et ce phénomène ne peut s'accomplir qu'après que l'on a neutralisé le liquide. Mais une faible acidité comme celle produite par le suc gastrique ne s'oppose pas au pouvoir saccharifiant de la salive, tandis qu'en ajoutant à cette dernière une très-faible portion d'alcali, on détruit et sans retour le pouvoir fermentatif qui ne reparaît plus même si l'on neutralise. On pourrait croire après cela qu'une salive pathologiquement alcalinisée perd aussi son pouvoir transformateur ; heureusement il n'en est rien, tout au plus observe-t-on alors une simple décroissance dans l'énergie de l'agent actif.

De tous les organes qui ne sont pas sujets à la volonté, aucun n'est peut-être plus susceptible de dérangement, sous l'influence de causes éloignées, que les glandes salivaires. La

moindre émotion les affecte, tout le monde sait que la bouche se sèche facilement par le chagrin, l'amour ou la peur,
et qu'une mauvaise nouvelle colle, comme on le dit vulgairement, la langue au palais.

Dans le grain d'amidon, il y a deux parties bien distinctes :
la cellulose et la granulose. La cellulose forme l'enveloppe,
est insoluble dans l'eau et ne fournit du sucre qu'après la
cuisson. La granulose, au contraire, très-soluble dans l'eau,
constitue la partie renfermée dans l'enveloppe, se colore
seule en bleu par l'iode et se transforme en glycose au simple contact de la salive. Ainsi c'est l'enveloppe celluleuse
du grain d'amidon qui, à l'état de crudité, empêche le contact de la diastase avec la granulose et qui s'oppose à la
transformation. Si, au contraire, on triture l'amidon à froid,
de façon à rompre l'enveloppe du granule ; si l'on jette
cette poussière dans l'eau, immédiatement la granulose,
qui n'est plus protégée, se dissout et se transforme en glycose par le contact de la salive ; tandis que, pour que la
cellulose se transforme complétement, il est nécessaire
qu'elle subisse par l'ébullition une modification préalable,
et alors tout l'amidon passe à l'état de dextrine qui, sous
l'influence de la salive, se transforme intégralement en glycose.

La coction, bien que soignée, rompt très-rarement tous
les granules amylacés ; dans la meilleure cuisine, beaucoup
échappent et dans la mauvaise, présque tous ; c'est pourquoi
ils ne sont plus attaquables par la salive qu'autant que le
suc gastrique aura dissous leur enveloppe albumineuse ; et
alors, ou bien ils sont rapidement convertis en glycose par
la diastase, ou bien plus lentement par les sécrétions pan-
créatiques et intestinales.

MM. C. Bernard et Barreswil regardent l'acide du suc gastrique comme un obstacle à la transformation de l'amidon en glycose, et pensent que cette métamorphose ne peut s'achever que dans l'intestin; c'est une erreur. La salive ne perd pas ses propriétés saccharifiantes dans les acides dilués; car si l'on traite un mélange de salive et d'amidon par un acide même plus concentré que celui du suc gastrique, on ne cesse pas de voir se former de la glycose qui n'est plus sensible, il est vrai, au réactif cupro-potassique à cause de la présence, dans la dissolution, des peptones albuminoïdes qui masquent le réactif de Trommer; mais si l'on emploie des moyens plus sensibles comme par exemple l'acide molybdique; on reconnaît alors les moindres traces d'oxydule de cuivre restées en dissolution, et il est facile de la sorte de suivre la transformation jusqu'à la limite où elle cesse de s'opérer.

Le suc gastrique pur ne transforme jamais l'amidon, mais cela n'est vrai que pour l'estomac sain et normal; car, dans certains catarrhes de la muqueuse, il peut se produire une abondante sécrétion de mucus doué de propriétés saccharifiantes habituellement peu énergiques, mais qui parfois devient très-actif sous l'influence pathologique et peut même aller jusqu'à décomposer la glycose et la transformer en acide lactique, butyrique et même acétique. C'est ainsi que, dans le catarrhe stomacal, on voit certaines personnes produire par la bouche des renvois d'une odeur fort désagréable; ce qui est un indice de la présence de l'acide butyrique; on doit alors, autant que possible, éviter l'emploi des aliments féculents et sucrés.

Dans l'état fébrile, les fonctions de l'estomac se trouvent retardées. Le contact prolongé des aliments avec le viscère détermine une abondante sécrétion de mucus qui opère sur les matières féculentes et les transforme successivement en glycose, acides lactique, butyrique, mucique et valérianique. C'est le mucus alors qui agit comme ferment; bien que, sous l'influence de la fièvre, le suc gastrique lui-même puisse éprouver certaines modifications qui facilitent ces productions acides.

L'indigestion des amylacés est à proprement parler l'indigestion du sucre; ce qui fait qu'il est assez naturel de trouver qu'un excès de sucre augmente les souffrances des dyspeptiques. Cet excès n'est pas digéré, une grande partie subit la fermentation acétique deux ou trois heures après son ingestion. Une certaine quantité peut, sans nul doute, subir aussi la fermentation alcoolique et engendrer un excès d'acide carbonique qui remplit de gaz le canal alimentaire. Pendant cette fermentation, d'autres articles de nourriture passent par les mêmes phases, et l'aliment oléagineux devient réfractaire. C'est ainsi que, pendant longtemps, on éprouve beaucoup de souffrances sans même en soupçonner la cause; tandis qu'elles cessent par le simple expédient d'abandonner un constituant de la nourriture aussi peu nécessaire que l'est le sucre.

Mais l'action de la salive dans l'acte digestif ne se borne pas aux seuls phénomènes que nous venons de passer en revue, nous n'en voulons pour témoignage que le résultat des expériences du docteur Bardeleben : après avoir introduit, à l'aide d'une fistule, 45 grammes de sel de cuisine dans l'estomac vide d'un chien, on a observé constammen une série de phénomènes qui ne se reproduisaient plus quand la même quantité de sel était donnée par la bouche. Chaque partie de la membrane en contact avec la substance saline sécrétait rapidement un mucus presque sans couleur et en quantité variable; l'estomac entrait alors en contraction violente, l'animal était inquiet, agité, et avalait une rande quantité de salive; puis, au bout de cinq à six minutes, survenaient des vomissements.

Cette action du sel paraît lui être particulière; car le poivre, que l'on regarde comme une substance bien autrement irritante, introduit de la même façon, était très-bien supporté et ne faisait qu'augmenter la sécrétion gastrique sans provoquer ni contraction ni vomissement. Ce dernier fait nous explique comment des individus peuvent se soumettre pendant longtemps à des doses énormes de poivre cubèbe, sans que leur estomac en soit sensiblement incommodé.

MUCUS.

Mucus. — Le mucus est un liquide épais, gluant, dont les propriétés actives sont dues à la mucine. Il n'est pas soluble dans l'eau, mais il le devient par un petit excès d'alcali, tandis que les acides le rendent plastique et insoluble. Il est toujours sécrété en abondance en même temps que le suc gastrique, et forme alors autour du contenu de l'estomac une couche tenace, adhérente à la muqueuse, inattaquable par la pepsine et qui garantit jusqu'à un certain point la membrane des effets dissolvants du suc gastrique. On avait cru d'abord, sur les suggestions de M. Bernard, que l'estomac ne devait d'être préservé de son auto-digestion qu'à la présence d'une couche épithéliale et du mucus qui recouvrent son intérieur; mais les expériences du docteur Pavy, pratiquées sur des estomacs vivants, prouvent que l'épithélium ne joue qu'un rôle bien secondaire aussi bien que le mucus; tandis que l'explication la plus plausible est celle qui repose sur la perméabilité des parois de l'estomac par un courant alcalin, tel que celui du sang et du sang de l'estomac surtout, qui, par sa plus grande alcalinité même, s'oppose plus efficacement à l'action digestive que ne saurait le faire, par exemple, celui de l'oreille d'un lapin vivant. En effet, si le suc gastrique tend sans cesse à pénétrer l'estomac et à agir sur ses membranes aussi bien que sur la nourriture que sa cavité renferme ; l'estomac ne doit d'échapper à sa propre destruction qu'à l'influence neutralisante que le courant du sang alcalin renouvelle sans cesse tant que la vie persiste ; tandis qu'après la mort la circulation s'arrêtant, le suc gastrique, sous l'influence d'une température convenable, continue son activité sur toute substance qui ne lui est pas réfractaire ; et alors le contenu et le contenant subissent son action aussi longtemps que la température le permet.

L'arrangement particulier du réseau vasculaire qui fournit à la muqueuse de l'estomac, offre une double garantie de préservation : d'abord c'est qu'il existe à la surface de ce viscère un plexus très-serré de capillaires, qui tirent leur sang, non pas des artères, mais bien d'autres capillaires qui entrelacent les tubules des glandes peptiques ; et puis, comme c'est du sang de ces derniers vaisseaux que sortent les parties constituantes du suc gastrique, il en résulte que plus ils fournissent d'acide, plus ce qui reste devient alcalin ; et c'est ainsi que l'alcalinité s'augmente, là justement où elle devient le plus nécessaire, c'est-à-dire à la surface de la muqueuse elle-même. C'est de cette manière que se forme la barrière de résistance, juste en proportion de la sécrétion active et du besoin de protection ; et cela est si

vrai, que si par une ligature en masse on arrête la circulation dans une partie quelconque de l'estomac, on voit immédiatement, en dépit de l'épithélium et du mucus, cette même
partie subir l'action du suc gastrique absolument comme la
nourriture que l'estomac renferme. Que le sang augmente
d'alcalescence pendant la digestion, est d'une démonstration
facile ; il suffit, pour cela, d'observer avec soin la sécrétion
urinaire avant ou après les repas, ou encore à la suite de
vomissements continus.

Sucs gastriques. — Les sucs gastriques proprement dits,
quand on les tire directement de l'estomac d'un adulte en
bonne santé, bien que mêlés toujours à un peu de mucus,
sont visqueux, d'une couleur claire, transparente, sans
odeur, légèrement salés et un peu acides ; très-solubles dans
l'eau et les alcooliques faibles. Tels sont les agents indispensables à la digestion stomacale. Il est très-important de
se souvenir qu'une élévation de 10 à 15 degrés seulement,
au-dessus de la température du corps, pendant l'acte digestif, suffit pour détruire tout à fait leur pouvoir dissolvant,
et cela sans retour. On doit donc recommander aux personnes dont les disgestions sont laborieuses, de ne pas
prendre de nourriture trop chaude, puisqu'une chaleur
de 50 degrés centigrades suffit pour annihiler les pouvoirs
du principal agent de la digestion et qu'il n'est pas rare de
voir certaines personnes prendre du thé ou du café à une
température de beaucoup supérieure.

Le froid n'arrête les effets du suc gastrique que momentanément ; et, aussitôt que la température est redevenue
normale, le principe actif de la digestion semble n'avoir
rien perdu de sa force ; exposé à l'air, il passe facilement
à l'état putride ; recueilli dans un vase hermétiquement

fermé, il peut se conserver intact pendant des années.

La digestion stomacale est une opération essentiellement chimique qui, chez l'homme, est produite par le suc gastrique dont le pouvoir transformateur ne s'adresse qu'aux substances albuminoïdes et qui, au besoin, se trouve suppléé par d'autres sucs sécrétés plus bas que le pylore.

La sécrétion stomacale n'est pas continue et ne se produit que sous l'influence du contact de la nourriture avec les parois de l'organe ; elle est activée par la présence dans le sang de matières peptogènes qui fournissent à la sécrétion de la pepsine.

Le suc gastrique ne dissout pas seulement l'albumine comme le ferait un acide dilué, mais encore il la transforme ; car, une fois digérée par le suc gastrique, elle n'est plus précipitable par l'ébullition ou par la neutralisation ; et il en est de même de la fibrine, de la syntonine et de la caséine.

Il arrive parfois qu'un corps albumineux a besoin d'être porté à une température supérieure à 100 degrés pour devenir coagulable ; il faut alors ajouter au liquid une substance qui n'altère pas le mélange et qui élève le point de l'ébullition ; comme peut le faire, par exemple, le sulfate de soude avec lequel on peut obtenir de 105 à 109 degrés. Quand on recherche la présence de l'albumine dans l'urine, c'est un moyen que l'on devrait toujours employer ; mais ici, une fois l'albumine digérée par le suc gastrique, on ne la voit plus se précipiter sous l'influence de la chaleur à n'importe quel degré.

Si l'on neutralise de l'eau acidulée contenant en dissolution de la fibrine, de l'albumine, de la caséine ou de la syntonine, on voit immédiatement que le corps albuminoïde se précipite. Il n'en est plus de même pour le produit de la digestion stomacale ; la peptone reste en dissolution, et il n'y a que la parapeptone qui se précipite, attendu qu'elle ne saurait se tenir en dissolution dans un liquide neutre. Ainsi le produit digestif se distingue de la dissolution simple dans un acide, par son incoagulabilité, sous l'influence de la chaleur à une température même supérieure à celle de l'eau en ébullition ; par sa propriété de n'être précipitée qu'en partie (parapeptone) au moyen de la neutralisation de l'acide ; et, enfin, par son incoagulabilité, si on le soumet aux acides minéraux forts, soit en petite, soit en grande quantité.

Sous l'influence du suc gastrique tous les corps albuminoïdes se confondent et forment un corps nouveau auquel on a donné le nom de peptone ou d'albuminose. Les peptones offrent bien quelques différences au point de vue chimique ; mais ces propriétés n'ont aucune importance pour le sujet qui nous occupe, et nous ne nous arrêterons ici qu'aux caractères essentiels et pratiques. Les peptones se font remarquer surtout par leur solubilité dans les liquides acides et alcalins, par leur aptitude à une prompte diffusion par endosmose, par la propriété qu'ils possèdent d'être absorbés par le sang sans reparaître dans les urines, tous ces caractères sont communs aux différentes peptones. Il est donc utile de savoir que les corps albuminoïdes sont dédoublés par la transformation digestive ; que la plus grande partie forme de la peptone et que le reste passe à l'état de parapeptone avec des propriétés distinctes dont nous parlerons plus loin ; tandis que, par la simple dissolution dans un acide, chaque corps albuminoïde demeure un individu chimique distinct que l'on peut retrouver au moyen de la chaleur ou par la neutralisation.

Si le suc gastrique agit comme ferment dans la digestion,

il lui arrive aussi d'opérer comme dissolvant simple, et cela au moyen de son acide. Quand le suc est pauvre en pepsine, son premier effet est de dissoudre les matières albuminoïdes dont la transformation n'a lieu que plus tard. En effet, dans la digestion naturelle, le contenu stomacal, au bout de cinq à six heures, se compose de peptones, de parapeptones, de matières albuminoïdes en dissolution, de résidus solides et de substances non encore altérées par le suc gastrique.

Nous avons vu déjà que la peptone est un corps soluble non coagulable par la chaleur ou la neutralisation, et complétement assimilable dès son absorption. Or, indépendamment de l'albumine coagulable par la chaleur que l'on trouve dans l'œuf de poule frais, on y rencontre encore de la peptone naturelle, c'est-à-dire un corps albumineux offrant tous les caractères de l'albumine digérée; c'est cette partie liquide de l'œuf, cuit à la coque, que l'on rencontre aussitôt que l'on a cassé la cupule et qui, au point de vue chimique, présente tous les caractères de l'albumine digérée.

Dans la digestion naturelle, tous les corps albuminoïdes subissent la modification acide avant de se convertir en peptones; mais un effet particulier de la présence des peptones dans un liquide en digestion, c'est de le saturer en quelque sorte s'il s'en trouve une trop grande proportion; et alors la pepsine même acidifiée cesse d'agir sur les corps albuminoïdes disposés et gonflés par les acides.

Mais tandis que les peptones n'éprouvent aucun changement sous l'influence de l'ébullition, cette dernière détruit complétement et sans retour le pouvoir de l'agent digestif.

Les produits de la digestion sont en notable partie absorbés par l'estomac et agissent alors comme peptogènes : ce phénomène va toujours croissant et dure à peu près quatre heures ; puis, ce qui reste de la coction digestive s'engage dans l'intestin, et, une fois arrivé dans ce canal, cesse de fournir de la pepsine ; car les matières alimentaires absorbées par l'intestin grêle, forment du chyme qui ne fournit plus de pepsine à l'estomac. Ce n'est pas que le suc pancréatique ou la bile abolisse les effets des substances peptogènes ; mais ces dernières, absorbées par l'intestin grêle, perdent leurs propriétés peptiques, soit dans les glandes mésentériques, soit dans le trajet compris entre ces glandes et le canal thoracique ; de manière que les substances peptogènes à leur sortie de l'estomac, ne conservent leurs propriétés intrinsèques qu'autant comme elles arrivent dans le gros intestin, où elles peuvent encore être absorbées et fournir de la pepsine.

La parapeptone se trouve constamment dans le produit de la digestion stomacale ; elle ne subit dans le viscère aucune modification ultérieure par suite d'une action même très-prolongée de suc gastrique. Ce n'est que dans l'intestin qu'a lieu sa digestion définitive et sa transformation en peptone.

On distingue les parapeptones de provenances diverses par leur tendance plus ou moins grande à l'insolubilité. C'est ainsi que celle qui provient de la caséine passe très-rapidement à l'état insoluble ; puis vient celle de la fibrine, etc. La parapeptone, devenant insoluble aux approches de la neutralisation, c'est-à-dire lorsque le liquide possède encore un faible degré d'acidité, ne peut pas être absorbée par les vaisseaux gastriques ; car, si elle pénétrait dans la muqueuse, elle rencontrerait bientôt la couche de cette tunique qui se trouve entre le sang alcalin et le contenu acide, de façon que la sérosité alcaline du sang ne tarderait pas à la précipiter et, par suite, à s'opposer à son absorption ; ce qui en quantité notable pourrait occasionner des ambolies. Si donc on admet que la parapeptone n'est pas un produit susceptible de transformation ultérieure dans l'estomac, il sera convenable de faciliter le vomissement qui se produira vers la fin de la digestion ; alors que l'organe sera chargé de parapeptones qui ne seront plus susceptibles ni de transformation ni d'absorption, et auxquels un obstacle au pylore, comme on en rencontre dans certaines affections chroniques de l'estomac, ne permet plus de progresser vers l'intestin.

La production de la parapeptone n'est pas seulement un phénomène constant de la digestion des substances albuminoïdes, mais encore sa quantité proportionnelle est presque toujours la même ; c'est ainsi que l'albumine du blanc d'œuf en fournit environ un tiers de sa quantité primitive.

La métapeptone est un produit de la caséine en digestion ; c'est un corps qui se trouve à l'état transitoire et intermédiaire entre la dissolution simple et le produit définitif de la digestion. Si l'on acidifie la solution neutre de métapeptone, on la précipite, mais un léger excès d'acide la redissout. On la trouve en grande abondance dans les matières que vomissent les enfants à la mamelle. La caséine se coagule trèsrapidement au contact du suc gastrique, et cette coagulation précède toujours la transformation digestive. Lorsque le nourrisson, une ou deux heures après avoir pris le sein, vomit du lait non coagulé, on doit en déduire qu'il y a, dans son organisme, soit un défaut dans la force digestive, ou bien une altération dans la composition de son suc gastrique.

La dyspeptone est aussi surtout un produit de la caséine ; c'est un résidu qui se forme sous l'influence prolongée du suc gastrique ; ce corps est complétement insoluble dans l'eau et dans l'alcool. Traité par l'éther, il abandonne un peu de graisse et devient alors de la dyspeptone pure.

Dans l'estomac, la caséine liquide se coagule comme elle le fait dans les acides dilués pour se redissoudre ensuite. La caséine solide se dissout aussi en partie lorsqu'elle passe par la modification acide; ce qui n'est pas redissous ressemble à du savon macéré; le résidu de la fibrine se gonfle énormément et devient gélatineux, tandis que sa cohésion diminue comme sous l'influence des acides; quant à l'albumine, elle devient insoluble dans l'eau; d'où l'on peut tirer l'indication de ne pas laisser boire d'eau pure aux personnes de constitution faible qui depuis peu de temps ont ingéré du lait ou une substance albumineuse; de là aussi la propriété d'être plus facilement digestible qui appartiendrait à l'albumine solide, si elle arrivait dans l'estomac suffisamment divisée; puisqu'il est nécessaire pour la coction gastrique que l'albumine devienne insoluble dans l'eau, ce que produit l'acide du suc gastrique et ce qui est la première phase de sa transformation. De là aussi ressort l'indication des boissons acidulées pour les convalescents auxquels on permet les œufs à la coque.

Si l'on soumet cent parties de caséine à la digestion artificielle aussi prolongée que possible; on obtient deux parties de parapeptones, vingt de dyspeptones et soixante-dix-huit de peptones; mais il suffit de dire que, dans la digestion naturelle, jamais la dyspeptone n'a le temps de se former.

L'albumine végétale (gluten, légumine) fournit de la parapeptone sous l'influence du suc gastrique qui ne peut pas la transformer en peptone; mais si on la soumet à l'action prolongée du même suc, la parapeptone de gluten et de légumine perd de plus en plus sa solubilité et se transforme partiellement en dyspeptone.

Lorsque l'on traite pendant quelques heures de l'albumine liquide par différents acides dilués, elle acquiert des propriétés qui la rapprochent des peptones ; c'est ainsi qu'elle devient incoagulable par la chaleur ; mais si le calorique accélère notablement l'action de l'acide, cette action, en l'absence de la pepsine, ne va jamais jusqu'à une digestion ou une transformation complète, et cela pas plus à froid qu'à chaud. Si l'on traite l'albumine liquide, à la température ambiante, par un mélange d'acide et de pepsine dans la proportion la plus favorable à la digestion, on ne tarde pas à voir que l'albumine se modifie en bien plus faible quantité que si on l'avait soumise à l'action de l'acide seul et à la même température. Il en est de même à une chaleur plus élevée, jusqu'au degré où le pouvoir de la pepsine se trouve détruit ; alors toute différence disparaît et le mélange se comporte comme s'il ne contenait que de l'acide simple ; mais, nous le répétons, l'acide dilué placé dans les conditions les plus favorables n'arrive jamais à produire la vraie digestion, quel que soit le temps ou la température qui lui viennent en aide. Si le produit que l'on recueille alors est semblable, jusqu'à un certain point, à la parapeptone, il ne peut nullement lui être assimilé à cause de ses caractères chimiques, et surtout par la transformation subséquente que la pepsine lui fait subir.

Il faut un suc gastrique beaucoup plus acide pour digérer de l'albumine liquide que l'albumine solide ; par la raison que la première phase de la digestion de l'albumine consiste à devenir insoluble dans l'eau, effet que produit l'acide du suc gastrique. Tout ce qui sert à cette première métamorphose est autant de pris sur l'acidité du suc lui-même, tandis que, pour opérer ensuite la véritable digestion, il faut encore que la pepsine se trouve acidifiée dans une certaine mesure, pour que l'opération puisse se continuer. Nous déduirons de là l'excellente coutume de gober les huîtres avec du citron ou du vin blanc.

Mais, puisque les corps albuminoïdes ne se digèrent qu'à la condition qu'ils auront subi une modification préalable qui les rend insolubles dans l'eau, que cette modification n'a lieu que par les acides, il est certain que si le liquide gastrique, après cette première opération, ne contient plus un excès d'acide libre, si de plus la pepsine s'est emparée de l'acide qui lui est nécessaire pour digérer, alors son action ne pourra plus se faire sentir que sur l'albumine solide ; bien plus, si l'on ajoute à un suc gastrique à peine acide une grande proportion de pepsine neutre, on ne fait que retarder ou même empêcher la digestion ; par la raison que la pepsine s'empare de l'acide qui devait modifier l'albumine ; du reste, la digestion d'une solution acide d'albumine demande un temps beaucoup plus long qu'une solution acide de viande.

Dans la digestion naturelle, le premier phénomène que présente la viande, c'est un gonflement uniforme tout à fait comparable à celui que présente la chair dans les acides dilués. La fibre charnue devient plus friable et prend une consistance gélatineuse ; le suc gastrique dissout le tissu connectif, ce qui désagrége les fibrilles ; les acides à eux seuls peuvent produire la dissolution complète ; mais alors ce n'est pas une transformation comme avec la pepsine ; car cette dernière seule peut déterminer la dernière phase digestive ; et, chose bien remarquable, elle facilite l'action des acides sur la fibrine, tandis que nous avons vu que c'est le contraire pour l'albumine ; bien que, dans l'un et l'autre cas, elle soit indispensable pour la production des peptones.

Quand la fibrine et la caséine ont été dissoutes par le suc gastrique, elles acquièrent immédiatement la propriété des peptones et en fournissent d'autant plus que la digestion est plus complète ; mais il passe régulièrement dans le duodenum un résidu plus ou moins altéré ; cette règle s'applique à tous les corps albuminoïdes, c'est ainsi que pour la caséine on voit des caillots passer dans l'intestin où leur digestion s'achève ; car la caséine coagulée dans le suc gastrique s'y redissoudrait entièrement si elle séjournait dans l'estomac un temps suffisamment long, tandis que le travail s'achève, dans l'intestin, à moins qu'une diarrhée ne porte rapidement les caillots au dehors, avant qu'ils aient eu le temps d'être redissous.

Pendant toute la durée de la fièvre typhoïde, le bouillon léger se supporte assez bien ; tandis que la viande n'est jamais digérée, qu'elle séjourne dans l'estomac, s'y décompose et occasionne la diarrhée. Dans les fièvres où les intestins sont enflammés, il est très-dangereux de prescrire de la viande au malade, et même, pendant la convalescence, elle occasionne trop souvent des rechutes graves. Ce qui convient alors, ce sont les matières végétales qui n'exposent pas au même inconvénient ; c'est ainsi que le riz, la soupe, le gruau, le pain, la purée de pommes de terre, peuvent sans danger satisfaire la bouche qui souvent crie l'inanition.

Pour ce qui est des aliments végétaux albuminoïdes, il faut savoir que la légumine se dissout très-aisément dans les acides, ce qui facilite beaucoup sa transformation en peptone.

La légumine fraîche est soluble dans l'eau, et cette dissolution se coagule sous l'influence du suc gastrique absolument comme le fait la caséine liquide ; de même que cette dernière, elle se redissout dans l'acide du suc gastrique avant d'éprouver la transformation peptique.

L'albumine végétale est toujours contenue dans des enveloppes plus ou moins réfractaires à l'action de la salive ou du suc gastrique ; mais quand une fois tous ces éléments se trouvent réduits en bouillie dans l'intérieur du viscère, alors le suc gastrique attaque les principes albuminoïdes ; c'est ainsi que nous digérons le gluten du pain ; et s'il reste des parties qui n'ont pas été dissoutes par la salive ou qui demeurent insolubles dans l'acide dilué, alors elles passent dans l'intestin où la digestion se continue sous l'influence du suc intestinal et du suc pancréatique. C'est aussi dans l'estomac que les os se digèrent ; la pepsine agit sur la gélatine et la dissout beaucoup plus rapidement que l'acide ne se substitue, dans la trame organique, pour réduire le phosphate de chaux.

Jusqu'à présent on ignore comment se produit la gélatine ; puisque les jeunes animaux créés entièrement de substances albuminoïdes contiennent de la gélatine dans leurs tissus et que les herbivores se nourrissent d'aliments où l'on n'en rencontre aucune trace ; d'une autre part elle n'entre pas dans la composition du sang, on ne la trouve pas davantage dans l'œuf qui doit produire le jeune poulet ni dans le lait qui compose la nourriture des jeunes mammifères, on sait aussi qu'elle ne peut entretenir la nutrition ni de l'homme ni des animaux ; sa présence dans l'économie semble donc due à une altération de combinaison moléculaire dans l'albumine, dans la fibrine ou dans la caséine préalablement à leur élimination du système. En effet, ces substances diffèrent entre elles dans leur composition intime en ce que la fibrine et l'albumine contiennent une petite quantité de soufre et de phosphore ; que la caséine renferme encore du soufre, mais pas de phosphore ; et que la gélatine ne présente plus ni phosphore ni soufre. Si l'on introduit dans l'économie de la gélatine sous forme demi-solide, comme on la rencontre dans les pieds de veau, elle se digère très-lentement si elle se digère ; et alors devient irritante, occasionnant parfois le dérangement du ventre ; tandis qu'à l'état de grande solubilité, non-seulement c'est un bon pep·logène, mais encore elle devient très-agréable aux malades en lubréfiant les membranes muqueuses desséchées sur lesquelles elle passe.

L'action du suc gastrique sur la graisse que contiennent les aliments est presque nulle. Dans l'estomac les corps gras se liquéfient, se divisent légèrement au moyen du mucus et passent presque en totalité dans l'intestin ; où ils rencontrent la bile et le suc pancréatique avec lesquels ils s'émulsionnent.

Il est ordinaire que les jeunes filles avant la puberté aient de la répugnance pour l'aliment gras ; mais par la suite elles l'aiment par instinct ; ce nouveau désir pour la viande grasse à l'époque de la puberté, est un fait très-curieux et fort intéressant.

Les corps huileux facilement assimilables sont très-utiles pour l'organisme ; sous leur influence heureuse la peau devient élastique et souple en reprenant la beauté qu'elle avait dans la jeunesse ; les anciennes blessures se cicatrisent, les vieux ulcères se guérissent, les flux débilitants disparaissent et sont remplacés par des sécrétions normales ; les muqueuses se détergent et s'humectent et ne sont plus chargées d'un épithélium gluant qui les empâte ; le pouls devient plus ferme et plus lent ; au lieu de douleurs continues, les nerfs sentent joyeuse vie ; tels sont les avantages qui dérivent d'un redressement de l'insuffisance de la base moléculaire pour la croissance interstitielle ; tandis que par son absence nous voyons survenir une peau sèche et ridée sur tout le corps, une persistance à la leucorrhée et aux décharges muqueuses, enfin cette sensation de langueur qui dénote la souffrance et la détérioration. Un des meilleurs moyens de faciliter l'absorption de la graisse, est de prendre trois fois par jour une émulsion pancréatique qui porte avec elle l'agent de sa propre solution ; et qui est bien préférable à l'huile de foie de morue même pour les phthisiques. En général pourtant le gras est nuisible aux dyspeptiques ; mais tandis que le maigre de la viande est rendu plus indigeste par la salaison, c'est le contraire qui a lieu pour la graisse. D'où il suit que le gras du lard grillé est de digestion trèsfacile et qu'il a même obtenu, au grand étonnement des médecins, une certaine réputation dans le traitement de la dyspepsie.

Pepsine. — La pepsine, principe organique, dissolvant ou fermentifère du suc gastrique, est encore presque inconnue par elle-même. Pour l'obtenir aussi pure que possible, on prend du suc gastrique que l'on filtre, puis on traite le liquide obtenu par douze fois son volume d'alcool anhydre ; on voit alors se précipiter une matière floconneuse, caséiforme, qui donne en poids le centième environ du suc gastrique employé ; c'est de la pepsine presque entièrement pure, dont on double l'énergie en la redissolvant dans l'eau et en précipitant de nouveau par l'acool.

Desséché sur une lame de verre, ce produit présente de petites écailles translucides, d'un blanc jaunâtre, douées d'une odeur particulière rappelant celle du fromage ; la saveur

en est acerbe et nauséeuse ; le tannin et la créosote précipitent sa solution aqueuse et détruisent en même temps ses
propriétés actives ; beaucoup de sels métalliques, comme
ceux de plomb, de mercure, etc., la précipitent également,
sans détruire ses vertus digestives qui reparaissent de nouveau, dès que la pepsine redevient libre par la substitution
d'une autre base.

Le rôle de ce précieux agent est de métamorphoser les principes azotés. Comme nous l'avons vu déjà, un autre suc
semble le suppléer dans une phase plus avancée de la digestion ; alors que le contenu de l'estomac passe dans l'intestin. C'est le suc pancréatique, qui, lui aussi, digère les
substances azotées quand elles ont échappé à l'action du suc
gastrique. Mais, chose bizarre, la pepsine et la pancréatine
mises en contact se neutralisent et arrêtent toute digestion.

Le stimulant naturel le plus efficace de la sécrétion de la
pepsine est l'absorption des peptogènes par l'estomac et la
présence dans cet organe de substances alimentaires dont
l'effet naturel est de solliciter la muqueuse ; plus ces rapports sont étendus, plus le suc sort avec abondance. Il ne
faudrait pas croire pourtant que cette sécrétion fût intarissa-
ble ; il est au contraire établi, par des faits, qu'en un temps
donné elle ne saurait dépasser certaines limites et partant
digérer qu'une quantité d'aliments relative. Quand les substances qui lui sont soumises se trouvent disproportionnées
à la force digestive, c'est-à-dire à la puissance sécrétoire de
l'organe, l'indigestion s'ensuit infailliblement.

Il est vrai que les matières réfractaires, par leur irritation
sur la muqueuse, déterminent une sécrétion plus abondante
que dans l'état normal ; mais il ne se produit plus alors
qu'un fluide étendu, âcre et irritant, doué de très-peu de

vertus dissolvantes. On peut inférer, de l'extrême variété de pouvoir digestif que nous rencontrons chez un grand nombre d'individus, que la quantité et probablement l'énergie du suc gastrique sont sujettes à beaucoup de variations.

Chose bien remarquable, les substances complétement indigestes, comme les pepins et les noyaux, sont moins aptes à produire des désordres dans la digestion que les aliments simplement réfractaires, tels que les viandes salées, fumées, etc. En premier lieu, l'estomac semble reconnaître instinctivement la nature de la substance ingérée et son impuissance sur elle, de façon qu'il cesse bientôt de sécréter un suc qui resterait sans résultat ; tandis qu'en second lieu, il fait tous ses efforts pour surmonter les difficultés qu'il rencontre et que, dépassant bientôt les limites physiologiques, la dilution et la viciation des sucs ne tardent pas à se produire et à déterminer un état d'irritation de l'organe.

Si le suc gastrique se trouve de mauvaise qualité ou trop peu abondant pour le travail qui lui est soumis, la digestion reste ébauchée, ce dont on est bien vite averti par l'angoisse et la fatigue ; par la production des gaz et l'éructation ; enfin par la nature des excréments.

La rareté des sucs gastriques se fait surtout remarquer, par la lenteur des digestions ; sont-ils viciés au contraire, comme cela se produit dans certaines souffrances de la muqueuse, ils ne reprennent leurs qualités naturelles que par la disparition des désordres fonctionnels. Tout au plus pourrait-on alors pallier le mal par un choix d'aliments très-digestibles, que l'on ferait prendre en petite quantité à la fois et par l'essai de quelques remèdes accommodés à l'état que l'on soupçonne.

Quand les troubles tiennent à une sécrétion immodérée, il est probable que les toniques, en donnant de l'énergie aux vaisseaux qui accomplissent l'élaboration des sucs, peuvent rendre à ces derniers leur efficacité première; mais il faut se garder des spiritueux qui sont plus propres à racornir des capillaires délicats, qu'à leur fournir la tonicité qui leur manque.

Aux températures basses, jusqu'à plus 13 degrés, la pepsine acidifiée est complétement inactive; tandis que l'acide seul agit encore au-dessous de 5 degrés, pourvu que son contact avec les substances albuminoïdes soit assez prolongé; vers 50 degrés, la pepsine devient inactive et perd bientôt ses propriétés, et cela, sans retour; tandis que l'on peut porter l'acide jusqu'à l'ébullition sans rien lui faire perdre de son activité qui, au contraire, augmente avec la température.

Le défaut de chaleur peut prolonger la digestion pendant un temps considérable; c'est ainsi que les reptiles et les animaux à sang froid ont un travail digestif qui peut durer pendant plusieurs semaines; l'absence de chaleur seule occasionne cette lenteur; car le suc gastrique de ces animaux digère aussi rapidement que celui des mammifères, dès qu'on le place dans une température favorable.

La pepsine non acidifiée est inerte quand bien même l'aliment à digérer serait complétement préparé par un acide; et il faut absolument, pour que la digestion s'opère, que la pepsine soit acidifiée. Ce mélange n'est pas une simple adjonction, mais c'est une véritable combinaison chimique, car les acides phénique et sulfureux, qui sont bien connus pour leurs propriétés antifermentatives, produisent avec la pepsine la transformation réelle des matières albuminoïdes. L'agent de la digestion est donc de la pepsine acidifiée, mais de manière que l'acide ne soit plus libre et ne jouisse plus de toutes les propriétés qui le caractérisaient avant son union avec la pepsine ; bien que jusqu'ici il soit impossible de définir le véritable caractère de cette nouvelle combinaison.

La pepsine est un corps éminemment antiseptique ; car si on lui mélange de l'albumine, cette dernière, au bout de douze heures, est encore fraîche ; tandis que, mélangée à de la salive pendant le même espace de temps, elle devient tout à fait fétide.

Il n'y a pas de différence essentielle entre le suc gastrique des carnivores et celui des herbivores, quant à son mode d'action sur les substances végétales. Les herbivores ont seulement une salive plus active sur les fécules ; tandis que le suc gastrique des carnivores, à poids égal, digère une plus grande quantité de matières albuminoïdes. L'estomac des carnivores sécrète plus d'acide et probablement plus de pepsine ; mais, dans les deux cas, on obtient des produits identiques, sinon en quantité, au moins en qualité. On peut dans tous les cas, en provoquant l'absorption des substances peptogènes, augmenter considérablement la sécrétion de la pepsine dans un temps donné.

Si, à la suite d'un repas copieux bien digéré, on retire de l'estomac, une quantité quelconque de suc gastrique, on ne trouve plus qu'un liquide acide, dépourvu de pepsine ; mais si préalablement on provoque l'absorption, soit par le viscère, soit par le gros intestin, d'une substance peptogène comme par exemple de la dextrine ou du bouillon de viande, immédiatement la sécrétion gastrique contient le ferment transformateur ; et il est même à remarquer que la substance qui détermine cette sécrétion n'a pas besoin d'être azotée ; puisque la simple dextrine suffit pour déterminer la production de la pepsine. C'est ainsi qu'un grand nombre de substances solubles dans les premiers liquides non peptiques de l'estomac, sont immédiatement absorbées par l'organe pour reparaître presque aussitôt dans les glandules sous forme de pepsine; et l'on comprend dès lors la vérité de cette vieille maxime : qu'il est bon de varier la nourriture de chaque repas, puisque si, dans le nombre, il se trouve des substances réfractaires, il doit bien s'en rencontrer aussi de peptogènes. Parmi ces dernières, on peut surtout ranger le pain, la dextrine, le bouillon, la gélatine, le fromage, et à un degré moins marqué, le café, etc.

Le bouillon Liebig est de la fibrine dissoute dans l'acide ; c'est un produit qui possède les mêmes propriétés que les solutions acides des corps albuminoïdes et dont le principal caractère est la richesse de la dissolution.

Le bouillon de viande que l'on prépare au moyen de la marmite de Papin, est bien plus riche et contient un extrait bien plus complet que le consommé ordinaire. Après une coction très-prolongée, le bouillon contient un corps albuminoïde qui n'est plus coagulable par la chaleur ni par les acides; c'est donc une véritable peptone. Depuis longtemps déjà nous conseillons avec succès à nos malades, dans certaines formes de la dyspepsie, l'emploi de bouillon froid, un quart d'heure, vingt minutes avant le repas qui doit suivre; et nous avons remarqué que cette pratique nous a, en plus d'une circonstance, dispensé de recourir à la pepsine.

Le pouvoir digestif de l'estomac diffère, dans de très-grandes proportions, suivant que les glandules reçoivent plus ou mons de principes peptiques. Quand il y a arrêt dans la sécrétion active comme cela se produit dans le cours de presque toutes les fièvres, les substances peptogènes, bien qu'absorbées, restent sans effet et l'organe ne digère pas plus le bouillon acide que les substances albuminoïdes. Pendant la fièvre, les glandes stomacales perdent la propriété de sécréter de la pepsine; et on a beau introduire dans l'économie des peptogènes, ils demeurent impuissants; aussi convient-il alors de renoncer aux aliments d'une digestion même habituellement facile et doit-on se limiter à l'emploi des substances directement assimilables comme les boissons sucrées, les décoctions ou infusions qui renferment de la dextrine, etc.

Dans toutes les maladies qui ne s'accompagnent pas de fièvre, on pourrait, très-souvent et fort avantageusement, remplacer les préparations de pepsine du commerce par les substances peptogènes qui se trouvent, sans aucune fraude ni altération, entre les mains de tout le monde. Car la pepsine cause parfois plus de désappointement que de satisfaction; cela tient sans doute à ce qu'on ne l'administre pas toujours en temps convenable et qu'on lui demande aussi, parfois, des effets impossibles. Les cas dans lesquels elle est véritablement utile, sont ceux où une anémie progressive s'accompagne de l'inhabileté à digérer une nourriture animale. Cette incapacité se montre de trois manières : d'abord par des repas qui, bien que pris en petite quantité, font longtemps sentir de l'oppression, de la lourdeur très-marquées à l'épigastre et dont le malaise peut aller jusqu'au vomissement. Ensuite par la présence de selles semi-liquides d'une grande fétidité; contenant beaucoup de fibres musculaires encore intactes, de débris semblables aux substances qui composaient le repas précédent. Enfin, par la perte de l'appétit et par les nausées qui surviennent à la simple idée de manger de la viande. Souvent ces trois phénomènes existent à la fois ; mais chacun d'eux peut se rencontrer séparément et par lui-même, est une indication suffisante de l'état dans lequel se trouve le malade. Lorsque tous ces symptômes se rencontrent ensemble, la partie supérieure du canal alimentaire présente souvent une abondante sécrétion de mucus alcalin qui enveloppe la nourriture et empêche l'action du suc gastrique sur sa masse ; d'où il résulte, soit une expulsion rapide, avant que le bol alimentaire ait subi une transformation suffisante, soit sa décomposition dans l'estomac lui-même et le développement de gaz fétides. Si des végétaux se trouvent mêlés à la viande, il y a fermentation acide, et l'on peut voir survenir des renvois aigres et de la diarrhée. Quand cette surabondance de sécrétion muqueuse est récente et modérée, l'appétit peut se maintenir, et parfois même s'augmenter ; mais, au bout d'un certain temps, s'il s'y joint des symptômes pulmonaires, il arrive une condition anémique du canal alimentaire qui se traduit par un dégoût pour la nourriture. Il est très-important de réprimer de bonne heure un pareil état ; car, s'il continue, le malade ne tarde pas à se trouver dans l'impossibilité de prendre une quantité de viande suffisante pour réparer ses muscles et pour recolorer son sang. Il ne peut, s'il est phthisique, supporter l'huile de foie de morue qui doit remplacer ses tissus émaciés ; il ne peut, par faiblesse, prendre l'exercice nécessaire pour renouveler tout son système épuisé ; et il n'y a pas de médicament qui agisse mieux alors que la pepsine, dont l'action devient sûre et immédiate.

Mais l'emploi de la pepsine n'est après tout qu'un moyen

artificiel dont on ne doit pas s'exagérer les bons effets ; au lieu d'arriver dans l'estomac graduellement et d'être versée petit à petit sur la surface de la masse alimentaire, elle se trouve tout à coup portée au beau milieu et n'agit plus que chimiquement, sans aucun des moyens physiologiques et mécaniques qui accompagnent la digestion naturelle ; aussi, épuise-t-elle bien vite son énergie.

Le chyme, préparé pour l'absorption, demeure quelque temps mêlé à la pepsine et la sépare des parties qu'elle n'a pas encore touchées ; si bien que son action se trouve pour ainsi dire emprisonnée et arrêtée dans ses fonctions. Par ce procédé défectueux, comparativement à celui qu'emploie la nature, on ne peut transformer qu'une bien faible partie de viande ; car la quantité de pepsine qui se trouve dans la poudre est si minime, qu'il serait véritablement ridicule de la croire capable de fournir ce qu'il faudrait pour subvenir aux besoins d'un estomac en bonne santé. C'est pourquoi si un malade espère qu'avec l'aide de la pepsine, il va pouvoir digérer un repas ordinaire, il se trompera grandement. Il doit commencer par une demi-côtelette de mouton le premier jour ; et, si cet essai réussit le jour suivant, il pourra prendre une côtelette entière.

Mais, si l'on dépasse une certaine limite, on peut être certain que les moyens artificiels resteront complétement inefficaces. Lorsqu'on est ainsi parvenu à digérer une côtelette, on doit continuer l'usage de la pepsine pendant huit à dix jours ; durant cet intervalle, il faut suspendre l'emploi de tout autre médicament ; de façon à éviter les obscurités et à ne pas se heurter à des empêchements chimiques ; peu à peu, la répugnance pour la viande s'apaise ; et le malade prend avec plaisir une petite quantité d'aliments qu'il peut enfin digérer lui-même. La fétidité des évacuations, la flatulence et les douleurs abdominales disparaissent ; et c'est alors pour certains malades le moment de prendre de l'huile de foie de morue et du fer.

Dans les affections aiguës, la condition de l'estomac qui l'empêche de digérer de la viande, est seulement temporaire ; tout ce qu'il faut, c'est de la patience et de la prudence. Dans les maladies chroniques, les difficultés augmentent ; il survient un état d'anémie qui réclame beaucoup de temps et de précautions ; il est impossible, en effet, de faire des globules sanguins sans manger de la viande; et plus longtemps on en est privé, moins on est capable de la digérer, puisque la force du suc gastrique se trouve diminuée par l'abstinence.

Dans l'état de santé, la sécrétion du suc gastrique n'est pas réglée sur la quantité de nourriture que l'on ingère ; mais, par les besoins de l'économie. C'est ainsi que toute matière animale que l'on introduit en excès dans l'estomac, doit attendre la sécrétion d'un suc gastrique nouveau ou passer à l'état de crudité dans le canal intestinal et devenir de la sorte une source d'irritation, de douleur et d'indisposition. La même chose arrive lorsque l'appoint de suc gastrique est insuffisant ou lors qu'il n'a plus les qualités dissolvantes normales. C'est de cette manière que l'on peut se rendre compte des inconvénients d'une nourriture trop abondante ou de certaines difficultés de la digestion dans le cours des maladies.

La pepsine existe dans le suc gastrique, dans la proportion de trois parties pour mille ; et on s'est assuré qu'une partie diluée dans soixante mille parties d'eau, peut encore digérer de la fibrine. Le moment de la plus grande acidité, pendant la digestion, est à peu près quatre heures après l'ingestion des aliments; tandis que la coction n'est complète qu'au bout de huit à neuf heures.

Chez certains animaux, la présence de la bile dans l'estomac, active singulièrement la digestion; ce qui nous conduit, par analogie, à l'y introduire au besoin chez l'homme. Quoi qu'il en soit, le principe du suc gastrique est le même chez la plupart des espèces animales; et il convient de fournir ce précieux agent aux estomacs paresseux, ou à ceux qui, par une cause quelconque, ne le sécrètent plus en quantité suffisante ou de qualité convenable. Presque tous les convalescents sont dans ce cas; et, dans beaucoup de maladies, le défaut de sécrétion du principe digestif s'oppose à l'alimentation et amène par suite un affaiblissement progressif; aussi est-il très-utile d'y remédier par des moyens artificiels, si l'on ne veut pas voir la faiblesse durer un temps infini; car, dans ces circonstances, on tourne dans un cercle vicieux; on ne peut donner des aliments, par défaut de sécrétion gastrique; et cette absence de sucs tient elle-même à ce que l'estomac ne reçoit pas de nourriture.

Quelquefois le viscère contenant trop de liquides, les sucs gastriques, par une trop grande dilution, perdent de leur activité; si la santé est bonne, cet inconvénient ne tarde pas à disparaître, la muqueuse se chargeant elle-même d'absorber le liquide en excès; ce qui ramène le reste à une concentration convenable. Ces excédants de fluides peuvent venir de libations trop copieuses pendant le repas; ou bien, ils peuvent se produire par une hypersécrétion de la muqueuse; dans tous les cas, leur présence ralentit le travail digestif.

Quand on prend la nourriture sous forme semi-liquide, telle que des potages par exemple; on note, comme premier phénomène dans l'estomac, l'absorption de la partie aqueuse; ce qui laisse la partie nutritive sous la forme d'une pulpe douce et ramollie; condition des plus favorables à la digestion; par la facilité qui en résulte, pour les sucs gastriques, d'imprégner convenablement les matières assimilables et de se mettre en contact avec toutes leurs surfaces. Si, au contraire, les substances alimentaires sont avalées avec précipitation; sans avoir été préalablement broyées, mâchées et imprégnées suffisamment de salive, elles arrivent dans l'organe grossièrement écrasées et n'offrent plus aux sucs gastriques, comparativement, que très-peu de points de contact; de sorte qu'elles ne sont attaquées que par la circonférence et que ce n'est qu'à mesure que les parties extérieures sont réduites, que la digestion peut faire des progrès; ce qui réclame toujours un temps beaucoup plus long; puisqu'il faut des opérations successives pour un travail qui se fait d'ensemble, quand l'aliment est suffisamment broyé. C'est pourquoi il est essentiel de recommander aux personnes qui ont l'estomac délicat, de mâcher leur nourriture avec soin, de façon qu'elle arrive dans le viscère beaucoup plus douce et moins irritante.

Dans l'état de santé parfait, on ne trouve pas de bile dans l'estomac de l'homme; bien que des causes variées puissent l'y faire parvenir. En petite quantité, elle facilite la digestion de certaines substances, comme les corps gras; mais, si son reflux est considérable, elle occasionne des vertiges, des nausées et des vomissements; de plus, comme elle neutralise l'acide du suc gastrique, elle rend les fonctions de ce dernier impossible. La bile, du reste, à l'état normal est un agent antifermentatif dont l'action s'exerce surtout dans l'intestin.

Lorsque la sécrétion gastrique est trop abondante ; ce qui se décèle par une sensation de brûlure et par des renvois acides ; quand aussi une digestion imparfaite donne naissance aux acides gras que l'on peut, jusqu'à un certain point, reconnaître à leur odeur pendant l'éructation ; il peut être très-avantageux de faire prendre du fiel de bœuf ; bien qu'on s'adresse d'ordinaire, en pareil cas, aux divers absorbants et neutralisants que l'usage a consacrés ; tels que la magnésie, les carbonates de chaux, de soude, de potasse, le sous-nitrate de bismuth, etc.

Quand la digestion est saine, on trouve rarement un excès de gaz, dans l'estomac ; ceux qu'on y rencontre sont : l'acide carbonique, l'azote, l'hydrogène ou simplement de l'air ; mais, dans les digestions laborieuses, la flatulence est un symptôme des plus incommodes ; ce qu'elle doit en partie à la présence de l'hydrogène sulfuré ou de l'hydrogène phosphoré et carburé. C'est alors que les poudres de charbon végétal sont utiles pour s'emparer de ces gaz et en prévenir l'extension dans une certaine limite.

CHAPITRE IV

EFFETS DES SYMPATHIES ET DES IMPRESSIONS MORALES SUR L'ESTOMAC.

Sympathies réciproques de l'estomac et de la plupart des organes. — Influence de l'estomac malade sur les dispositions morales. — Cerveau. — Foie. — Articulations. Nervosité plus marquée dans certains états morbides. — Époque mensuelle. — Hystérie. — Débilité. — Toux et dyspnée gastriques. — Torpeur et somnolence après les repas. — Insomnies. — Frayeurs. — Palpitations. — Sympathies avec la peau. — Sueurs. — Éruptions cutanées. — Chaleur des mains. — Rougeurs du visage. — Chaleur au cuir chevelu. — Régime qui convient. — Abus des tempérants. — Impressions morales. — A jeun. — Pendant la digestion. — Rechutes dans les maladies. — Effets des impressions morales lentes et dépressives. — Pourquoi nous avons traité de quelques symptômes séparément.

Une souffrance affecte-t-elle un organe, elle est ressentie dans l'économie tout entière ; mais, plus vivement, par une ou plusieurs parties situées à une distance plus ou moins grande de celle qui a reçu l'impression première ; sous ce rapport, l'estomac paraît tout à fait privilégié ; car il n'est pas une altération de notre organisme qui ne réagisse sur lui ; de même que ses affections propres retentissent sur tout le système. Pourtant, il faut le dire, il est quelques organes avec lesquels il sympathise plus intimement, comme le cerveau, le foie, l'utérus, le cœur, le poumon et la peau.

C'est par sa grande influence sur le système nerveux que l'estomac peut ainsi propager ses souffrances. Sa faiblesse, par exemple, jointe à une grande sensibilité de sa muqueuse, communique rapidement cette susceptibilité aux fibres musculaires de tout le corps et réagit bientôt après sur les idées et les affections morales.

Puis, comme l'action immédiate de l'estomac sur le cerveau est bien plus étendue que celle du système musculaire, il arrive que toute attention devient de la fatigue; que les idées s'arrangent avec peine ou restent incomplètes; que la volonté est indécise et sans vigueur; et que le caractère tourne au sombre et au mélancolique.

L'observation nous apprend que les sujets, chez lesquels la sensibilité et les forces gastriques se trouvent considérablement altérées, passent continuellement et presque sans intervalle d'une disposition à l'autre. Rien n'est prompt et multiple comme leurs idées et leurs affections, rien non plus n'est moins durable. Quand vient le temps de la rémission, ils tombent dans l'accablement, ils vivent de petites joies et de petits chagrins; ce qui donne, à toute leur manière d'être, un caractère de puérilité d'autant plus frappant, qu'on l'observe souvent chez des hommes d'un esprit très-distingué. Cette remarque, presque également applicable à l'un et à l'autre sexe, est vraie surtout pour le plus faible et le plus mobile. L'affection nerveuse la plus légère et la plus fugitive de l'estomac suffit pour résoudre à l'instant même toutes les forces motrices, pour faire tomber l'individu sans connaissance; et on voit l'énergie ou la débilité de ce viscère produire, presque toujours, un état analogue dans les organes de la génération.

C'est surtout en raison des dispositions particulières de l'estomac que la circulation s'anime ou se ralentit, est régulière ou désordonnée, que la peau s'épanouit ou se resserre, que la perspiration et l'absorption se trouvent augmentées ou diminuées.

De tous les organes essentiels, le cerveau, soit comme réservoir commun de la sensibilité, soit comme instrument direct des opérations intellectuelles, paraît être celui qui partage le plus vivement toutes les dispositions de l'estomac et toutes les impressions que ce viscère est susceptible de recevoir; plénitude ou vacuité, activité ou inertie, bien-être ou malaise, tout, en un mot, jusqu'aux singularités les plus fugitives de son goût et de ses appétits, va retentir à l'instant dans le centre cérébral; et souvent on retrouve les traces de ses moindres caprices, dans le caractère ou la tournure des idées.

Quand on considère les connexions intimes qui existent entre l'estomac et le foie, la fréquence de leur association morbide ne peut plus être un sujet de surprise; et, si l'on réfléchit à leurs nombreuses relations nerveuses et vasculaires, on admettra sans difficulté que les affections de l'un se propagent facilement à l'autre, et que les désordres dans leurs fonctions affectent plus ou moins le reste de l'organisme, comme cela s'observe très-souvent.

Quand le sang, par suite d'une mauvaise digestion, se charge de matières impures qui ne sont pas assez élaborées dans le foie, ou qui n'ont pas éprouvé une dépuration suffisante par les poumons, la peau ou les reins, la circulation amène dans le cerveau des désordres variables; en raison de la nature des impuretés qu'elle charrie. Cet état du sang, dans ses formes les plus bénignes, peut donner lieu à la lassitude, à l'apathie ou à un état plus ou moins prononcé de torpeur; peut-être même la somnolence que l'on remarque après un repas copieux pourrait-elle s'expliquer par le passage du chyle en proportion telle dans la circulation, que le liquide sanguin, s'en trouvant sensiblement modifié, réagirait de la sorte sur le cerveau.

Les articulations sont particulièrement prédisposées à ressentir des troubles, quand les fonctions digestives ou assimilatrices se font mal ; c'est sans doute que l'appareil sécrétoire des synovies articulaires se trouve plus particulièrement sous la dépendance de la bonne élaboration du chyle.

Lorsque la respiration et la circulation sont incomplètes, la digestion et l'assimilation languissent ; quand elles sont, au contraire, activées d'une façon morbide, il survient du dégoût pour les aliments, des nausées, de la soif, et la constipation en est la suite ordinaire ; dans ces circonstances, les surfaces villeuses s'injectent ou se congestionnent ; et c'est à tort qu'on leur impute des désordres vasculaires, qui ne tiennent qu'aux changements survenus dans les fonctions nutritives.

Les sensations sympathiques sont d'autant plus fréquentes que l'état de maladie développe, dans les fibrilles nerveuses, une impressionnabilité générale beaucoup plus vive ; comme il est facile de s'en convaincre, par l'effet que les moindres émotions produisent alors sur les individus.

Il est pourtant quelques états morbides qui semblent donner plus de prise aux radiations nerveuses ; et, lorsqu'une affection gastrique se lie à quelqu'une de ces conditions, les souffrances du malade sont toujours bien plus prononcées ; comme on le remarque dans la chlorose, l'aménorrhée, la débilité, ou dans cet état d'exhaustion qui succède aux pertes abondantes de sang, de flueurs blanches ou à ces décharges excessives qui se font quelquefois par les muqueuses. On retrouve encore cette susceptibilité nerveuse à l'époque des règles ; et dans l'état de faiblesse, qui est le partage des convalescents.

Ces différentes prédispositions, ou états morbides, s'accordent en un point : c'est qu'ils augmentent l'irritabilité à un tel degré, que certains agents, presque inoffensifs par eux-mêmes et qu'il est impossible d'éviter, deviennent la source de sensations pénibles ; et, dans ces conditions, des irritations locales, qui dans l'état de santé ne se seraient pas fait sentir ailleurs, s'étendent de manière à produire dans d'autres parties des accidents secondaires. C'est de la sorte que des digestions mauvaises, en détériorant les propriétés nutritives et corroborantes du sang, réagissent sur les nerfs par la faiblesse et l'irritabilité ; et que cette disposition se trouve entretenue et excitée par l'action du contact pénible de la nourriture avec la membrane muqueuse de l'estomac en souffrance.

En général aussi, il est facile de distinguer les troubles variés que l'époque des règles détermine chez les femmes, et qui aggravent momentanément certains désordres gastriques. On ne doit pas oublier non plus que l'extrême impressionnabilité de chaque fibre nerveuse, sensoriale ou motrice, est un des caractères les plus remarquables de l'hystérie et de la débilité.

Dans beaucoup de cas d'hystérie, les nerfs semblent être perpétuellement sur les limites de la douleur, et, comme dans ces conditions la sensibilité générale prédomine, il n'est pas rare de voir se produire, sous les moindres influences, une variété infinie de douleurs dans toutes les parties du corps. Ces causes, en apparence si frivoles, seraient sans effet sur des nerfs plus sains ou plus fermes ; mais telle est alors leur susceptibilité, que ces perturbateurs presque imaginaires produisent des résultats tout à fait disproportionnés à leur violence. Le plus souvent cette action se borne aux nerfs ; si bien que, tout en nous apitoyant beaucoup sur les souffrances qu'endurent ces malades, nous sommes loin de nous en alarmer; parce que nous savons qu'en dépit des apparences, l'agent provocateur a peu de force et qu'il ne saurait produire aucun désordre organique durable.

Dans la constitution hystérique, lorsque les nerfs se trouvent en équilibre, très-peu de chose suffit pour faire pencher la balance. C'est dans ces cas que quelques toniques, quelques préparations antispasmodiques, que le changement d'un air affaibli pour un air fortifiant, peuvent produire une action assez favorable pour éloigner les accès. L'effet des remèdes les plus simples, en apaisant les douleurs les plus vives, se trouve encore ici en relation avec la faiblesse de la cause qui les a produites. Chez les malades ainsi affectés, il arrive parfois que, harassés un jour par leurs souffrances, ils paraissent à peine s'en ressentir le lendemain; suivant qu'un changement accidentel, à peine appréciable, sera venu relever l'état général et leur aura rendu un peu plus de résistance.

A cause de leur nature bénigne, les impressions excitantes dans les souffrances nerveuses et surtout hystériques, peuvent conserver longtemps une grande intensité apparente; sans pour cela amener de changement organique ou produire un trouble notable dans la constitution.

Dans la débilité, les vaisseaux capillaires se dérangent pour un rien sous l'influence des plus petites causes; et comme ils possèdent peu de tonicité, ils se congestionnent, s'obstruent ou s'enflamment très-facilement.

La toux, les palpitations et la difficulté de respirer, sont parfois des troubles sympathiques, produits par des accidents gastriques; et rien n'est plus fait pour alarmer le malade; car leur persistance souvent pendant des années, malgré des traitements de toute espèce, finit par faire croire à ceux qui les éprouvent, qu'ils sont atteints de quelque affection redoutable des poumons ou du cœur. Ces insuccès dans le traitement tiennent d'ordinaire à ce que les remèdes sont employés pour soulager l'organe qui souffre sympathiquement, tandis que l'on néglige celui qui est primitivement affecté.

.. Il arrive aussi , à la fin de la digestion, ou pendant que l'on est encore à jeun, que l'estomac se distend par des gaz, des flatuosités ; le diaphragme, gêné dans son mouvement de descente, devient de la sorte un obstacle au libre exercice des poumons et du cœur ; de là naissent la dyspnée, la toux ou les palpitations ; quand le malade est couché, cette cause se fait encore plus vivement sentir ; car alors le diaphragme et les viscères, loin de tendre à descendre par leur propre poids, trouvent, dans leur position même, une raison de plus pour se porter en haut.

Ce que l'on appelle toux gastrique, se produit ou par sympathie ou par irritation radiée de la membrane muqueuse de l'estomac sur les poumons ou sur le larynx. Cette toux est d'ordinaire courte, sèche et assez fréquente ; à l'auscultation on ne remarque aucun bruit anormal ; ou, s'il en existe, c'est par accident. Quand un catarrhe bronchique et une affection de l'estomac coexistent, on voit leurs symptômes s'aggraver ou s'amender simultanément. De plus, si les poumons sont malades ou prédisposés aux congestions, la nourriture, en stimulant la circulation, y détermine un afflux plus considérable de sang qui vient ajouter à la gêne respiratoire. Lorsque, à la suite d'un repas copieux, il survient une torpeur ou une somnolence léthargique, ce qui oblige certaines personnes à faire de constants efforts pour rester éveillées, on peut considérer cet état comme un premier degré d'une disposition au coma apoplectique; l'irritation que produit sur l'estomac une nourriture mal appropriée en est souvent la cause; on peut la voir aussi entretenir certaines formes épileptiques ou des tremblements, qui sont l'effet de désordres dans les actions musculaires, sous les mêmes influences.

Quelquefois, l'irritation gastrique, en se réfléchissant sur le cerveau, y détermine une excitation particulière et un trouble passager de ses fonctions. Dans ce cas, l'insomnie s'accompagne de frayeurs imaginaires, d'inquiétudes indéfinissables; parfois ce sont des spectres ou des images terribles qui jettent un si grand trouble dans l'état mental, que le raisonnement le plus solide a souvent bien de la peine à les dissiper; tellement les nerfs de l'estomac ont imprimé vivement ces images dans le cerveau.

Dans la toux gastrique et la dyspnée produite par une irritation réflexe, des inhalations de vapeurs chaudes, mêlées à de la teinture de jusquiame ou d'opium, sont d'autant plus utiles, qu'elles ne gênent en rien le traitement que l'état de l'estomac réclame. On peut aussi, dans ces circonstances, tirer un grand avantage des cigarettes de feuilles de datura-stramonium ou de belladone.

Dans la moitié des cas au moins, l'irritation de la muqueuse gastrique détermine des palpitations. Quelquefois l'ingestion d'une glace suffit pour les produire; il en est de même pour certains aliments, comme le fromage, par exemple. En général, les personnes qui y sont sujettes doivent manger peu à la fois et ne prendre qu'une nourriture de digestion facile. L'alimentation animale, quand elle est abondante, exige trop de travail de la part de l'estomac, surtout quand il est très-irritable, pour qu'on puisse la re-

commander seule. Il n'y a que les palpitations, par suite
d'appauvrissement du sang, qui fassent exception à cette
règle. Dans tous les cas, il sera toujours bon d'éviter les mets
épicés, âcres, aromatiques et surtout les boissons alcooliques un peu fortes. Le régime végétal convient beaucoup
mieux en pareille circonstance; et il sera bon d'y joindre
l'usage des antispasmodiques légers pour combattre ces influences nerveuses.

Nous avons à peine besoin de noter la grande sympathie
qui existe entre la peau et l'estomac. Tout le monde connaît
l'extrême variété que les âges, les sexes, les tempéraments,
les climats, les saisons et les conditions organiques appré
ciables produisent sur les fonctions de la peau; et réciproquement sur celles de l'estomac. La grande importance qu'a,
pour la santé, le libre exercice de cette excrétion, fait sentir
combien il est nécessaire que la transpiration ne soit ni
supprimée, ni même contrariée dans sa marche naturelle;
et, si l'on devine de suite quels ravages doivent résulter dans
l'économie de la suppression de la sécrétion urinaire, on
doit penser qu'il s'en produira d'analogues par la suppression de la perspiration cutanée. Se supprime-t-elle en effet,
on voit la nature transporter sur d'autres organes les matières
dont cette excrétion devait débarrasser l'économie. Le phénomène de la sueur est peut-être celui qui prouve le mieux
l'extrême sensibilité de la peau; et combien cette enveloppe
a de connexions sympathiques avec tout lé corps; il suffit, en
effet, du moindre trouble nerveux pour qu'aussitôt la sueur
se produise; nul symptôme ne s'observe plus souvent dans
les maladies; presque toujours salutaire, elle amène d'ordinaire une sécrétion critique, spontanée ou provoquée; dont
le résultat, comme on le dit avec raison, est de juger le mal.

Dans les désordres des fonctions digestives, il est très-commun de rencontrer certaines éruptions comme des couperoses, des boutons, de l'acné. Dans l'indigestion simple, toute la surface du corps est chaude et sèche; quand les digestions sont laborieuses, la peau devient très-impressionnable et on voit des rougeurs alterner avec des frissons; des chaleurs se manifestent à la face, à la paume des mains et à l'épigastre; les frissons se font sentir par tout le corps, ou principalement dans les membres et dans le dos. Rien ne montre mieux l'origine sympathique de cette chaleur des mains, que la promptitude avec laquelle elle se manifeste après un repas; deux ou trois minutes suffisent pour produire cet effet, qui ne cesse que lorsque la digestion est terminée. Cette sensation de chaleur brûlante à la paume des mains, est aussi un symptôme habituel de l'irritation de la muqueuse gastrique. Les bouffées de chaleur à la figure, après le manger, sont très-fréquentes dans la dyspepsie et chez les personnes d'une constitution faible à la suite d'un repas un peu copieux; quand elles se répètent souvent, les rougeurs qu'elles déterminent prennent une teinte congestive; les capillaires, par suite d'une surexcitation et d'une distension habituelles, finissent par perdre leur tonicité et revêtent bientôt, sous l'influence du sang qui les gorge, une couleur livide s'accompagnant parfois de taches ou de nodosités violettes qui suivent la dilatation tortueuse des veines. Quelquefois la rougeur et la chaleur sont partielles ou limitées à un côté de la face; il arrive aussi que la chaleur se fait sentir dans un côté du cuir chevelu ou à l'occiput seulement; dans ces cas, il est essentiel de bien s'assurer des conditions dans lesquelles se trouve le foie; car des chaleurs partielles de la tête sont souvent un indice qu'il éprouve quelque souffrance.

La perspiration cutanée accompagne d'ordinaire ces accès de rougeur ou de chaleur; et, s'ils sont suivis de frissons, il n'est pas rare de voir une sueur froide, visqueuse, couvrir la peau; parfois, celle-ci, tout en conservant sa température ordinaire, est sèche et rude; l'usage des bains de vapeur procure dans ces cas une détente heureuse. Les personnes sujettes à ces poussées de chaleur, doivent se soumettre à un régime doux et modéré; il faut qu'elles prennent l'habitude de manger lentement, de s'abstenir des viandes ou des boissons stimulantes; aussi bien que d'un exercice trop actif après leurs repas. Celles qui ont de la tendance aux frissons, se trouveront bien des affusions froides, si elles peuvent les supporter; l'habitude de se passer tous les matins, sur le corps, une éponge imbibée d'eau froide, est aussi excellente et très-utile; en ce sens qu'elle détermine à la superficie du corps une réaction salutaire; et qu'elle diminue la sensibilité générale de l'enveloppe cutanée. Que dire de ces personnes qui, séduites par des idées bizarres de chaleur et de pléthore, ont recours à des poudres tempérantes, à des lavements ou même à des saignées; cela n'est pas nouveau; au siècle dernier, il était d'usage, dans les grandes maisons, que la maîtresse du logis, après le dîner, conduisît les dames ses convives dans une chambre voisine, où l'on avait préparé des remèdes dont l'effet devait diminuer la rougeur des joues et rendre au teint son noble coloris. Combien de fois ne ruine-t-on pas de la sorte une organisation déjà considérablement affaiblie! ces symptômes d'affluence du sang vers la tête, ont souvent trompé et les malades et les médecins; car leur apparence n'est d'ordinaire qu'un indice de faiblesse sous le couvercle de la pléthore.

La rougeur, qu'une impression morale fait monter aux joues, peut nous rendre compte jusqu'à un certain point des troubles que les diverses impressions vives de l'intelligence produisent sur le système nerveux ; et par sympathie sur l'estomac. Dans la personne qui rougit, les capillaires de la peau semblent obéir au système sensitif qui réagit sur la circulation générale ; ces vaisseaux s'emplissent et se désemplissent presque instantanément, suivant la nature de la passion suscitée. Si l'on met en même temps le doigt sur le pouls, on le sent agité du même trouble que l'on aperçoit sur le visage. Quand les impressions sont subites et violentes, elles réagissent sur le système nerveux et déterminent sur des organes plus ou moins éloignés du cerveau, des perturbations et des accidents souvent fort graves. Ont-elles lieu pendant la digestion ? les capillaires se congestionnent et la muqueuse se sèche ; la formation du suc gastrique s'interrompt, les suites se devinent facilement ; quand ces impressions se répètent à de courts intervalles, indépendamment des désordres fonctionnels, on peut voir naître à la longue une dégénérescence plus ou moins grave. Dans les cas les plus simples, l'estomac se contracte et se débarrasse par le vomissement des matières qu'il est devenu inhabile à digérer ; mais, en même temps, les follicules de l'intestin, troublés eux-mêmes dans leurs impressions, sécrètent des mucosités copieuses ; d'où naît une diarrhée plus ou moins forte. La bile, devenue tout à coup trop abondante, ne trouve plus un passage assez large dans ses conduits ; les capillaires sanguins la résorbent et la jaunisse se manifeste subitement. Il n'est pas jusqu'aux conduits sudorifères qui ne versent alors sur la peau une sueur froide et visqueuse ; quand ces accidents se produisent dans le cours des maladies, ils donnent lieu à des redoublements de fièvre, à des rechutes plus ou moins graves, à des phénomènes convulsifs ou à des indigestions.

Si les impressions morales agréables ne sont que bien rarement à redouter, il n'en est pas de même de la tristesse, de l'ennui, du chagrin, de la jalousie, de l'appréhension, de la peur, en un mot de tout ce qui afflige ou tourmente l'âme. La vivacité des impressions et leur durée déterminent, à la longue, des changements dans les fonctions, les tempéraments, les caractères, les habitudes; et deviennent de la sorte des causes prochaines de maladies par les troubles qu'elles déterminent dans les principaux organes; et particulièrement dans les fonctions de l'estomac.

Les désordres de la nutrition se traduisent bientôt par la pâleur, l'amaigrissement, la faiblesse; le sang s'appauvrit et roule dans son cours des matériaux mal élaborés qui déposent, dans les tissus affaiblis, les germes de ces productions morbides qui, pour peu qu'elles rencontrent quelque prédisposition générale idiosyncrasique ou héréditaire, quelque prédominance organique, ne tardent pas à s'attacher à tel tissu ou à tel organe suivant qu'elles le trouvent à leur convenance.

Il est peu de médecins qui, après avoir exercé leur art, même pendant un temps assez court, n'aient été frappés de ce fait : que les symptômes gastriques les plus menaçants et les plus graves en apparence, peuvent exister et même durer un temps considérable, sans pour cela qu'il y ait autre chose, dans l'estomac, qu'un simple dérangement fonctionnel; tandis qu'au contraire, on y rencontre parfois les affections organiques les plus formidables; sans qu'elles se soient révélées, pendant la vie, par aucun symptôme bien tranché. C'est pourquoi, sans préjuger de la gravité de certains accidents qui se montrent avec une prédominance tellement marquée, ou une intensité si vive que les malades y rapportent toutes leurs souffrances, nous avons cru devoir considérer séparément quelques-uns de ces symptômes ; en indiquant les meilleurs moyens pour les combattre et cela, au risque d'être obligé de nous répéter plus tard ; ce que nous pourrons faire alors, d'une façon plus laconique.

CHAPITRE V

Dans beaucoup de circonstances, quand la muqueuse de l'estomac a été longtemps soumise à l'irritation, elle devient à la fois très-sensible par elle-même et acquiert, à un haut degré, la propriété d'exciter, dans d'autres organes, des douleurs secondaires ou sympathiques. Il ne faudrait pas croire pourtant que la corrélation fût proportionnelle; car, par le fait, il n'est pas rare de voir une légère indisposition gastrique déterminer ailleurs des souffrances extrêmement vives.

Dans les maladies de l'estomac, la douleur ressentie en avant de la poitrine et à la partie supérieure de l'abdomen, est très-importante; d'abord, parce qu'elle est la principale source des peines du malade; et puis parce que, convenablement interprétée, elle nous indique la véritable ligne à suivre dans le traitement. Sa valeur repose sur ce que la digestion s'opérant par différentes phases, leurs désordres se traduisent par des souffrances correspondantes à la période fautive ; ce qui nous met à même, jusqu'à un certain point, par la manière dont le patient nous en rend compte, de déduire quelle est la nature des troubles fonctionnels ; et quel genre de traitement est le mieux indiqué pour les combattre : c'est pourquoi nous allons les étudier séparément.

Les expressions employées pour désigner les douleurs de l'estomac sont très-nombreuses ; pourtant il existe un caractère générique, pour beaucoup d'entre elles, qui permet de les ranger en un petit nombre de groupes ; chacun desquels, étant l'expression typique de certaines lésions, indiquera de lui-même le traitement le mieux approprié.

1° C'est ainsi que la sensation de pesanteur, de distension ou d'oppression ressentie au creux de l'estomac, au travers de la partie supérieure de l'abdomen, à la suite de l'ingestion des aliments, est un type extrêmement commun. Cette sensation douloureuse peut être exclusivement produite par la nourriture ; mais, excepté pour les cas très-légers, elle s'accompagne presque toujours d'autres souffrances.

La cause de cette sensation pénible varie avec la période digestive dans laquelle elle se présente ; si elle survient immédiatement ou quelques minutes après avoir mangé, elle dépend de la pression mécanique de la nourriture ; ce qui arrive encore lorsque l'on charge rapidement un estomac déjà faible ; car les personnes qui digèrent bien, d'ordinaire, ne sont pas sans éprouver quelque degré d'oppression, lorsqu'elles prennent à la hâte un repas substantiel non suffisamment broyé ; cette sensation de pesanteur disparaît du reste à mesure que la digestion fait des progrès ; tandis que le sentiment de distension qui paraît trois ou quatre heures après un repas, provient de flatulences engendrées par une digestion défectueuse; enfin, cette sensation peut se produire à jeun; soit comme effet d'une mauvaise digestion, soit après une attaque d'hystérie pendant laquelle, on le sait, une production désordonnée de gaz dans le tube digestif, est un symptôme très-ordinaire. Dans ces deux dernières circonstances, l'épigastre tendu et élastique rend à la percussion, aussi bien que l'hypochondre gauche, une sonorité très-résonnante.

Il en résulte que, si le malade se trouve sous l'influence de toutes les causes que nous venons de mentionner, il décrira sa sensation de pesanteur comme une souffrance presque continuelle.

Traitement. — Lorsqu'on s'est assuré en présence de laquelle de ces causes on se trouve, le traitement convenable s'indique de lui-même. En premier lieu, on devra prescrire moins de hâte dans le manger et une mastication plus parfaite; il faudra recommander de choisir les aliments parmi les plus digestibles et d'en diminuer la quantité pour chaque repas; si par exemple le patient ne mange que deux fois par jour, il peut être utile de lui conseiller un troisième repas plus léger que les deux autres; de façon que, l'heure du dîner venue, il ait moins de tendance à se charger l'estomac.

Les souffrances de cette nature se prolongent sous l'influence d'occupations sédentaires, tandis qu'un exercice modéré les soulage; mais, parfois, il arrive aussi qu'il en augmente l'intensité; dans ces circonstances, les carminatifs, la camomille en particulier et les antiventeux, sont employés avec succès. Puis, comme l'atrophie ou la débilité des fibres musculaires de l'organe, coïncide presque toujours, les toniques et les reconstituants seront indiqués aussitôt que les circonstances le permettront.

2° Quand l'estomac est atteint d'irritation morbide, la présence de la nourriture y détermine une douleur mordicante, térébrante ou même une sensation d'arrachement; comme pour la précédente, cette douleur est rarement unique et se fait principalement sentir à la partie inférieure de la région sternale, vers le cartilage ansiforme et l'épigastre; quelques malades la rapportent à l'os lui-même, d'autres en arrière, et quelques-uns à la peau qui le recouvre.

Il est possible que l'endroit affecté varie en différents cas; et quand on se rappelle avec quelle facilité la peau et la muqueuse sympathisent, cette opinion paraît très-admissible; d'autant plus que la douleur n'est nullement limitée à la région sternale, mais s'étend souvent, soit dans une direction latérale, soit en bas vers l'ombilic.

Les sensations mordicantes ne sont pas communes dans les autres parties de l'abdomen; contrastant en cela avec les douleurs aiguës qui peuvent se faire sentir dans tous les points, soit du ventre, soit de la poitrine. La période de la digestion pendant laquelle ce genre de douleur se manifeste, est comparativement régulière : c'est ainsi que la plupart des patients commencent à l'éprouver un quart d'heure ou tout au plus une demi-heure après le repas; d'une autre part, sa durée très-variable peut s'étendre d'une à plusieurs heures; elle ne se fait parfois sentir que vers la fin de la digestion; et se continue alors jusqu'à ce que cette dernière soit complétement achevée.

Quand des douleurs vives se font sentir immédiatement après l'ingestion, elles dependent du contact des aliments avec les parois d'une sensibilité morbide; nous pouvons en déduire, ce que l'expérience confirme du reste, que leur intensité et leur durée se trouvent, en général, en proportion de la rudesse et de la coriacité de la nourriture. Grand nombre de personnes qui n'osent manger du bœuf bouilli, par crainte d'une prompte douleur épigastrique, échappent à cet inconvénient en se contentant de riz, de pain, de gelées de viande ou de tout autre aliment de consistance plus douce.

Une fois que cette douleur commence, elle croît incessamment et atteint son maximum une heure ou deux après l'ingestion ; pour disparaître ensuite peu à peu. On pourrait croire d'abord, qu'étant due à la dureté de la nourriture, c'est immédiatement après le repas qu'elle devrait être le plus intense ; puisqu'alors les morceaux n'ont pas encore été ramollis par le suc gastrique ; mais il faut se rappeler que, dans le premier temps du travail digestif, l'estomac demeure pour ainsi dire inerte et que ses mouvements ne s'accélèrent, et conséquemment que la friction entre ses parois et les aliments ne se prononce qu'une demi-heure ou plus après le manger.

Quand la douleur naît dans une période avancée, il est rare qu'elle soit produite par les qualités physiques de la nourriture ; parce qu'alors, cette dernière a été macérée et adoucie par la coction gastrique ; pourtant, la digestion a souffert dans ses dernières phases ; et comme les sucs ont éprouvé une altération sensible, c'est leur viciation ou leur âcreté qui affecte les parois du viscère. Lorsque ces deux ordres de causes se trouvent réunis, la douleur se fait sentir pendant tout le travail. Quelquefois il semble y avoir une rémission, rarement bien marquée, vers le milieu de la digestion ; c'est qu'à ce moment, la nourriture se trouve ramollie, tandis que les fluides gastriques n'ont pas encore eu le temps de s'altérer d'une façon notable.

Traitement. — Quand la cause est toute mécanique, la première indication est d'adoucir les aliments par une mastication suffisante, et de les choisir parmi ceux dont la consistance est le moins prononcée. Dans les cas intenses, on ne permettra pendant les premiers jours que des farineux, des œufs légèrement cuits, des gelées de viande, du poisson ou du bouillon de bœuf; par la suite, on augmentera progressivement le régime, à mesure que la douleur disparaîtra.

Les adoucissants calment ces souffrances en apaisant la sensibilité nerveuse. D'une autre part, comme les alcalins ne peuvent matériellement agir sur la consistance de la nourriture, ils réussissent rarement dans les douleurs qui se font sentir au commencement du travail; bien que, par le pouvoir qu'ils possèdent de neutraliser les acides, on se trouve généralement bien de leur emploi dans les dernières périodes digestives.

3° Parfois, c'est sous la sensation de chaleur, de brûlure, d'âcreté que la douleur se fait sentir. Les personnes habituées à bien vivre, sont sujettes à ces souffrances. Au début, elles ont rarement recours à nos conseils ; et ce n'est qu'après avoir épuisé d'elles-mêmes les anti-acides ordinaires, que, leurs douleurs devenant plus vives et plus fréquentes, elles se décident enfin à nous consulter.

La sensation de brûlure se fait principalement sentir au milieu ou à la partie inférieure de la région sternale, rarement à l'épigastre; mais, chose curieuse, c'est que souvent le malade en rapporte le siége à quelque point de la gorge, depuis le haut du sternum jusqu'au pharynx, que l'on voit s'accompagner alors d'un sentiment de constriction.

Quelquefois les patients accusent une vague sensation de chaleur autour du cou, sans pouvoir en indiquer le lieu précis, jusqu'à ce qu'avalant une bouchée de nourriture, cette dernière passe sur l'endroit douloureux et vienne le leur indiquer.

Le sentiment de brûlure est rarement ressenti dans l'estomac lui-même. Les sensations de chaleur et d'âcreté appartiennent surtout aux dernières périodes de la digestion, moment où l'organe est le plus apte à se charger de fluides viciés. Elles apparaissent d'ordinaire plusieurs heures après le repas, pour s'effacer à la suite d'exacerbations et derémissions diverses, dont la durée peut s'étendre de dix minutes à une heure.

Quelquefois, ces sensations se trouvent masquées ou précèdent une attaque de crampes ou de spasmes de l'estomac, et, lorsque ces dernières s'apaisent, on voit souvent les autres reparaître de nouveau.

Traitement. — La première indication est de ne permettre qu'une petite quantité d'aliments même très-sains. Il faut se rappeler que la sécrétion des sucs gastriques a ses limites, et que, si la nourriture est prise en excès, les fluides ne tardent pas à s'altérer et à devenir pour la muqueuse une cause d'irritation. Au point de vue de cette détérioration des sucs, il en sera donc de même, que le régime devienne trop abondant, quoique de bonne qualité, ou que la nature des aliments soit de solution difficile.

On devra recommander aussi de mâcher avec soin, par la raison que les personnes sujettes à ces souffrances, ont d'ordinaire la mauvaise habitude de tordre seulement leur manger ; et puis il faut défendre certaines substances comme favorisant, d'une façon plus particulière, la formation des fluides âcres ; tels sont : le beurre sous quelque forme que ce soit ; les pâtisseries lourdes, les viandes frites, les étuvées, les sauces piquantes, les viandes salées ou fumées, les végétaux crus, les plats sucrés et le thé. L'action de se courber ou la pression sur l'estomac, quelle qu'en soit l'origine, semble parfois être la cause déterminante ; et ici, contrairement à ce qui se passe dans les flatuosités, lorsque les gaz sont rendus, loin de soulager, ils ne font qu'augmenter les souffrances par le goût désagréable qu'ils laissent dans la gorge.

Si la sensation de brûlure tient à des acidités, dans les premiers temps, les alcalins en viennent assez facilement à bout ; mais bientôt ces remèdes perdent beaucoup de leur pouvoir, sans doute par suite de quelque changement survenu dans la formation des principes qu'ils sont appelés à neutraliser : c'est pourquoi il n'y a plus d'autre alternative que d'administrer des adoucissants, pour pallier les souffrances présentes, en donnant, par intervalles, quelque astringent ou quelque tonique, pour parer aux défectuosités de la sécrétion. La poudre de kino, le sous-nitrate de bismuth, ont obtenu, à juste titre, une haute réputation en pareil cas ; parmi les astringents toniques, les acides minéraux sont aussi très-utiles ; signalons enfin que c'est dans cette indisposition qu'un verre d'eau soulage, parfois momentanément, en diluant l'âcreté des fluides.

4° Les malades désignent les crampes ou spasmes de l'estomac par des figures : c'est ainsi qu'ils se plaignent d'avoir un clou, un os, un nœud ou quelque chose de dur à l'épigastre ; ou bien qu'il leur semble qu'une corde les serre au travers du corps, ce qui les oblige à se courber ou à se plier en deux.

Ce genre de douleur est un des plus pénibles parmi tous ceux que l'estomac endure; parfois, le malade ne peut s'empêcher de crier, et le facies exprime une souffrance indicible. Le caractère de ces attaques ressemble à celui des crampes partout ailleurs; le paroxysme arrive soudainement, s'aggrave avec rapidité, et s'apaise après avoir duré quelques minutes, pour revenir par intervalles plus ou moins distancés.

Cette douleur se fait sentir à l'épigastre, et plus souvent encore à la partie inférieure du sternum. Dans les expériences pratiquées par le Dr Beaumont, il produisit à volonté des crampes dans les fibres musculaires de l'estomac, en irritant l'intérieur du pylore avec le bulbe d'un thermomètre. Ce fait explique la rareté de ces douleurs dans les premières périodes de la digestion, alors que le pylore est encore, jusqu'à un certain point, contracté sur lui-même et ne permet pas à de gros morceaux d'aliments de s'y introduire pour l'irriter. Mais quand la digestion est avancée, l'orifice pylorique s'élargit pour permettre au chyme de passer dans le duodenum, et, si à ce moment des fragments de nourriture s'y glissent aussi, ils peuvent s'y arrêter et, comme le bulbe du thermomètre, exciter une action spasmodique.

On peut comparer ces crampes aux mouvements convulsifs douloureux qui se produisent dans les muscles circulaires, comme par exemple dans l'orbiculaire palpébrale, par l'introduction d'un grain de sable sous la paupière; ou bien encore, à la contraction du sphincter anal, par la présence des hémorrhoïdes. Ces crampes peuvent aussi survenir sous l'influence de l'action de fluides viciés sur la membrane muqueuse; chez les personnes hystériques, elles se déterminent avec la plus grande facilité, sous l'impression des plus petites causes, en raison de l'extrême mobilité musculaire qui existe alors.

Les crampes d'estomac se remarquent plus souvent l'après-midi et le soir que dans la matinée; l'action musculaire prolongée y prédispose; des positions pénibles provoquent parfois l'attaque; et il n'est pas rare de les voir se produire par l'action de se mettre au lit dans une posture gênante, telle que serait celle de se tordre. Après le paroxysme, la région sternale ou épigastrique demeure souvent sensible au toucher; cela dure peu d'ordinaire; mais, dans les cas graves, on a vu cette sensibilité persister plusieurs jours.

Il est bon de remarquer que beaucoup de gens, qui souffrent de crampes d'estomac, sont sujets aux mêmes douleurs dans les membres; c'est l'irritation réflexe qui les occasionne alors; et, à mesure que l'estomac reprend ses fonctions naturelles, les symptômes similaires disparaissent également.

Les goutteux, comme cela est bien connu, souffrent assez souvent de l'estomac et sont sujets aussi aux désordres spasmodiques que nous venons de signaler; bien que ces derniers soient très-pénibles, ils n'ont pourtant rien de dangereux; ce qui doit les faire distinguer de ces accès terribles, connus sous le nom d'accès de goutte dans l'estomac.

Traitement. — Il faut régler le régime sur les principes généraux; on ne doit permettre que des aliments d'une digestion très-facile. Beaucoup de malades peuvent prédire une attaque, s'ils se sont risqués à manger seulement quelques bouchées de certaines substances, comme des con-

combres, du bœuf salé, du homard, du poisson sau-
muré, etc. Quand la crampe est produite par des aliments
qui résistent à l'action dissolvante des sucs gastriques,
quelquefois elle s'interrompt brusquement par le passage
de la substance réfractaire dans le duodenum ; mais si les
souffrances continuent et qu'après avoir appris ce que le
patient vient de manger, on ait lieu de croire que des fragments non encore digérés irritent la membrane muqueuse, la meilleure chose à faire est de l'en débarrasser
au moyen d'un émétique ; ce dont la nature prend parfois
l'initiative en provoquant des vomissements spontanés.

Si les crampes sont précédées de chaleur, d'âcreté le
long du sternum ou à la gorge, les alcalins deviennent utiles ; et les plus convenables sont alors ou le carbonate d'ammoniaque ou le sel volatil avec addition de bicarbonate de
soude ; mais, en règle générale, les stimulants antispasmodiques conviennent davantage, et, parmi ces derniers, on
peut prescrire une cuillerée à thé d'éther sulfurique ou de
liqueur anodine d'Hoffmann. Il est souvent avantageux de
combiner ces remèdes avec les calmants ; tels que la teinture de jusquiame, celle de belladone ; dans les cas graves,
on doit prescrire la potion sédative de Battley ou soluté
d'opium dans le vinaigre.

Quand les crampes dépendent surtout de l'irritabilité
musculaire, un excellent remède est de cinq à dix gouttes
de teinture de *cannabis indica* sur un morceau de sucre ;
ou bien encore, de 2 à 8 grammes de teinture d'opium
camphrée. Les applications topiques ont aussi leur utilité :
nous recommanderons des frictions sur la région douloureuse avec une cuillerée de teinture de racines d'aconit ;
des applications chaudes sur l'épigastre ; l'action du froid

sur l'estomac paraît également soulager dans quelques circonstances.

Quand les crampes sont dues à l'irritabilité musculaire
par suite de faiblesse, on devra administrer les toniques
végétaux et minéraux aussitôt que le viscère pourra les supporter.

5° La fréquence des douleurs gastriques aiguës a été re-
marquée de tout temps ; à première vue, elles paraissent
très-embarrassantes, par la raison que souvent les mêmes
choses qui les soulagent dans certains cas les exaspèrent
dans d'autres ; néanmoins, avec un peu d'attention, cette
contradiction apparente peut s'expliquer comme nous le
verrons plus loin.

Le siége de ces douleurs est très-variable : on les trouve
d'ordinaire sur quelque point de l'estomac ou dans le voisinage ; mais, en réalité, il n'y a aucune partie du corps
qui ne soit susceptible d'éprouver une névralgie, sous l'influence de l'irritation de la muqueuse gastrique. Le plus
souvent, c'est au-dessous du sein gauche ou vers la pointe
du cœur qu'on la rencontre : cette région, on le sait, est
très-susceptible de pareilles souffrances ; dans d'autres affections et particulièrement dans la débilité ; plus fréquentes, dans l'hypochondre gauche que dans le droit ; on retrouve encore ces douleurs à l'épigastre, dans les côtés ou
vers la région ombilicale.

Presque toujours, cette névralgie est évidemment produite par une action réflexe ; et beaucoup de circonstances
portent à croire que la partie atteinte est le péritoine ou
quelque autre séreuse : en effet, cette douleur est aiguë et
vive, caractère qui appartient spécialement aux séreuses ;
et si elle se déplace pour se porter, par exemple, de la ré-

gion de l'estomac sur un point de la poitrine, le malade ne laisse pas de la considérer comme la même affection qui, sans doute, est venue se loger dans le péricarde ou dans la plèvre ; mais, nous l'avons fait observer en commençant ce chapitre, la violence des symptômes ne préjuge en rien l'état morbide de l'estomac ; et comme cette douleur dépend souvent de causes étrangères aux fonctions digestives, qu'elle peut survenir instantanément, à jeun ou après le repas, il en résulte qu'elle est bien moins sous notre contrôle.

Aussi arrive-t-il fréquemment que les malades observent que, s'ils peuvent se soustraire aux autres souffrances par un régime attentif, il n'en est plus de même dès qu'ils ont affaire à ces douleurs aiguës. La grande mobilité nerveuse, la sensibilité exagérée, l'hystérie, la chlorose, l'aménorrhée, les pertes sanguines ou blanches, l'approche des règles, la débilité, ont plus d'influence sur ces névralgies que les causes qui se rapportent à l'estomac lui-même. La différence dans les effets que le manger produit, est alors très-remarquable ; le plus souvent il détermine les douleurs ; mais, si l'état de faiblesse générale se trouve en même temps plus marqué que la sensibilité morbide du viscère, la nourriture, en imprimant une action tonique au système nerveux, enlève ou arrête pour un temps la névralgie, en agissant comme stimulant antispasmodique. C'est ainsi que l'on peut expliquer ces cas, perplexes à première vue, où, calmée un jour, la douleur se trouve augmentée le lendemain par la nourriture, sans que l'on puisse attribuer ce changement soit à une erreur diététique, soit à une augmentation morbide dans les dispositions de l'estomac. Parfois ces sensations douloureuses se produisent

dans des endroits du reste prédisposés, par le simple contact de la nourriture avec les parois de l'organe, et sans
qu'il y ait dans ce dernier aucune altération notable. La
muqueuse, dans ces circonstances, agit simplement comme
partie de l'enveloppe mucoso-cutanée, dont le contact avec
un grand nombre de substances, ordinairement inoffensives,
n'en détermine pas moins des sensations variées partout
ailleurs.

Quand des douleurs aiguës dans l'hypochondre gauche
ou au creux de l'estomac, s'accompagnent de symptômes
de dérangements digestifs, on peut croire, si elles sont situées dans d'autres parties de l'abdomen, avoir affaire à
une gastrite ou à une inflammation du péritoine. Mais on les
en distingue par l'expression dans le facies du malade, par
la position que conserve le corps, enfin par l'absence de
troubles constitutionnels proportionnés à leur violence.
Les antécédents aident aussi à mettre dans la bonne voie :
on apprend que le mal a fait irruption sans avoir été précédé par aucune des causes ordinaires de la péritonite ; et
puis, la coexistence d'une constitution nerveuse, hystérique, ou de quelqu'une des prédispositions que nous venons de signaler, donnera encore plus de certitude au
diagnostic.

Traitement. — Quand on veut soulager une névralgie
abdominale par la pression, on doit appliquer cette dernière sur un grand espace au moyen de compresses douces
et larges ; si l'on se contente de l'exercer sur quelques
points limités, comme lorsqu'on la pratique du bout des
doigts, on est à peu près sûr d'augmenter les souffrances.

On comprend que la compression soit utile, en maintenant les nerfs et en les engourdissant peut-être en partie ;

mais surtout en fixant les différents organes mobiles de l'abdomen de manière à empêcher leur froissement pendant la respiration, la toux ou les changements de position. C'est sans doute en raison de ce fait que l'on peut suspendre grand nombre de ces douleurs, pour quelques instants, en engageant le malade à retenir sa respiration et à prévenir, par là, tout mouvement abdominal.

Quand les forces le permettent et que le cas est rebelle, on gagne beaucoup de temps par l'application de six ou huit sangsues à l'endroit douloureux. Le soulagement d'ordinaire est prompt, mais temporaire. C'est pourquoi, on devra s'empresser d'utiliser cet intervalle de répit, par l'emploi de remèdes propres à tonifier les fibres nerveuses et à se mettre de la sorte, autant que possible, à l'abri d'une récidive.

La contre-irritation est aussi très-utile ; elle paraît déloger plutôt que guérir le mal que l'on peut ainsi poursuivre de région en région. Chaque déplacement néanmoins diminue l'intensité de la douleur, jusqu'à ce qu'enfin elle disparaisse.

Quand une névralgie locale est guérie d'emblée par un vésicatoire, nous pouvons en déduire que les nerfs seuls de cette région étaient en souffrance ; mais, si elle a l'air de glisser et de se porter ailleurs, nous en concluons que la sensibilité morbide est plus diffuse et que les corroborants sont plus nécessaires. Dans les cas tout à fait rebelles, où le mal semble fuir les remèdes, il est bon d'appliquer la contre-irritation sur l'épine dorsale, au-dessus du point d'où la partie douloureuse dérive ses nerfs ; posé sur l'abdomen, un vésicatoire n'agit, comparativement, que sur quelques fibres nerveuses éparses ; tandis que sur le canal vertébral, c'est sur le cordon qui les réunit que l'action se fait sentir ; et, de cette manière, la plupart des fibres nerveuses qui se rendent dans la partie malade, éprouvent directement l'influence du remède.

Comme application locale, on peut surtout recommander des frictions avec la teinture d'aconit deux fois le jour. Son emploi se fait mieux à l'aide d'une brosse très-douce. Quand la douleur est très-intense, il est convenable d'administrer l'opium, l'acide hydrocyanique, la teinture de *cannabis indica* ; mais, en général, on retire plus d'avantages des stimulants antispasmodiques ou de leur combinaison avec les moyens précédents. Quand la guérison est presque complète, l'usage de l'eau froide sur la peau et les toniques à l'intérieur, sont les meilleurs moyens pour prévenir les récidives.

La névralgie abdominale, soit qu'elle dépende de troubles digestifs ou qu'elle tienne à toute autre cause, disparaît souvent sans aucuns soins particuliers à mesure que la digestion se fait mieux.

Beaucoup de personnes rapportent quelques-unes de ces douleurs à la faiblesse ; et, comme bien d'autres opinions populaires, celle-ci est établie sur une observation judicieuse ; car, lorsque les nerfs reprennent de la force, ils deviennent moins susceptibles, et les souffrances auxquelles ils étaient antérieurement sujets s'amoindrissent ; en réalité, il n'y a pas de moyen plus certain de s'en débarrasser, que de donner aux différents organes cette puissance tonique indispensable pour résister, avec succès, aux agents perturbateurs.

6° Il nous reste encore les douleurs irrégulières, telles que les sensations de battement, de pulsation, de reptation, de vacuité, d'engourdissement ou de froid. Disons tout de suite que les personnes les plus sujettes à ce genre d'affection, sont celles qui présentent une constitution affaiblie, nerveuse, hystérique ou hypochondriaque; en un mot, tout ce qui prédispose au groupe précédent.

La majorité des sensations irrégulières se rapporte à l'épigastre; mais il est fréquent aussi d'en rencontrer au cœur, au cou, aussi bien qu'aux régions hypogastriques et iliaques. Ces parties correspondent, jusqu'à un certain point, au trajet des gros vaisseaux du corps; il est bon de noter que beaucoup de ces sensations emportent avec elles l'idée de mouvement; et, quand on les considère en relation avec les causes qui les produisent, on les trouve entièrement inexplicables. Parfois, ce sera telle substance alimentaire qui les déterminera; mais, le plus souvent, leur connexion avec l'estomac est fort douteuse; et elles ne continuent pas moins de tourmenter les malades, alors même que cet organe remplit parfaitement ses fonctions.

Comme le traitement de ces sensations irrégulières rentre dans celui de la diathèse à laquelle elles s'associent, nous renvoyons aux ouvrages qui en traitent particulièrement, sans entrer dans une revue qui deviendrait beaucoup trop longue pour notre sujet.

L'expérience démontre que, dans les affections de l'estomac, l'investigation minutieuse et systématique des souffrances présentes, est essentielle pour bien comprendre chaque cas envisagé séparément; nous croyons aussi que la réussite dans le traitement, dépend surtout de l'exactitude avec laquelle on saura interpréter la signification de chaque douleur prise en particulier; c'est là ce qui nous a fait insister peut-être un peu longuement sur ce chapitre.

Sensibilité. — La sensibilité à la pression et la douleur gastrique ne sont en aucun cas proportionnelles. C'est ainsi que cette dernière peut être très-vive; tandis que la première existe à peine, si elle ne manque pas tout à fait. Il arrive aussi que, la douleur se faisant sentir en un point, c'est un autre endroit qui est sensible. Lorsqu'un estomac est malade, quel que soit l'objet qui le comprime, une sensation pénible en naît facilement. Il faut donc s'informer si la douleur est produite par un corset, par des vêtements trop serrés ou trop roides; souvent les malades, de leur propre aveu, sont obligés de se desserrer après le repas, dans l'impossibilité où ils se trouvent alors de supporter sans souffrance la plus petite pression sur l'épigastre. Les mêmes motifs obligent quelquefois les dames à se délacer ou à retirer leur busc : dans ces conditions, des postures pénibles, comme l'action de se courber en avant, déterminent toujours des douleurs plus ou moins insupportables. De là, naît l'inconvénient de certaines professions pour des estomacs débiles, surtout pour ces jeunes filles frêles et délicates qui se trouvent, par état, obligées de garder, pendant des heures entières, des positions pénibles, telles que celles qu'exigent les travaux à l'aiguille, le dessin, la musique, etc.

On peut s'assurer de cette sensibilité de différentes manières : quelquefois, comme nous l'avons dit déjà, la pression seule des vêtements suffit pour l'indiquer; mais, pour bien la saisir, le malade doit être couché sur le dos, les épaules relevées et les genoux fléchis : les muscles de l'abdomen se trouvent alors dans le relâchement et n'interceptent plus la pression que l'on veut exercer sur les organes qui se trouvent en arrière.

Pour que cet examen soit utile, il faut y mettre beaucoup
plus de soin qu'on n'en apporte d'ordinaire à le pratiquer.
On doit toujours procéder avec beaucoup de douceur ; car
les personnes qui ont l'estomac malade, sont en général
très-nerveuses, très-susceptibles ; et il est bon de les rassu-
rer, de leur faire bien comprendre, à l'avance, que cette
investigation ne saurait en rien augmenter leurs souffrances ; sans quoi elles pourraient se hâter d'accuser ce qu'elles
ne ressentiraient pas, pour se débarrasser plus vite de l'examen.

On ne doit jamais oublier non plus, que la recherche doit
surtout porter sur le degré de pression qui se peut endurer
sans provoquer de douleur. Une chose qu'il est encore bon
d'avoir présente à l'esprit, c'est que des malades nerveux
et irritables sont souvent sensibles par tout le corps ; ce qui
pourrait faire tomber dans la méprise de trouver une région particulièrement atteinte de sensibilité morbide, lorsqu'après tout, elle ne serait que la conséquence d'un état
général. Pour ne pas tomber dans cette erreur, on devra
faire des pressions comparées sur d'autres parties du corps.
Toutes choses égales d'ailleurs, les personnes maigres sont
plus sensibles que celles qui sont robustes et grasses, par
la raison que, dans les premières, les nerfs se compriment
plus facilement contre les os ou les parties dures.

Quand on veut examiner l'estomac, il faut commander au
malade de faire une forte inspiration et de retenir son haleine pour quelques moments. L'organe se trouve ainsi
amené davantage dans l'abdomen et mieux fixé. La pression
doit s'exercer un peu plus bas que les côtes du côté gauche
et se diriger obliquement en haut ; de cette façon on comprime le viscère entre les doigts et le diaphragme abaissé.

Il est à peine besoin de signaler, comme cause d'erreur, l'impressionnabilité musculaire qui se produit à la suite d'accidents bilieux ou de vomissements.

La sensibilité à la pression réclame rarement un traitement spécial; lorsque pourtant elle ne diminue pas sous l'influence des médications dirigées pour combattre les affections qu'elle accompagne, on devra recourir aux vésicatoires, aux sinapismes, aux ventouses et aux autres moyens employés dans la contre-irritation.

CHAPITRE VI

DES MAUX DE TÊTE ET DES VERTIGES DANS LES AFFECTIONS
DE L'ESTOMAC.

Fréquence de la céphalalgie sympathique. — États morbides qui y prédisposent. — Origine gastrique et bilieuse. — Distinction. — Modifications que lui font éprouver divers états morbides. — Sensibilité à la
pression. — Douleurs sympathiques. De la vue. — De l'ouïe. — Du
goût. — Effets réciproques. — Précautions à prendre.
Vertige. — Souvent rebelle. — Ses origines. — Traitement des céphalalgies. — Des vertiges.

La tête est de toutes les parties du corps celle qui sympathise le plus souvent avec l'estomac ; le moment où elle
commence à souffrir varie suivant les circonstances ; mais
toujours l'apparition de la céphalalgie est pénible, même
dès le début, soit qu'elle tienne à une irritation gastrique
prononcée, à l'indigestion ou à une prédisposition marquée
pour les douleurs secondaires, comme dans la faiblesse, la
chlorose, la nervosité, l'hystérie, ou les autres causes qui
rendent tout le corps plus impressionnable.

D'une autre part, quand les fonctions du viscère se dérangent lentement comme par l'usage d'une nourriture
trop abondante et trop riche, on voit les malades échapper
pendant longtemps aux douleurs de tête, tandis qu'ils sont
en proie à d'autres symptômes pénibles.

Dans les cas chroniques, lorsque la sympathie entre la
tête et l'estomac s'est établie très-étroitement, la plus petite erreur de régime détermine fréquemment une céphal-

algie intense. On rencontre pourtant des cas où un malade, sous l'influence des plus petits désordres gastriques, éprouve des maux de tête très-violents ; tandis que d'autres, dans des conditions beaucoup plus graves, n'en ressentent pas la moindre atteinte ; ce qu'il faut rapporter aux prédispositions individuelles ou idio-syncrasiques.

La céphalalgie est parfois périodique, revenant d'abord à de longs intervalles et avec intensité ; puis, elle devient plus fréquente et moins forte. Certaines personnes même finissent par en souffrir journellement d'une façon très-supportable.

Comme les affections gastriques et bilieuses se confondent souvent chez le même individu, et que les unes et les autres peuvent donner également naissance aux maux de tête, il est important de rechercher s'il n'existerait pas quelque signe particulier qui nous permît de remonter directement à l'organe malade. Il serait souvent difficile de faire une distinction bien nette, sans avoir recours aux symptômes concomitants, bien que le siége seul de la douleur soit une grande présomption de son point d'origine ; c'est ainsi que l'on soupçonne une céphalalgie bilieuse quand la douleur est limitée aux yeux ou à un œil seulement, qu'elle s'accompagne d'une sensation de chaleur, de brûlure, de pesanteur ou d'engourdissement. Parfois, la sensation est comparable à celle que produiraient des grains de sable ou des piqûres d'aiguille. Il semble à quelques-uns que leurs yeux sont roides, qu'il leur est pénible de les mouvoir ou de les ouvrir tout à fait ; souvent la vue est affectée et ne semble se faire qu'à travers un brouillard ; les personnes qui travaillent à l'aiguille, classe très-bilieuse de sa nature, se trouvent fréquemment dans l'impossibilité

de continuer leur ouvrage, par l'obscurcissement soudain
de la vue.

Quand la bile domine, le front, juste au-dessus des yeux
et vers la racine du nez, est encore très-sujet à se prendre ;
un point caractéristique, c'est immédiatement derrière l'o-
reille ; et, s'il descend plus bas, comme cela arrive quelquefois, on peut le confondre avec le torticolis, que l'on guérit
mieux alors par l'émétique ou le calomel, que par des applications locales ; enfin, si de ce dernier point la douleur
s'étend encore plus bas, elle atteint la région supérieure du
dos, partie où il est classique de la rencontrer dans les affections du foie.

On peut soupçonner la même origine quand le malade
s'éveille avec de la céphalalgie, ou que cette dernière appa-
raît le matin de bonne heure. Très-souvent le déjeuner débarrasse la tête ; soit en mélangeant ou en diluant la bile
qui s'est fait jour dans l'estomac, ou bien en facilitant la
sortie de l'excès qui s'était accumulé dans le foie. La céphalalgie bilieuse peut encore se montrer le soir, quand,
pendant le jour, le patient s'est livré à des occupations
sédentaires ; le meilleur moyen préventif, en pareil cas, est
l'exercice au grand air.

La céphalalgie gastrique peut dépendre de la simple irritabilité, comme après une indigestion ; mais, le plus souvent, elle est due à la sympathie qui existe entre la tête
et l'estomac ; lorsque ce dernier organe est primitivement
affecté, la douleur qui en résulte se distingue de la précédente, en ce qu'elle est sous la dépendance directe de la
présence des aliments dans le viscère ; d'où il arrive qu'on
ne l'observe presque jamais le matin ; et qu'à de rares
exceptions près, la nourriture la détermine sans la soula-

ger. Dans les cas les plus rebelles, elle commence à tourmenter les malades aussitôt après l'ingestion ; dans ceux
qui le sont moins, c'est un peu plus tard ; et, comme elle
ne cesse d'ordinaire qu'après que le travail digestif est
achevé, on peut dire que, dans les cas chroniques, elle correspond au temps pendant lequel l'estomac contient de la
nourriture. Mais à la suite d'une indigestion, surtout chez
les personnes dont le viscère était déjà malade, la céphalalgie peut se continuer pendant plusieurs jours, autant que
dure l'irritation de la membrane muqueuse. De même que
la souffrance bilieuse est souvent coupée par une décharge
de bile, de même la variété gastrique disparaît par le vomissement de substances mal élaborées ou indigestes.

Certains sujets remarquent que leur tête et leur estomac
souffrent presque toujours de concert ; pourtant, excepté
après une indigestion, on a comparativement moins souvent
lieu d'observer la céphalalgie gastrique pure ; ce qui tient,
sans doute, aux combinaisons nombreuses des affections de
l'estomac avec d'autres états morbides.

Quelquefois le mal de tête, qui a commencé le matin
par être bilieux, se continue toute la journée par l'irritation que détermine ensuite la nourriture ; c'est ce qui arrive dans les cas chroniques et ce qui explique comment
certaines personnes n'en sont jamais exemptes. Dans ces
circonstances, les aliments augmentent les douleurs ; et,
suivant que la congestion bilieuse prédomine, la nourriture
est bienfaisante ; ou produit un effet contraire, si c'est la
sensibilité gastrique qui est plus marquée.

L'hystérie, l'anémie ou la débilité, modifient le mal de
tête ; et, comme le dérangement des fonctions gastriques
tend encore à appauvrir le sang, à la longue elles impri-

ment un cachet particulier aux céphalalgies ; c'est ainsi que la débilité en rend les attaques moins régulières et les fait paraître plus vives avant le repas, moment pendant lequel la faiblesse est plus grande.

Un peu de nourriture diminue parfois le mal de tête qui suit une légère indigestion, chez les personnes du reste bien portantes ; c'est que les nerfs n'ont pas encore de sensibilité morbide, et que réellement la céphalalgie est produite, en partie, par la faiblesse que provoque une surexcitation passagère dans la circulation cérébrale ; et, en partie aussi, par la turgescence de l'estomac. Un peu de nourriture amène alors un effet salutaire, en fortifiant l'une et en soulageant l'autre, par l'écoulement des sucs gastriques que sa présence sollicite dans la membrane muqueuse.

La céphalalgie avec débilité s'accompagne facilement de vertiges ou de sensation de vacuité dans la tête ; on observe surtout cet effet en quittant le décubitus pour prendre rapidement la position debout. Aussi faut-il éviter ces mouvements brusques ; et, s'il en est besoin, reprendre momentanément la position première ; parfois on observe dans les vaisseaux autour de la tête, des pulsations ou des battements qui sont probablement de même nature que ceux que l'on remarque après une hémorrhagie.

Quand l'état bilieux se joint à l'hystérie, leur union produit cette douleur vive, limitée à un point de la tête et que l'on nomme clou hystérique.

Comme les douleurs secondaires, la céphalalgie gastrique s'accompagne ou laisse, après sa disparition, une sensibilité plus ou moins vive qui se limite parfois à un œil, à un côté ou à un seul point du cuir chevelu et que la moindre pression rend insupportable.

Cet état pour l'œil peut s'accompagner d'un gonflement qu'il ne faudrait pas confondre avec celui que le vomissement parfois occasionne.

Les effets sympathiques de l'irritation gastrique ou bilieuse sur les nerfs de la tête ne s'arrêtent pas à ceux de commune sensation ; car, lorsqu'ils retentissent sur le nerf optique par exemple, ils exaltent, diminuent ou pervertissent ses fonctions. C'est ainsi que le malade croit voir des étincelles, de petits corps brillants, des mouches, des stries ou des points noirs qui semblent généralement s'élever au-devant de l'œil.

La rétine, destinée seulement à recevoir les impressions qui excitent en nous la conscience du voir, est presque ou tout à fait incapable de ressentir une douleur ordinaire; et, si ce nerf se trouve déchiré ou irrité, la sensation de lumière est la seule qui se produise. Nous savons aussi que si l'on presse un œil, une image est immédiatement perçue, et cela bien que l'expérience s'en fasse dans l'obscurité ; c'est pour la même raison que, lorsque l'irritation gastrique se réfléchit des nerfs de l'estomac sur ceux de la vue, une perversion de la vision, semblable à celles que nous venons de décrire, est seule produite. D'un autre côté, lorsque le nerf optique est le premier à souffrir, il peut provoquer également des effets secondaires ; et, s'ils se produisent sur des nerfs de commune sensation, comme c'est souvent le cas, la douleur en sera le résultat inévitable. Tout le monde sait que, lorsqu'une lumière vive tombe sur une rétine du reste saine, comme lorsqu'on regarde le soleil, la douleur se produit autour des yeux dans les nerfs de commune sensation ; mais, si la rétine est d'une impressionnabilité morbide, comme cela arrive souvent dans les affections gastriques, une lumière plus faible comparativement, suffira pour produire le même effet et déterminer la céphalalgie. Or, toutes les sympathies sont mutuelles, et le nerf optique, dans ces circonstances, peut réfléchir l'irritation sur l'estomac, comme il en avait été affecté lui-même ; les effets en seront donc une augmentation dans les souffrances gastriques. C'est pourquoi, les personnes sujettes aux céphalalgies bilieuses ou gastriques, aux vertiges ou aux désordres de la vue, devront éviter les occupations qui réclament l'application trop attentive des yeux, l'éclairage artificiel trop vif ; une lumière dans laquelle l'excès des rayons rouges ou jaunes sera corrigé par une ombre bleu pâle ou verdâtre, sera celle qu'il faudra préférer comme étant la plus douce et la moins irritante.

Le nerf acoustique est plus rarement affecté ; les malades se plaignent de bruit dans les oreilles ; quelques-uns le comparent au murmure d'une bouilloire, d'autres à de véritables tintements de cloche. Quelquefois il n'y a qu'une simple intolérance pour le bruit qui laisse les patients paisibles tant qu'ils en sont éloignés, mais qui devient insupportable en proportion de son intensité. Il arrive aussi que, loin de s'augmenter, cette sensibilité nerveuse s'émousse et que les personnes qui souffrent de dérangements gastriques, finissent par être atteintes de surdité ; absolument comme nous avons vu la vision s'obscurcir dans quelques circonstances.

Le sens du goût est parfois altéré et les malades se plaignent de ce que leur nourriture n'a aucune saveur ; ou bien, il y a constamment dans la bouche une sensation désagréable qui se remarque surtout dans la complication bilieuse et qui semble tenir, moins aux irritations secondaires sur les nerfs du goût, qu'à une altération des fluides sécrétés par la bouche. C'est que les nerfs qui président aux sécrétions dans cette partie du corps, participent souvent aux affections de l'estomac ou du foie ; comme le prouvent une abondance de mucosités ou de larmes et un flux excessif de salive.

Vertige. — Le vertige se montre parfois après le repas avec une grande régularité ; il est alors évidemment dû à une irritation primitive de la muqueuse, qui se révèle par le contact de la nourriture. Cet accident peut se produire encore par la sécrétion abondante et soudaine des sucs gastriques, comme Saint-Martin en offrit plusieurs fois l'exemple au docteur Beaumont.

Le vertige est souvent très-tenace et résiste pendant longtemps à toute espèce de médication. C'est que, tout en se liant à une affection gastrique, ses relations sont encore plus intimes avec quelque affection intercurrente ; et qu'alors les remèdes échouent, tant qu'ils ne sont pas dirigés contre l'état morbide accidentel.

Comme phénomène sympathique, le vertige a plus souvent son point d'origine dans le foie que dans tout autre organe ; il s'accompagne d'ordinaire de mal de tête ou peut se joindre à d'autres symptômes bilieux, sans céphalalgie. Quelquefois il se déclare brusquement pendant le repas ; non pourtant comme un effet direct du contact de la nourriture avec la muqueuse, mais par une simple régurgitation de bile. Le vertige est aussi un signe d'irritation de l'utérus, comme on peut le remarquer souvent dans l'aménorrhée et dans la ménorrhagie ; parfois il semble être purement un effet de la débilité si commune dans les affections chroniques de l'estomac.

On remarque, dans ces conditions, que des exercices fatigants, que l'effet de tourner brusquement pendant une pro-
menade, ou bien que l'action seule de prendre vivement la
position debout, suffisent pour le déterminer.

Dans le vertige produit par la pléthore, se lever et tenir
la position droite soulage; et, s'il est nécessaire de faire
coucher le malade, on ne devra pas oublier de lui faire
garder la tête et les épaules dans une position élevée. Il
n'est pas rare de voir le vertige précéder un accès de goutte
et de le voir disparaître, presque aussitôt que l'attaque s'est
prononcée. Enfin, le vertige semble dû quelquefois à la pression qu'occasionne un estomac flatulent et distendu sur les
poumons, le cœur et les gros vaisseaux de la poitrine; par
l'obstacle que le volume du viscère apporte alors au libre
cours du sang dans la tête, en offrant plus ou moins de résistance à son retour.

Traitement. — Il n'est peut-être aucun symptôme, dans
les affections gastriques, qui occasionne plus de souffrance
que la céphalalgie et dont les malades soient plus désireux
de se débarrasser. Grand nombre ne se plaignent que de
leur mal de tête, sans même soupçonner que l'état de leur
estomac en est la cause; et beaucoup, tout en le sachant,
n'ignorent pas non plus que la cure radicale demanderait
beaucoup de temps et ne sont pas fâchés qu'on leur indique
quelque palliatif pour diminuer les souffrances actuelles.

Le mal de tête qui suit un simple excès dans le boire ou
dans le manger, réclame rarement un traitement spécial;
pourvu, du reste, que l'estomac ait été sain antérieurement. L'érythème de la membrane muqueuse disparaît dans
les quarante-huit heures, et avec lui la céphalalgie sym-
ptomatique. Si le mal de tête s'accompagne d'abattement et

de débilité, on donnera avec avantage un peu de nourriture ou quelques centigrammes de carbonate d'ammoniaque dans une infusion aromatique. Après de grosses erreurs diététiques, chez les personnes dont l'estomac était déjà dans un état morbide, la céphalalgie peut durer plusieurs jours et s'accompagner de symptômes fébriles. Dans le fait, la muqueuse gastrique se trouve alors dans un état inflammatoire aigu ; et, si rien ne s'y oppose, le meilleur traitement sera d'appliquer six ou dix sangsues à l'épigastre. Quand le mal de tête a persisté longtemps, il peut finir par déterminer un état congestif ; il est bon alors d'appliquer des ventouses ou des sangsues à la nuque ou bien des sangsues aux malléoles et de faciliter ensuite la révulsion par des bains de pieds très-chauds.

Dans les céphalalgies violentes, les applications froides sont très-utiles et en même temps fort agréables au malade ; on peut aussi mouiller le front, de temps à autre, avec un mélange d'une partie d'éther acétique pour quatre parties d'eau, que l'on emploie : soit seul, comme réfrigérant, soit en combinaison avec quelque calmant, comme la teinture d'aconit ou le camphre à faible dose.

Si l'irritation primitive de l'estomac est l'effet du contact de la nourriture avec des nerfs d'une sensibilité excessive, on devra éloigner, autant que possible, les causes excitantes en prescrivant une diète légère et douce ; puis on émoussera cette sensibilité morbide et ses effets secondaires sur les nerfs de la tête, par l'usage à l'intérieur de la jusquiame et de la belladone.

Dans les grandes villes, la cause la plus fréquente des maux de tête est la congestion bilieuse dont aucun médicament ne vient mieux à bout que l'émétique, par son action salutaire sur le foie. Cette manière de faire est presque toujours praticable ; et ce serait une erreur de croire qu'un vomitif donné par hasard, puisse toujours affaiblir un estomac même en souffrance.

Si ce remède n'est pas à la mode, c'est par la raison fort simple qu'il est très-désagréable dans ses effets ; aussi, quand on ne peut le prescrire pour une cause quelconque, il ne reste plus qu'à solliciter assez vivement les intestins ; mais on doit prévenir les malades que les purgatifs drastiques n'atteignent leur but que par l'irritation qu'ils déterminent d'abord dans l'estomac, puis dans le reste du tube digestif, et que cette excitation augmente nécessairement les souffrances gastriques. Non-seulement les purgatifs de cette classe occasionnent plus d'irritation que l'émétique, mais encore ils sont moins efficaces pour débarrasser le foie. L'action du sel d'antimoine s'efface vite ; et un de ses principaux avantages est son petit volume relativement à ce qu'il faut prendre des autres médecines qui ne sont pas toutes également bonnes pour amener une évacuation de bile. Les plus recommandables sont le calomel, l'extrait composé de coloquinte, la poudre composée de jalap et le sulfate de manganèse ; quand ce dernier n'occasionne pas de malaise, on peut y revenir plusieurs jours de suite sans inconvénient, ses propriétés étant plus cholagogues que drastiques.

Très-souvent, chez les femmes, la céphalalgie se manifeste ou s'aggrave par l'irritation utérine, à l'époque des règles. La même chose peut se produire dans la ménorrhagie et dans les affections de l'utérus qui s'accompagnent d'un état congestif de cet organe ; lorsqu'il s'y joint quelque trouble gastrique, comme c'est souvent le cas, le mal de tête n'en est que plus intense. Ce phénomène se remarque surtout au moment où les règles doivent paraître et où la nature fait effort pour amener cette sécrétion ; on voit alors fréquemment survenir des frissons, des sensations pénibles dans les reins et dans l'abdomen, aussi bien qu'une céphalalgie parfois très-intense. On favorise l'écoulement attendu par l'application de quelques sangsues au haut des cuisses ; et, quand elles n'amènent pas cet effet, elles soulagent au moins les douleurs et enlèvent souvent le mal de tête.

Quand la céphalalgie s'accompagne de pléthore ou de congestion vers la tête, les émissions sanguines ou l'application de ventouses sèches à la nuque peuvent trouver leur indication. Il arrive parfois que l'excès du sang n'est que local, tandis que sa quantité absolue dans tout le corps est au-dessous de ce qu'elle devrait être. Dans ce cas, il serait nuisible d'avoir recours à la déplétion sanguine ; et, pour corriger l'équilibre, on devra employer les ventouses sèches, les vésicatoires ou d'autres contre-irritants appliqués à l'épigastre, tout en usant de sinapismes aux jambes et de pédiluves chauds.

Quelquefois l'irritation gastrique ne s'accompagne pas de mal de tête ; pourtant il est rare qu'il en soit ainsi. Quand l'impressionnabilité nerveuse se trouve exaltée par l'anémie ou par la faiblesse, les palliatifs qu'il convient d'employer sont la liqueur anodine d'Hoffmann, le sel volatil ou l'ammoniaque dans une potion camphrée, la poudre de paullinia, excellent remède importé chez nous par le docteur Gavrelle, qui la tenait des Indiens de l'Amérique du Sud ; du reste, le plus important est de diminuer aussi vite que possible l'irritabilité de l'estomac, de façon que l'on puisse au plus tôt fortifier le malade par un régime analeptique et par l'emploi des corroborants.

Parfois la céphalalgie persiste alors que toutes ses causes présumables ont disparu et malgré tous les efforts que l'on a pu tenter pour la guérir; sous ce rapport, le mal de tête se rapproche de toutes les douleurs secondaires qui, par une irritation souvent répétée, finissent par produire une impressionnabilité locale excessive; tant que cet état dure, toute cause légère et presque inappréciable suffit pour déterminer la céphalalgie; et cette prédisposition ne disparaît qu'après que les nerfs ont recouvré leur force et leur vigueur.

Dans ces cas rebelles, nous recommandons la formule suivante :

℞ Sulfate de quinine..........	20 centigrammes.
Hydrochlorate de strychnine...	5 milligrammes.
Eau de valériane.............	50 grammes.
Et sirop d'écorces d'orange.....	30 grammes.

A prendre en deux fois dans la journée. Indépendamment de cette potion, on prend toutes les quatre heures, dans un demi-verre d'eau, une cuillerée à bouche de teinture de valériane ammoniacale.

Dans le vertige qui tient à la faiblesse et à des sécrétions acides de l'estomac, il est bon de prendre trois fois le jour, dans l'intervalle des repas, un mélange de bicarbonate de soude et de carbonate de magnésie; puis on prescrit, pendant dix ou douze jours, une infusion à froid de quassia amara. Il convient de recourir préventivement à cette médication, tous les deux ou trois mois, sans attendre pour cela le retour des accidents.

Quand le vertige est entretenu par la bile, c'est aux vomitifs qu'il faut s'adresser; s'il accompagne la pléthore, les émissions sanguines et les révulsifs sont plus convenables; il faut, au contraire, employer les toniques, lorsqu'il est le produit de la débilité.

Pour les causes déterminantes, telles que la distension de l'estomac, sa pression mécanique sur les organes voisins, le flux rapide des sucs gastriques par le seul contact avec la muqueuse d'une nourriture trop abondante, il suffit de les énumérer pour qu'on puisse directement les combattre; il en sera de même des affections sympathiques, parmi lesquelles nous avons déjà signalé l'irritation de l'utérus; il est évident qu'on devra tout d'abord s'en prendre à l'organe primitivement affecté.

CHAPITRE VII

DE LA FLATULENCE ET DE L'ÉRUCTATION. — DE LA PYROSIS
ET DE LA RUMINATION.

Position respective des substances que l'estomac renferme. — Gaz normaux. — Origine des gaz. — Symptômes. — Développement spontané dans l'hystérie. — Traitement. — Pyrosis. — Fréquence. — Variétés. — Fausse pyrosis. — Durée de la pyrosis. — Accidents qu'elle détermine. — Prophylactique. — Traitement. — Moyens d'arrêter l'hypersécrétion des acides. — Régime. — Complication bilieuse. — Accidents divers. — Rumination. — N'appartient pas à l'homme et rentre dans les dyspepsies. — Tolérance.

Sous ce chapitre, nous comprenons les gaz, les liquides et les solides qui s'échappent accidentellement par le haut de l'estomac ; réservant les nausées et les vomissements pour en traiter ailleurs plus en détail.

Flatulence. — Dans le viscère, les gaz, comme plus légers, se rassemblent à la partie supérieure vers l'orifice cardiaque ; les liquides aussi s'élèvent dans la même direction et se superposent aux solides ; chacun offrant d'autant plus de difficulté à la sortie, qu'il se trouve placé plus bas et qu'il est moins mobile.

Bien que l'éructation entraîne avec elle l'idée d'un excès d'air, chacun sait que, dans l'état de santé ordinaire, la présence d'une certaine quantité de gaz est une condition indispensable à l'accomplissement des fonctions digestives ; mais quand leur production dépasse certaines limites, ils deviennent nuisibles et ils occasionnent des désordres fonctionnels proportionnés à leur nature et à leur développement. On ne saurait considérer l'éructation qui ne se produit que par hasard comme un symptôme de maladie. Mais dans les affections gastriques, il n'en est plus de même, et les flatuosités sont parfois la source de maladies très-pénibles.

Les gaz de l'estomac proviennent de diverses origines. D'abord c'est la salive avalée qui contient toujours une quantité notable de globules aériens; puis, dans certaines dispositions morbides, la muqueuse en sécrète avec abondance; il peut aussi en venir du duodenum; néanmoins le foyer le plus actif de leur dégagement se trouve dans les nombreux changements chimiques que les aliments éprouvent quand ils sont mal élaborés.

Leur présence se signale souvent par un grondement sourd qui indique leur déplacement d'un point à un autre.

La flatulence se remarque surtout à jeun et dans les périodes avancées de la digestion. Dans le cas d'une certaine intensité, les malades ressentent à l'épigastre de l'anxiété et un sentiment de distension plus incommode que douloureux; parfois il s'y joint des nausées et des vomissements; et si le diaphragme, gêné dans ses mouvements, occasionne des palpitations, des irrégularités dans les battements du cœur, de la difficulté dans la respiration, on peut voir ces accidents aller jusqu'à la sensation d'une soffocation imminente.

L'émission des gaz laisse après elle, dans quelques cas, un goût désagréable dans la bouche, par la présence d'une petite quantité de vapeur aqueuse imprégnée des matières que l'estomac contient encore. Cette saveur, aigrelette quand les acides prédominent, devient rance sous l'influence des matières grasses, ou bien simplement amère par la présence de la bile; on comprend que toutes ces remarques renferment des indications fort utiles pour le traitement.

Le défaut de tonicité ou de pouvoir contractile dans les fibres musculaires de l'estomac et des intestins favorise beaucoup la flatulence; c'est ce que l'on remarque surtout chez les personnes affaiblies ou cachectiques.

Dans les accès d'hystérie, comme nous l'avons signalé déjà, il n'est pas rare de voir se produire presque instantanément une quantité énorme de gaz dans le tube digestif; c'est ainsi que ces malades ont parfois des éructations pendant des heures entières. Certaines causes paraissent favoriser leur production, comme la vie sédentaire, l'usage de certains aliments, tels que les haricots, les pois, les lentilles, etc. La compression exercée sur le ventre, sans augmenter directement leur exhalation, entrave leur marche dans le canal et ajoute beaucoup aux malaises qu'ils produisent; peut-être même est-ce là en partie la cause de leur plus grande fréquence chez les femmes.

Les aliments tirés du règne végétal donnent généralement beaucoup plus de rapports que ceux qui proviennent du règne animal. Les boissons qui ne sont pas assez fermentées en sont encore une cause fréquente; mais la plus ordinaire se trouve dans la mauvaise digestion et dans la faiblesse constitutionnelle ou acquise de l'estomac; aussi, chez les valétudinaires, la flatulence se produit-elle fréquemment, bien qu'ils ne fassent usage que d'aliments très-sains, tandis que d'autres personnes mieux douées mangent presque impunément de toute espèce de choses. Le plus souvent, néanmoins, les rapports ne sont l'indice que d'une surcharge alimentaire, comme cela arrive après un repas trop copieux, et cette indisposition toute passagère disparaît dès que la digestion est redevenue normale.

Traitement. — Les remèdes employés pour combattre l'éructation et la flatulence comprennent l'usage modéré, après le repas, d'un vin généreux ou de liqueurs alcooliques aromatisées. Le café et le thé sont aussi très-utiles dans certains cas, en déterminant une stimulation favorable ; on recommande encore les infusions carminatives de camomille, de menthe, d'anis et d'angélique ; elles agissent en arrêtant la fermentation ; et puis leur emploi détermine une excitation des fibres musculaires, qui facilite la propulsion des gaz. A mesure que l'amélioration se prononce, on doit remplacer ces divers moyens par des toniques, comme l'infusion de cascarille, de rhubarbe, ou par des acides minéraux.

L'exercice facilite les contractions naturelles du tube digestif, tandis que la vie sédentaire amène leur relâchement et provoque la flatulence. Aussi est-il très-important de recommander les mouvements actifs aux personnes sujettes à ces incommodités.

Les eaux gazeuses, naturelles ou artificielles, qui sont très-avantgeuses dans certaines souffrances gastriques, paraissent ici tout à fait contre-indiquées. Les divers absorbants que l'on a préconisés dans ces circonstances ne paraissent pas non plus jouir d'une efficacité bien grande.

Les boissons froides, la glace concassée ou râpée, donnent de meilleurs résultats en agissant comme toniques ; sans pourtant qu'il y ait rien d'absolu dans leur emploi, et surtout en tenant compte des conditions qui en permettent l'usage.

Quelquefois la flatulence n'est qu'une affection idiopathique, tout à fait indépendante des désordres de la digestion. C'est ainsi que nombre de personnes, tout en digérant
bien, sont incommodées par des renvois inodores; cette
forme devient difficile à guérir, surtout par l'indocilité des
malades qui ne souffrent pas assez pour qu'on puisse les
convaincre de la nécessité de changer leur manière de vivre,
ou pour qu'on puisse les amener à se soumettre assez longtemps à un traitement convenable. Ce qui paraît le plus
efficace dans ces conditions, c'est l'usage, de temps à autre,
d'une petite quantité de calomel pour modifier le pouvoir
sécréteur de la muqueuse, moyen que l'on remplace bientôt
après par les acides minéraux.

Pyrosis. — La pyrosis est une de ces expressions qui,
avec le temps, ont perdu leur signification primitive; énon-
çant d'abord la sensation de fer chaud dans l'estomac et
l'œsophage, on y joignit ensuite l'expuition de liquides
aqueux; puis, prenant ces derniers comme symptôme caractéristique, presque tous les praticiens considèrent, aujourd'hui, le flux de matières liquides comme la pyrosis,
soit qu'elle s'accompagne de douleur ou non. Comprise de
cette manière, cette dénomination est aux liquides ce que
l'éructation et la rumination sont aux gaz et aux solides; et,
bien que ne se rapportant pas à sa dérivation, cette expression n'en a pas moins le mérite d'une grande clarté pratique.

Cette affection n'est pas commune dans la jeunesse; les
femmes y sont plus sujettes que les hommes, l'époque de
la grossesse y prédispose plus particulièrement; dans les
derniers mois, elle tient en partie à la pression mécanique
que le développement de l'utérus exerce sur l'estomac, tan-

dis que, dans les premiers mois, c'est un effet tout sympathique qui, pour un grand nombre de femmes, constitue le
premier symptôme de la gestation.

La quantité de matières rendues en une fois varie beaucoup ;
mais, comme cette expuition peut se répéter souvent dans
les vingt-quatre heures, elle finit par être très-considérable.

Ces fluides sont presque toujours incolores et légèrement
visqueux comme de l'eau gommée, c'est ce que les malades
appellent *pituites ;* ou bien, ils s'accompagnent d'un mucus
épais et louche, ce qui leur fait donner vulgairement le nom
de *flegmes ;* quelquefois ils sont grisâtres, jaunes ou jaune
verdâtre en proportion de la bile qu'ils contiennent, ou bien
ils ressemblent tout uniment à des glaires ou à du blanc
d'œuf. Ils sont presque toujours le résultat d'une sécrétion
viciée, qui consiste probablement en un mélange de sucs
gastriques détériorés, de mucus, d'eau, des divers produits
qui accompagnent les troubles de la digestion, et parmi
lesquels on remarque les acides hydrochlorique, acétique,
lactique, aussi bien que les produits auxquels les matières
grasses donnent naissance.

Les acides lactique et butyrique sont les plus irritants
pour les parois de l'organe ; l'acide hydrochlorique dérive
en grande partie de la nourriture, les autres sont surtout le
résultat de changements chimiques survenus dans les matières saccharines, farineuses ou grasses.

En général, l'expuition de ces liquides est d'autant plus
désagréable que l'époque de la digestion pendant laquelle
elle se produit, est plus avancée. C'est pourquoi il faut éviter
les substances indigestes et tout aliment qui peut traîner la
chymification en longueur.

Les variétés insipides ou légèrement salées appartiennent

surtout à l'état de vacuité et aux premières périodes du travail digestif. Quand ces évacuations s'accompagnent de bile,
elles sont amères et se produisent principalement le matin
à jeun ou après le dîner.

La même personne peut être sujette aux différentes formes de la pyrosis; et, bien que très-pénible d'ordinaire,
cette affection existe presque constamment sans fièvre.

La douleur n'emprunte pas toujours sa violence au degré
d'altération des matières; car des liquides insipides ou simplement salés peuvent occasionner des souffrances extrêmement vives, ce qui tient surtout à l'état de sensibilité excessive auquel l'estomac est parvenu.

Parfois, la salive s'écoule de la bouche avec tant d'abondance et de soudaineté que le malade peut croire qu'elle
vient de l'estomac; cette surexcitation des glandes salivaires
peut tenir à l'irritation propagée de la bouche aux conduits
glandulaires; ou, comme il semble plus probable, à une
sympathie très-vive avec le viscère en souffrance.

Ce ptyalisme ou fausse pyrosis, comme on pourrait l'appeler, se distingue de la vraie en ce que, dans cette dernière,
c'est par gorgées que les liquides arrivent, tandis que, dans
l'autre, ils s'écoulent seulement de la bouche. Un garga-
risme, préparé avec une substance astringente, de l'eau de
rose par exemple, à laquelle on ajouterait de la teinture de
kino, sera à la fois très-agréable et très-avantageux pour
modérer ce flux de salive.

D'une durée parfois très-courte, la pyrosis peut se prolonger pendant des mois et même des années. C'est presque toujours une affection peu grave; cependant on l'a vue
déterminer des vomissements, des palpitations, des difficultés de respirer, et jeter les malades dans un accablement

profond ; malgré cela, quelques médecins l'ont regardée comme un préservatif d'autres affections. Les personnes qui en ont été une fois atteintes, sont très-sujettes à la récidive. Ce qu'on appelle vulgairement attraper un froid est une cause très-fréquente de productions acides dans l'économie ; l'exposition à une pluie fine ou à une ondée, un changement subit dans l'état de l'atmosphère, qui produiraient des rhumatismes ou une bronchite, chez les personnes prédisposées à ces affections, déterminent chez d'autres un catarrhe de la muqueuse de l'estomac. Le meilleur moyen d'en prévenir les effets, est une grande attention à préserver la peau de ces brusques transitions de température. Dans beaucoup de circonstances, un simple bandage de soie ou de flanelle pour recouvrir le ventre, est un excellent préservatif. Tel est surtout le cas pour les dames, et il est des dyspepsies qui, après avoir résisté aux traitements et à la diète, disparaissent comme par enchantement ; sous la simple influence d'une douce température entretenue autour de l'abdomen.

Comme la pyrosis est rarement une affection idiopathique, qu'elle est presque toujours un symptôme de troubles dans les fonctions digestives, il arrive souvent qu'elle disparaît à mesure que ces dernières se rétablissent ; parfois pourtant, soit à cause de sa proéminence ou de sa ténacité, elle réclame une attention toute particulière. C'est pourquoi nous allons indiquer les remèdes qu'on lui oppose avec le plus de succès.

Traitement. — La douleur qui tient à la présence des acides disparaît aussitôt qu'on les a neutralisés ; on y parvient momentanément par l'emploi du bicarbonate de potasse ou de soude, des lactates alcalins, deux ou trois

pastilles ou une prise avant chaque repas ; au moyen de
l'ammoniaque liquide, à la dose de cinq à dix gouttes. Cette
dernière est préférable, quand il y a de la faiblesse, à cause
de ses propriétés stimulantes qui relèvent pour un temps
les forces de l'estomac et le système en général.

Si l'acidité s'accompagne de constipation, le carbonate
de magnésie ou la magnésie liquide sont plus convenables ;
puisqu'à leurs vertus neutralisantes, ils joignent encore celle
de provoquer l'expulsion des matières par les intestins ;
l'eau de chaux, plus utile aux personnes lymphatiques,
trouve son indication dans le relâchement du ventre. Chez
les goutteux, tourmentés par les acides, on donne la préférence au benzoate d'ammoniaque, auquel on associe de
petites doses de carbonate de potasse.

Les toniques sont presque toujours prescrits dans les
cas d'acidité gastrique ; dans les premières phases du mal,
ils produisent peu de bien ; mais à fin du traitement, les infusions amères sont utiles en augmentant l'appétit et en fortifiant la muqueuse.

Dans la forme de pyrosis où la douleur se fait sentir pendant que l'estomac est vide, on doit surtout recourir aux
astringents kino, alun, bismuth, etc., avec ou sans opium.

Quand les aigreurs n'arrivent guère que quatre heures
après un repas, on peut prendre sans crainte un alcali, même
habituellement ; il est temps alors que l'estomac perde son
acidité ; et il n'y a aucun inconvénient à aider la nature ;
pourtant il ne faut pas oublier que ce moyen, employé de la
sorte, n'amène qu'un soulagement temporaire. Il faut se rappeler aussi que l'estomac sain non-seulement neutralise
presque de suite une solution de carbonate de potasse injectée dans son intérieur ; mais que, peu de moments après, il

présente une acidité supérieure à celle qui existait avant l'injection. On peut juger, par là, de la méthode thérapeutique qui tente de combattre l'excès de l'acide stomacal par les sels alcalins. Et puis, si la pyrosis paraît une heure environ après l'ingestion de la nourriture, une neutralisation du contenu de l'estomac est alors un procédé nuisible qui empêche la digestion de l'aliment et s'oppose ainsi à l'entretien de l'organisme. Cette pratique amène insensiblement l'anémie, la débilité et, plus tard, les maux qu'engendre la défaillance physique. Du reste, quand on donne les alcalins, il faut examiner les urines de temps en temps, et en suspendre l'emploi dès qu'elles se chargent de phosphates.

Les alcalins pris pendant quelque temps, non-seulement dérangent la digestion, mais finissent même par perdre leur pouvoir sur la pyrosis; de façon que le soulagement qu'ils apportent n'est que temporaire. Cela tient, en partie, à l'énorme quantité d'acides que l'estomac développe, aussi bien qu'aux propriétés irritantes qui s'ajoutent aux fluides sécrétés. Dans ces circonstances, notre seule ressource est l'usage des calmants qui pallient les douleurs présentes; tandis que, dans l'intervalle des accès, on doit faire tous les efforts possibles pour obtenir une guérison radicale, en arrêtant la supersécrétion des liquides eux-mêmes.

Parmi les calmants, l'opium se distingue autant par son pouvoir d'adoucir les douleurs, que par celui d'arrêter les sécrétions; quand on veut seulement obtenir le premier effet, c'est rarement à lui qu'on a recours; à cause des accidents qui l'accompagnent quand on le donne à une dose un peu forte, inconvénients qui ne se rencontrent pas dans les autres médicaments de la même classe. Mais, pour arrêter la sécrétion, une très-petite quantité d'opium suffit;

un centigramme, par exemple, répété deux ou trois fois dans la journée ; de cette façon on peut en continuer long-temps l'emploi ; en prenant garde néanmoins d'obvier à la constipation qu'il provoque, par l'usage de quelque léger minoratif.

Un grand nombre de cas de pyrosis non douloureuse n'en sont pas moins guéris par les calmants, qui font dis-paraître l'irritation cause première de la sécrétion morbide. L'acide prussique est d'une efficacité frappante en pareil cas. La quinine et la strychnine amènent parfois rapidement, chez les vieillards robustes, une guérison inattendue.

Quand on veut arrêter des sécrétions trop abondantes, on adjoint d'ordinaire les astringents aux calmants ; c'est ainsi que la poudre composée de kino a joui longtemps d'une réputation méritée. Cet astringent est préférable à tout autre ; car, à moins d'une diarrhée concomitante, il paraît n'avoir aucune tendance à constiper ; et l'on trouve ainsi, dans le kino, un remède qui limite la sécrétion des glandules, quand elle est trop abondante ; sans faire ressen-tir autrement son effet, lorsque les fonctions s'accomplis-sent naturellement.

L'acide gallique est aussi un médicament très-utile que l'on peut donner à deux ou trois reprises dans la journée. La poudre de noix de galle, contenant un mélange d'acides gallique et tannique, agit encore avec plus d'énergie ; mais la présence du tannin détruit une partie de l'effet attendu, par les précipités insolubles qu'il forme avec les éléments essentiels du suc gastrique ; il en est de même du sous-acétate de plomb qui précipite et neutralise la pepsine : d'où il suit qu'on ne doit les employer à l'intérieur, qu'avec les plus grands ménagements.

Quand l'estomac est très-irritable, il faut user de préférence d'une décoction d'algaravilla, dont les propriétés astringentes sont en général beaucoup mieux supportées. L'extrait de mattico combiné à la jusquiame est aussi, en pareil cas, un remède très-utile.

Comme astringents toniques, les acides minéraux sont surtout indiqués contre la pyrosis rebelle, chez les sujets d'une faible constitution. Tantôt c'est à l'acide sulfurique, tantôt à l'acide chloro-azotique qu'il faut donner la préférence ; sans que l'on puisse déterminer à l'avance, lequel convient le mieux pour un cas particulier ; pourtant, s'il y a beaucoup de faiblesse, c'est au premier que l'on s'adresse d'abord ; le second s'indique surtout lorsque l'affection s'accompagne de symptômes bilieux.

Il peut paraître étrange, à première vue, de prescrire des acides et des alcalins au même malade ; bien qu'à des intervalles marqués et que chacun de ces remèdes ait pour but de remplir une indication contraire, déterminée à l'avance. En y réfléchissant, on verra que les alcalins ne sont que des palliatifs que l'on emploie dans le seul but de neutraliser momentanément des sécrétions irritantes ; d'une autre part, les acides minéraux attaquent la pyrosis dans sa racine, et ont pour résultat d'amener une cure radicale, en arrêtant la sécrétion des fluides eux-mêmes, par suite de l'action tonique qu'ils exercent sur les vaisseaux de la muqueuse. C'est pourquoi il ne convient d'administrer les acides minéraux que dans l'état de vacuité de l'estomac ; tandis que les alcalins ne sont que d'une utilité bien médiocre, si on ne les prescrit pas vers la fin de la digestion, moment où les fluides acides deviennent le plus irritants. Pris avec soin de cette manière, l'action des uns ne contrarie en rien celle des autres, tout en remplissant les indications essentielles.

Quand la pyrosis est très-rebelle, une légère contre-irritation à l'épigastre est souvent fort utile en décongestionnant
la muqueuse; ce qui redonne du ton aux vaisseaux sécré-
teurs; on applique alors des sangsues ou un vésicatoire, suivant que le diagnostic le commande.

Mais lorsque les troubles de la digestion ont surtout pour
cause un dérangement dans les sécrétions de l'organe, on se
trouve très-bien de l'emploi, de temps à autre, d'une préparation mercurielle prise à dose altérante. Si le ventre
est resserré, on doit donner le matin un léger laxatif; autrement, il vaut mieux laisser agir seule la préparation mercurielle, que l'on fait prendre habituellement le soir.

On sait par expérience qu'un excès artificiel de pepsine
neutralise l'action de l'acide; il peut donc être utile, dans la
pyrosis, de mettre l'excès d'acide en présence d'un suc gastrique aussi riche que possible en pepsine, puisque cette dernière ne peut exercer par elle-même, sur l'estomac, aucun
effet fâcheux; ce que l'on pourrait redouter pour un excès
d'acide ou d'alcali; c'est pourquoi, au début de la pyrosis,
on peut conseiller de prendre une substance fortement
peptogène, comme quelques onces, par exemple, de pain
rassis; et il est loisible de renouveler cette pratique dix fois
par jour, si cela est nécessaire et toujours avec un avantage
bien marqué.

Les médicaments, même dans les cas les plus graves, ne
manquent jamais de soulager les souffrances de la pyrosis ;
mais, pour obtenir une guérison radicale, il est indispensable de se soumettre à un régime assez sévère; il convient
d'éviter les aliments lourds et indigestes, les substances
grasses aussi bien que les viandes salées ou marinées. Il

est encore quelques préparations culinaires qui, bien que généralement saines et de digestion facile, tournent souvent à l'aigre ou fermentent dans l'estomac de certaines personnes qui, pour cela, doivent soigneusement s'en abstenir.

Tels sont les pommes de terre mal cuites, les pois, les haricots, les concombres, l'amidon, toutes les matières insolubles, la cellulose, la chlorophylle, etc.; en général, les végétaux produisent plus facilement des acidités que ne saurait le faire une nourriture composée de substances animales fraîches. Il faut se souvenir que les plats sucrés, les pâtisseries, les fruits, tournent facilement à l'aigre et que la diathèse goutteuse en provoque la transformation ; on sait aussi que les principes du sucre se changent aisément en acides par une fermentation particulière, et que cette conversion se produit avec facilité dans l'estomac, sous l'influence d'une sécrétion défectueuse de cet organe. Dans la pyrosis qui se montre au milieu ou à la fin de la digestion, la cause la plus commune est une nourriture trop riche. Les expériences du docteur Leared, prouvent que l'acide butyrique est l'agent qui détermine la sensation de brûlure dans la pyrosis, et qu'on peut la produire à volonté ; en mettant de l'acide butyrique pur en contact avec la partie supérieure de l'œsophage oudu pharynx ; mais cet acide s'introduit de toute pièce dans l'estomac au moyen de la pâtisserie dont le beurre, porté à une certaine chaleur, s'est transformé en acide butyrique ; une source plus fréquente de ce produit, est la digestion défectueuse des corps gras, par suite d'une fermentation anormale ; la peau est l'émonctoire de ces matières âcres et graisseuses ; et il est probable que telle est la cause de ces éruptions cutanées, qui tiennent à des désordres négligés dans les fonctions de l'estomac et des intestins.

Souvent alors ; on remarque de la diarrhée, et le meilleur moyen pour la combattre, est l'emploi de l'acide sulfurique dilué ; à cause de ses propriétés antifermentatives et astringentes. On le donne à la dose de vingt à trente gouttes dans une potion. Si le mal résiste, on emploie le sous-acétate de plomb, à la dose de dix centigr. auxquels on ajoute cinq centigr. d'opium et que l'on renouvelle toutes les trois, quatre ou six heures, suivant les circonstances.

La diète, dans la diarrhée, doit consister principalement en farineux, riz, sagou, tapioca, arrow-root, fleur de farine avec du bouillon de poulet ou de mouton.

Les vins et les bières ne diffèrent chimiquement des fruits, qu'en ce qu'ils contiennent de l'alcool au lieu d'amidon et de sucre. L'alcool, aussi bien dans l'estomac qu'à l'air libre, donne lieu à des productions acides ; aussi, dans les cas de pyrosis bien marquée, convient-il de les proscrire avec les fruits et de ne conseiller, pour nourriture, que de petites quantités de chair maigre, de poissons, de gibier, d'œufs ou de laitage coupé avec de l'eau de chaux.

Quand à l'indisposition dont nous traitons se joignent des symptômes bilieux, la première chose à faire le matin, avant de quitter le lit, est de prendre un peu de nourriture. Cette pratique prévient parfois la détermination du mal ; et on peut toujours l'essayer sans inconvénient. Si le foie est en même temps malade, ce qui est beaucoup plus grave, il faut administrer le calomel et les purgatifs ; sans oublier que la pyrosis est souvent l'avant-coureur d'un mal incurable, la dégénérescence cancéreuse de l'estomac.

Parfois, la pyrosis s'accompagne d'une grande irritabilité du cœur, de pulsations à l'épigastre ; si bien que le patient est tout porté à croire qu'il est atteint d'une maladie organique, d'un anévrisme par exemple. Ces symptômes alarmants, qui se montrent surtout quand il y a un grand excès d'acides dans l'estomac, cèdent à l'emploi des neutralisants et des sédatifs ; on se trouve bien, dans ces circonstances, de prendre, avant les repas et pendant une quinzaine de jours, un mélange de rhubarbe, de bicarbonate de soude, de columbo et de cannelle.

Rumination. — La rumination, phénomène propre à certains animaux doués d'une organisation destinée à cet effet, ne saurait réellement appartenir à l'homme ; et, lorsque les matières solides, chez lui, remontent de l'estomac dans la bouche, c'est toujours un signe d'indisposition ; quoique l'habitude, dans certains cas, puisse donner à la rumination une espèce de régularité presque naturelle, il n'en est pas moins vrai qu'il faut regarder tous les exemples connus de mérycisme, comme des cas de dyspepsie, qu'il convient de traiter d'après les principes généraux que l'on oppose à cette dernière maladie.

A un degré faible, lorsque l'estomac est irritable, il n'est pas rare de rencontrer la rumination ; dans ces cas, elle disparaît à mesure que la digestion se fait mieux et sans exiger de traitement spécial. Elle n'est véritablement rebelle que lorsqu'elle se trouve, pour ainsi dire, implantée par les années et l'habitude. Dans ces circonstances, si par hasard on parvient à la suspendre, n'importe par quel moyen, les malades s'en trouvent tellement mal d'ordinaire, qu'il faut la leur rendre ou lui laisser reprendre son libre cours.

CHAPITRE VIII

Nausées. — Causes sympathiques. — Causes gastriques. — Traitement.
— Vomissement. — Différences individuelles. Circonstances qui le favorisent. — Distension de l'organe. — Déductions pratiques. — Symptômes. — Utilité qu'en savent retirer les dames. — États organiques. —
Vomissements chroniques. — Nerveux — Hystériques. — Antipathies.
— Fréquence des vomissements nerveux. — Traitement. — Vomissement sympathique. — Dans la simple modification des fonctions naturelles. — Dans les affections organiques. Diagnostic. — Affections albumineuses. — Diabète. — Dérangements gastriques au début. —
Vomissements dans les maladies du rein. — Du cerveau. — Traitement
dans les maladies étrangères à l'estomac. — Dans le vomissement
chronique. — Pendant la grossesse. — Régime. — Dyspepsie acide. —
Hernies. — Relâchement des parois abdominales. — Régurgitation bilieuse. — Phénomènes qui l'accompagnent. — Chez les enfants. —
Vomissements bilieux et gastrique. — Leur distinction. — Traitement.
— Chez les femmes nerveuses. — Dans l'hystérie. — La passion iliaque.
— Régime.

Nausée. — La nausée est ce que l'on peut appeler une
vaine envie de vomir ; elle s'accompagne d'un sentiment de
prostration, de dégoût, d'anxiété ; la face est pâle et le pouls
faible. La différence qu'il y a entre la nausée et le vomissement, tient à ce que dans ce dernier on rejette une quantité
plus ou moins grande de matières, ce qui n'a pas encore
lieu dans la nausée.

Chez un grand nombre de personnes, les exercices de la
valse, de l'escarpolette, du jeu de bague, en sont une cause

très-commune ; il en est de même de la vue de certains objets ou de l'impression de quelques odeurs.

Chez un grand nombre de femmes, on rencontre les nau-sées à l'époque de la grossesse ; mais elles sont surtout fré-quentes dans certains états pathologiques de l'estomac ou des organes qui l'environnent, comme par exemple dans la hernie ou la rupture du diaphragme ; dans la compres-sion que des abcès considérables du rein, que des hydropi-sies énormes du ventre exercent sur le viscère. Il suffit quelquefois, pour les produire, de la simple présence d'un calcul dans le rein ou dans ses conduits, en raison de l'irri-tation réflexe du plexus rénal sur les nerfs gastriques ; c'est là un phénomène secondaire que l'on remarque, du reste, dans presque toutes les phlegmasies de nos organes.

Mais l'espèce de nausée la plus fréquente est celle qui dépend d'un chyme mal élaboré ; elle ne s'accompagne d'aucun mouvement fébrile ; on trouve alors une sensation de pesanteur à l'épigastre, une lourdeur de tête, accompa-gnée parfois de vertiges ; la bouche est amère, et il s'y joint du dégoût pour les aliments. Ces symptômes annoncent presque toujours un état saburral dont nous parlerons au chapitre de l'Embarras gastrique.

Traitement. — Il nous suffira de dire ici qu'on oppose à la nausée les boissons délayantes, acidules ; et que, si ces moyens ne réussissent pas, on doit recourir aux vomitifs : à l'émétique ou à l'ipécacuanha, suivant les indications ; puis il convient de terminer la cure par des purgatif salins. Quand l'appétit ne revient pas, l'usage des absorbants unis aux amers, complète le traitement d'une affection qu'il ne faut jamais négliger ; dans la crainte qu'une complication grave ne donne, par la suite, sujet de se repentir d'avoir suivi une marche trop lente, ou de s'être fié à une expectation dangereuse.

Les nausées que nous avons signalées comme sympathiques d'une affection éloignée, ne peuvent se combattre qu'en détruisant la cause qui les a produites. Mais, comme dans la grossesse, cette incommodité se dissipe d'ordinaire avant le cinquième mois, il convient le plus souvent d'abandonner ce malaise aux seules ressources de la nature; et, s'il devient très-gênant, après avoir employé quelques antispasmodiques et de légers toniques, il faudra, si la femme est pléthorique, recourir à la saignée, prescrire un régime convenable, quelques boissons acidules, administrer de doux minoratifs, tels que la crème de tartre, la manne unie au sulfate de soude ou de magnésie, et terminer le traitement par des toniques amers. Si ces moyens ne suffisent pas à enchaîner les accidents, on devra employer ceux que nous indiquerons plus loin, quand nous traiterons du vomissement pendant la grossesse.

Vomissement. — Le vomissement, phénomène au moyen duquel on rejette par la bouche toute substance qui peut se trouver dans l'estomac, est, à de très-rares exceptions près, indépendant de la volonté. C'est presque toujours l'irritation de la muqueuse ou l'exaltation de sa sensibilité nerveuse et sympathique qui le détermine.

Quelques personnes vomissent facilement, presque sans douleur et sans répugnance; d'autres en souffrent beaucoup; enfin, il en est un petit nombre qui ne peuvent vomir. Tout en tenant compte de ces différences individuelles, il n'en existe pas moins quelques circonstances qui facilitent le vomissement d'une façon plus marquée; et parmi ces dernières, la plus apparente est la distension de l'estomac lui-même.

11

En effet, la distension paraît être le principal stimulant dans tous les muscles creux ; témoin la vessie, le cœur, les intestins, bien que la nature de l'agent qui la produit, semble de peu d'importance ; comme on le voit chez les hystériques, où la simple accumulation de gaz dans les premières voies, provoque des nausées et des vomissements. Le même phénomène se passe encore quand le viscère se trouve distendu par une nourriture même très-douce ou simplement par de l'eau.

La distension ne produit pas seulement des nausées, mais elle facilite aussi le vomissement ; par la plus grande prise que le volume du contenu donne alors sur l'estomac lui-même. C'est de là que naît la coutume de faire prendre assez abondamment des boissons tièdes aux personnes que l'on veut faire vomir ; ce n'est pas pour laver l'intérieur du viscère, comme on pourrait le croire à première vue, mais c'est uniquement pour donner aux muscles abdominaux et au diaphragme une plus grande surface sur laquelle ils puissent se contracter ; néanmoins, une ou deux verrées suffisent, car on doit se rappeler qu'une distension trop grande tend aussi à paralyser l'organe et à diminuer son pouvoir contractile. Il faut donc se méfier de cette vieille tradition de famille, qui veut que plus on prend de liquide dans ces cas, mieux on s'en trouve.

Lorsque les efforts pour vomir se produisent pendant que l'estomac est vide et contracté sur lui-même, la pression se fait surtout sentir sur les organes adjacents et particulièrement sur le foie ; à cause de ses dimensions et de la position qu'il occupe, ce qui détermine une sécrétion plus abondante de bile. C'est une remarque qu'ont pu faire tous ceux qui ont pris des émétiques ou qui ont eu le mal de mer, que le vomissement bilieux arrive surtout vers la fin du paroxysme. Ce fait est d'une grande importance pratique; puisque, jusqu'à un certain point, il permet à volonté d'agir par un émétique sur le foie ou sur l'estomac. Faut-il en limiter l'action à ce dernier organe? on fait boire; veut-on au contraire débarrasser le foie? on donne le vomitif à jeun et on recommande très-peu de véhicule.

Nous avons vu que la nausée s'accompagnait de prostration, de pâleur et de faiblesse du pouls. Pendant le vomissement, la circulation s'accélère, les efforts rendent la face vultueuse; puis, surviennent l'abattement et les frissons; parfois la figure demeure animée et les yeux restent pour un temps plus brillants qu'à l'ordinaire, circonstance qui ne serait pas inconnue des dames, s'il est vrai que certaines d'entre elles se soient soumises à un émétique le matin pour s'assurer un triomphe le soir.

Rarement dus à la débilité, les nausées et les vomissements, bien qu'ils ne semblent pas nécessairement liés au plus ou moins de vascularité de l'organe, et qu'ils dépendent le plus souvent de sa vive sensibilité, accompagnent d'ordinaire la turgescence que détermine, dans la muqueuse gastrique, une indigestion complète.

Quelquefois le vomissement devient chronique sous des influences tout à fait indépendantes d'une lésion ou d'une irritation du viscère; c'est là un fait hors de doute et même assez commun dans la pratique, où l'on en distingue deux variétés, l'une nerveuse et l'autre sympathique.

Vomissements nerveux. — Par vomissements nerveux, il faut entendre cette forme occasionnée par quelque modification survenue dans l'innervation; ou par une affection particulière aux nerfs gastriques, sans trace de modification de structure, sans cause apparente d'irritation, soit dans ce viscère lui-même, soit dans toute autre partie du corps. Nous en trouvons le type dans ces antipathies de l'estomac pour certains aliments, sains du reste, que des individus prennent sans répugnance, mais qu'ils ne peuvent garder.

Cette affection se rencontre souvent dans l'hystérie ; les causes qui paraissent les plus aptes à la déterminer, sont l'impression du froid, une chaleur excessive, la suppression d'une transpiration habituelle, le dérangement du flux menstruel ou hémorrhoïdal ; on la rencontre encore chez les jeunes gens des deux sexes, sans cause bien déterminée ou par suite de l'action soudaine d'une affection morale puissante ; on l'observe surtout chez les jeunes personnes victimes d'un amour contrarié et voisines ou déjà atteintes d'hystérie.

Que la cause morale soit vive et subite ou lente et dépressive, si ce genre de vomissements se prolonge, on doit craindre de voir survenir des lésions organiques. C'est ainsi que l'on a surtout à redouter, chez les jeunes filles, les dérangements de la menstruation et l'invasion de la phthisie pulmonaire.

Quelquefois le vomissement n'a lieu qu'une fois par jour, mais il peut être bien plus fréquent ; nous l'avons rencontré, pour notre part, chez une jeune personne dont les parents nous assurèrent qu'il se produisait au moins quarante fois dans les vingt-quatre heures. Sauf un état chlorotique peu marqué, la malade, dans l'ensemble, ne paraissait pas en souffrir beaucoup ; seulement, elle ne pouvait rien conserver de liquide et vomissait même ses potages aussitôt qu'ils n'étaient plus assez consistants ; du fer, des viandes rôties, du quinquina, des bouillons en lavement amenèrent une guérison rapide qui, depuis plus de huit années, ne s'est pas démentie.

Un des caractères de ce vomissement est de s'opérer avec beaucoup plus de facilité et moins de douleur que celui que l'on observe dans les autres affections.

Traitement. — Comme cette névrose semble le résultat de l'exaltation de la sensibilité gastrique, tous les efforts doivent tendre à répartir les forces de la vie d'une façon plus régulière; c'est dans ce but qu'on emploie les excitants du système cutané; mais, ici, il n'y a pas de spécifique souverain et, comme dans toutes les maladies nerveuses, on doit surtout tenir compte de l'âge, du tempérament, du sexe et de la cause déterminante.

C'est ainsi que dans certains cas on prescrit des toniques, tandis que, dans d'autres, le simple usage du lait pour toute nourriture et pour unique médicament, suffit pour amener une guérison rapide.

Cette affection étant rebelle de sa nature, on est parfois conduit à recommander les eaux minérales; celles qui conviennent le mieux et qui paraissent les plus efficaces, sont les eaux de Vals, de Vichy, du Mont-Dor, de Bourbonne, de Cauterets, de Saint-Sauveur et de Plombières.

Parmi les médicaments, se rangent, en première ligne, les opiacés à petite dose; la potion antivomitive de Rivière; les vins d'absinthe, de quinquina indiqués surtout chez les personnes affaiblies; d'autres fois, la limonade froide, la glace râpée sont plus utiles; on seconde ces moyens par des révulsifs cutanés; on frictionne l'épigastre avec des pommades opiacées, belladonées et camphrées.

Quand on croit avoir affaire à une répercussion rhumatismale ou goutteuse, les exutoires sont plus avantageux. La suppression d'une hémorrhagie habituelle réclame la saignée ou les sangsues. On devra prescrire en même temps une habitation salubre, des distractions agréables, un exercice et un régime appropriés, en ayant soin de régulariser les diverses fonctions, et surtout celles qui sont particulières aux femmes.

Vomissements sympathiques. — Le vomissement sympathique doit s'entendre de celui qui dépend d'une affection ou d'une irritation située dans toute autre partie du système, l'estomac restant sain et en dehors de toute atteinte directe. C'est ainsi que ce genre de vomissement n'indique, parfois, que la simple modification produite par une fonction naturelle; celle qui survient, par exemple, si communément dans les premiers mois de la grossesse. Nous retrouvons ces vomissements sympathiques dans les affections du cerveau, du foie, du rein, de l'utérus, du poumon, et nous devons y ranger encore ceux qui accompagnent la péritonite et l'étranglement herniaire. Tous ne s'expliquent bien que par l'intermédiaire du grand sympathique dont l'action, dans ces cas, est aussi claire que dans le vomissement que l'on voit parfois survenir pendant l'opération de la cataracte.

Dans ces différentes circonstances, le diagnostic est rarement difficile à établir; l'apparition subite d'une douleur violente dans la région de l'organe affecté, la coïncidence de vomissements opiniâtres nous démontrent la nature et le siége du mal.

Mais dans les cas où le vomissement est occasionné par une affection des reins, sans calcul ou même avec la présence d'un calcul situé de façon à ne déterminer ni souffrance ni tumeur, le diagnostic devient plus difficile. Néanmoins, la

connaissance exacte des antécédents du malade, la recherche attentive des symptômes actuels et l'examen minutieux
de la sécrétion urinaire, dont on ne saurait se dispenser
alors, permettent enfin de porter un diagnostic bien fondé.
Car, lorsque le vomissement persiste sans aucune cause
appréciable, il faut se rappeler que l'estomac peut participer à l'irritation des reins par les nerfs splanchniques, qui
fournissent également les plexus rénaux et gastriques, et
que c'est par leur moyen que se révèlent la présence d'un
calcul, l'oblitération des conduits et la dégénérescence
graisseuse de la glande.

Il est bon de remarquer que, si l'on a rangé les variétés
morbides du rein, capables de produire l'albuminurie, sous la
dénomination commune de *maladie de Bright*, cela est très-
convenable comme terme général, bien qu'il ne soit pas tout
à fait exact quand il s'agit de désigner le véritable siége du
mal. En effet, ces différents changements de structure ne
sont pas le produit des lésions primitivement situées dans le
rein, mais dépendent bien plutôt d'une affection constitutionnelle qui s'y manifeste ; et, dans le fait, la dégénérescence chronique provient des troubles de la digestion et de
l'assimilation. Il existe en cela une grande analogie entre la
dégénérescence graisseuse rénale et le diabète ; seulement,
comme le sucre est très-soluble, il est facilement entraîné
par l'urine, tandis que la graisse, l'étant fort peu, s'accumule dans les cellules sécrétoires.

Dans les premières atteintes de la maladie de Bright, les
symptômes dyspeptiques sont assez constants pour masquer
parfois la lésion principale ; au point de faire user seulement
des moyens propres à combattre les troubles digestifs dans
leurs formes plus ou moins graves, jusqu'à ce que l'hydro-

pisie ou des convulsions viennent révéler la véritable nature du mal.

Les nausées et les vomissements ne sont pas rares dans les dernières périodes de la dégénérescence chronique des reins ; mais comme on les rencontre dans la plupart des cas d'irritation de ces organes, que ce soit une néphrite aiguë, l'irritation mécanique d'un calcul, l'obstruction graduelle des tubes par la graisse, ou toute autre forme de dépôt, nous ne pouvons établir aucun diagnostic certain, par la seule coïncidence des accidents gastriques. C'est donc aux circonstances accessoires qu'il faut s'attacher alors et particulièrement au siége de la douleur.

Les cas les plus embarrassants sont ceux où les vomissements sont entretenus par une cause cérébrale qu'on ne peut que soupçonner ; lorsque, par exemple, le pouls ne nous donne pas d'indication suffisante, que nous ne trouvons aucun autre symptôme qui s'y rapporte, et qu'aucun organe en particulier ne peut rendre compte de la fréquence des phénomènes gastriques.

Nous citerons, à l'appui de cette manière de voir, l'observation suivante que nous empruntons au docteur Seymour: Une jeune fille du monde, ayant toutes les apparences de la santé, prit, tour à tour, les conseils des premières célébrités médicales de Londres, sur sa perte complète d'appétit et sur les vomissements qui lui survenaient, sans douleur et sans malaise, chaque fois qu'elle prenait des aliments ; ses garde-robes étaient rares et ne se produisaient que par l'usage de purgatifs assez forts. Le pouls était à quatre-vingts et toujours régulier ; cette jeune personne fréquentait la société, allait au bal et se livrait aux amusements de son âge ; pourtant, il lui arrivait parfois d'être prise soudainement de vertiges, qui disparaissaient si vite, que souvent personne n'avait eu le temps de s'en apercevoir. Tous ceux qu'elle consulta prirent son mal pour une affection hystérique. Au bout d'un certain temps, des tumeurs strumeuses parurent au cou ; on chercha partout aide et assistance, on crut qu'il s'agissait de tubercules dans le péritoine, mais tous les remèdes restèrent inefficaces. Après être demeurée dans cet état pendant plusieurs années, il survint des symptômes aigus, qui, en quelques jours, enlevèrent la jeune malade. On fit l'ouverture du corps ; et on trouva la membrane arachnoïdienne du cerveau remplie de tubercules. Des cas semblables, bien que rares, peuvent se présenter, et nous signalons celui-ci pour qu'on se tienne toujours en garde, en face de ces symptômes insidieux.

Il est souvent difficile de distinguer entre les affections du cerveau et ces attaques de gastro-entérite que l'on appelle chez les enfants fièvres rémittentes. Dans l'affection du cerveau, cependant, il y a plus de chaleur à la tête, le pouls est plus vif et la rémission est moins distinctement marquée que dans la fièvre. Le vomissement est plus apte à se produire quand l'estomac est vide, et il suit plus immédiatement après que l'on a ingéré la nourriture que dans la gastrite. De plus dans les affections du cerveau le ventre est généralement resserré, tandis qu'il est relâché dans la fièvre rémittente. Il est aussi habituellement contracté dans la première au lieu que dans la dernière il est distendu par des gaz.

Traitement. — Nous avons à peine besoin de dire que dans les vomissements symptomatiques de quelque affection aiguë ou chronique, c'est à cette dernière que la médication doit s'attacher ; et pour cela nous renvoyons aux ouvrages qui en traitent particulièrement. Nous dirons pourtant ici que, lorsque les vomissements chroniques arrivent le matin de bonne heure, pendant que le malade est encore à jeun, il est bon de lui faire prendre quelque nourriture légère avant qu'il se lève, et de l'engager à demeurer ensuite au lit pendant quelque temps. Si on est consulté au début de l'affection et qu'il y ait douleur dans les reins, ou même simple sensation de pesanteur, trois ou quatre onces de sang retirées à l'aide de ventouses appliquées sur cette région, produisent le meilleur effet. Dans bien des circonstances, on obtient un excellent résultat de l'usage à parties égales de lait et d'eau de chaux, que l'on administre à plusieurs reprises dans la journée. Parfois il est avantageux de prendre immédiatement, avant de manger ou de boire, une, deux ou trois gouttes d'acide hydrocyanique mêlées à 15 centigrammes de bicarbonate de soude. La créosote, à la dose d'une à deux gouttes, fréquemment répétée, est aussi très-souvent utile.

Dans un cas grave, chez une jeune fille prise en même temps d'anasarque générale, de vomissements incessants et de diarrhée fréquente, on administra avec succès le pernitrate de fer liquide à la dose de cinq gouttes répétée quatre fois dans les vingt-quatre heures. Parfois un vésicatoire sur l'estomac, une liqueur spiritueuse ou bien vingt ou trente gouttes de la liqueur anodine d'Hoffmann arrêtent très-bien les accidents.

Vomissements pendant la grossesse. — Pendant la grossesse, les vomissements sympathiques se produisent dans les premiers mois; car, plus tard, ils sont surtout occasionnés par la pression mécanique que la matrice distendue exerce sur l'estomac. Ces vomissements et la suppression des règles sont souvent les premiers signes par lesquels les femmes s'aperçoivent qu'elles sont enceintes.

Si nous nous rappelons les relations étroites qui existent entre les nerfs de l'estomac et ceux des reins, leur commune origine, il nous sera facile de comprendre la vive sympathie qui rattache la matrice au viscère gastrique; puisque ce sont ces mêmes plexus rénaux qui animent, chez la femme, l'utérus et les ovaires. De sorte que, si, au moment de la conception, qui doit toujours dilater ou congestionner tant soit peu l'organe, on admet la moindre irritation douloureuse, celle-ci, par les plexus nerveux, se communiquera immédiatement à l'estomac et pourra déterminer les nausées et les vomissements qu'il est habituel de rencontrer alors.

N'est-ce pas de la même façon que nous voyons les blessures à la tête, aux intestins, les coliques néphrétiques produire les mêmes effets sans que l'estomac soit autrement malade ? Dans ces circonstances le vomissement n'est qu'un symptôme qui n'est pas bien à craindre par lui-même ; mais, s'il dure longtemps, il finit par débiliter beaucoup et réclame une attention toute particulière. Souvent, dans la grossesse, on voit les vomissements persister jusqu'au troisième ou au quatrième mois, sans avoir rien de régulier ; et cela, sans doute, en proportion de l'impressionnabilité nerveuse de l'estomac qui s'accoutume plus ou moins vite à l'extension de l'utérus ; bien qu'une première grossesse, presque exempte de vomissements, puisse être suivie d'une autre très-pénible par leur fréquence. Ceci tient probablement à l'exaltation de la sensibilité survenue dans l'intervalle ou à une plus grande prédisposition dans l'estomac lui-même par suite de dyspepsie, d'épuisement ou de mauvais régime.

Lorsque les vomissements sont modérés et se font sans de trop grands efforts, on peut laisser faire la nature; mais dès que leur fréquence ou leur intensité affaiblit la mère ou menace la gestation, on doit recourir aux moyens qui peuvent les diminuer ou les arrêter. C'est ainsi qu'on administre les eaux gazeuses, la potion de Rivière, les boissons à la glace, le sous-nitrate de bismuth, etc.; puis, si ces remèdes sont inefficaces, 2 ou 3 centigrammes d'extrait d'opium fraîchement préparé et sous le plus petit volume possible, sont encore employés avec succès quand tout le reste a fait défaut; on fait prendre ces pilules une heure avant les repas, en ayant soin d'entretenir la liberté du ventre par des lavements ou de légers minoratifs. Des frictions sur l'épigastre, avec l'extrait de belladone ramolli à consistance de sirop, sont aussi fort utiles; la belladone agit beaucoup mieux de la sorte que prise à l'intérieur. Enfin, un médicament qui a été beaucoup vanté, et sans doute avec raison, est la teinture d'iode, que l'on administre par gouttes dans un peu d'eau, à deux ou trois reprises dans la journée.

Quand la femme est pléthorique, ce qui se manifeste par des phénomènes locaux ou généraux, la saignée du bras est indiquée.

Les lavements laudanisés, en diminuant l'irritation utérine, calment aussi les vomissements; c'est de la même manière qu'agissent les bains entiers.

Quant au régime, on pourrait dire que l'estomac des femmes enceintes est capable de tout par ses bizarreries; et qu'en général on doit les laisser se guider par leur appétit, en intervertissant toutefois l'ordre des repas si les vomissements se produisent plus particulièrement après certains d'entre eux, comme serait celui du soir, par exemple. On conseille encore les aliments froids qui se digèrent souvent mieux.

Lorsque les vomissements sympathiques de la grossesse s'accompagnent d'embarras gastrique, on les traite par les sels neutres; et, s'ils persistent, on peut être conduit avec raison à l'emploi de l'émétique; ce que l'on ne doit faire pourtant qu'avec beaucoup de prudence, en ayant soin de prescrire les amers à la suite des évacuants.

Mais on peut rencontrer une complication bien autrement grave; c'est une sorte de dyspepsie acide qui se distingue par la persistance et la fréquence des vomissements, par la fétidité et l'acidité de l'haleine, par la fièvre, par les accidents cérébraux, hallucinations, délire, coma, qui ne tardent pas à se produire et qui peuvent assez rapidement déterminer la mort. Hâtons-nous de le dire, cette complication redoutable est fort heureusement très-rare; et, sans être irrévocablement mortelle, elle réclame, dès son apparition, le traitement le plus énergique.

Jusqu'ici l'avortement provoqué n'a sauvé qu'une seule fois la vie de la mère et offre trop peu de chances de succès pour qu'on doive y recourir. C'est dans ces cas qu'il conviendrait d'essayer le traitement hydrothérapique, comme un des plus puissants moyens de révulsion qui soient sous notre main. Mais d'abord on doit interdire à ces malades toutes les substances acescentes ou acidifiables, et insister particulièrement sur les alcalins, en y joignant l'usage des eaux de Vals, de Vichy, de Bussang et d'Ems.

Si dans ces circonstances on conseille le lait, il faut le couper d'eau de chaux; les bouillons qui se supportent le mieux sont ceux de poulet, de veau, de grenouilles; on supplée à l'alimentation par des lavements nourrissants auxquels on ajoute une petite quantité d'opium pour prévenir leur expulsion, autant que possible.

Dans une affection aussi grave, en tenant compte surtout d'un seul cas de guérison produit par un avortement spontané et d'un seul autre obtenu par l'avortement provoqué, nous croyons qu'on doit recourir, sans hésitation, aux moyens en apparence les plus téméraires ; à ceux qui ont le plus de puissance sur la circulation capillaire, l'innervation et les fonctions sudatoires ; et comme le bain de cercle est, en hydrothérapie, celui dont l'action révulsive est le plus énergique, par la rubéfaction intense qu'il détermine sur toute l'enveloppe cutanée, nous croyons que, dans une maladie où la mort de la mère et de l'enfant est la règle, on doit tout faire pour sauver au moins l'un des deux, et que l'on peut tenter ce moyen extrême. Mais, dans ces cas perplexes, il serait imprudent de rien faire de son chef, et l'on doit toujours se mettre à l'abri d'une consultation sérieuse.

Vomissements chroniques. — Quelquefois des vomissements opiniâtres, après avoir résisté à toute espèce de remèdes, éveillent enfin une attention tardive ; il n'est pas rare alors, par un examen plus minutieux, de rencontrer quelque hernie épiploïque, que le malade ne soupçonnait même pas. C'est dans les régions ombilicale et épigastrique qu'on rencontre le plus souvent ces tumeurs aussi bien qu'au pli de l'aine. Les vomissements qu'elles occasionnent cèdent comme par enchantement à leur réduction et à l'emploi d'un bandage approprié.

Ces hernies, ordinairement très-petites, ne font aucune saillie apparente à la vue ; elles ne sont guère lus grosses

qu'un pois ou qu'une noisette. On les distingue à la palpa-
tion par une certaine fermeté qui résiste sous le doigt ; une
fois réduites, elles se reproduisent avec la plus grande facilité sous le plus petit effort ; ce qui fait qu'elles ont absolument besoin d'être contenues.

On a vu aussi, chez les femmes dont les parois abdominales s'étaient extrêmement relâchées, à la suite de plusieurs
grossesses, survenir des vomissements habituels très-in-
commodes, et qui résistaient aux médications ordinaires.
C'est qu'alors les viscères abdominaux manquaient de
soutien ; on remédie à des cas semblables par l'usage d'une
ceinture abdominale disposée pour envelopper le ventre et
exercer une pression douce et uniforme. De cette manière,
on a pu guérir ou du moins prévenir des vomissements jusqu'alors rebelles, et qui ne reparaissaient que si on venait
à négliger l'application du bandage.

Les vomissements dont la cause réside dans l'estomac
lui-même, se produisent sous l'influence de presque toutes
les maladies dont cet organe peut être atteint, et que nous
aurons à étudier par la suite.

Disons pourtant ici que, dans la plupart des cas chroniques, les nausées et les vomissements tiennent bien plus
à un état morbide des nerfs qu'aux troubles de la circulation ;
et que, lorsqu'ils se produisent peu de temps après le repas,
cela dénote surtout une très-grande irritabilité de l'organe,
tandis qu'à une période plus avancée, c'est la faiblesse
digestive, des substances réfractaires ou une affection organique qui en sont la cause.

C'est ainsi que beaucoup de malades digèrent bien, pourvu
qu'ils puissent conserver leur nourriture pendant trois
quarts d'heure ou une heure, tandis que d'autres suppor-

tent parfaitement les premières périodes du travail, mais vomissent plus tard, si les substances qu'ils ont prises sont de digestion difficile. Dans les premiers cas, c'est à la texture et à la quantité; dans les seconds, à la solubilité des aliments dans le suc gastrique, qu'il faut surtout s'attacher.

D'autres personnes se trouvent incommodées par leurs repas, mais les accidents ne surviennent que lorsque l'irritation occasionnée par la détérioration des sucs s'ajoute à celle que produit le contact d'une nourriture réfractaire sur une muqueuse d'une grande sensibilité morbide. L'application de ces principes, pour le régime, est si patente que nous ne croyons pas devoir nous y arrêter davantage.

Régurgitation bilieuse. — La congestion bilieuse du foie et la régurgitation de bile dans l'estomac, sont des causes communes de nausées et de vomissements; on les observe particulièrement chez les femmes adonnées à des occupations sédentaires. C'est surtout le matin que ces personnes en souffrent; et le malaise peut s'augmenter jusqu'à ce qu'il survienne des efforts pour vomir ou de véritables vomissements.

S'il n'existe qu'une congestion bilieuse, la quantité des matières rendues est petite, en proportion des efforts nécessités pour leur sortie; elles se composent principalement de mucosités épaisses et mousseuses, colorées de bile et d'un goût amer.

Il peut se produire aussi de très-grands efforts sans vomissement; et d'ordinaire alors il s'écoule, par la bouche, une quantité notable de mucosités claires ou de salive dont les nausées facilitent l'expulsion. Beaucoup de personnes éprouvent ces effets presque journellement. L'on peut remarquer, dans ces cas, que les seuls efforts pour vomir soulagent presque autant qu'auraient pu le faire les vomissements eux-mêmes ; c'est que les pressions abdominales, occasionnées par les haut-le-cœur, déchargent le foie congestionné, ce qui est le point essentiel ; et peu importe ensuite que la bile soit expulsée par la bouche ou qu'elle s'écoule par les intestins ; dans ce dernier cas, pourtant, si elle est très-abondante, il n'est pas rare de voir survenir la diarrhée.

Le plus souvent, la régurgitation est produite par la congestion bilieuse ; le malaise, dans ce cas, est beaucoup plus prononcé et s'accompagne parfois d'étourdissements. Les matières rendues sont plus abondantes ; et on voit sortir par la bouche un flot de bile de couleur verte, jaunâtre ou, comme les malades l'indiquent, semblable à du jaune d'œuf. On peut en déduire que la plus grande partie a été exprimée des conduits hépatiques ou de la vésicule biliaire.

L'indisposition produite par la régurgitation est rarement ressentie tant que le malade demeure tranquille au lit ; elle ne paraît d'ordinaire que lorsqu'il commence à s'habiller, en raison de la facilité qu'éprouve alors la bile à sortir du foie, par la position debout et par l'action musculaire. Aux autres moments de la journée, la régurgitation n'arrive que par l'irritation de voisinage ou réfléchie de l'estomac sur le foie et le duodenum.

En général, il faut remarquer que, sauf pour les affections aiguës, les vomissements ne se produisent, dans les maladies de l'estomac, qu'à une période assez avancée ; tandis qu'au contraire les vomissements sympathiques paraissent de très-bonne heure.

Quand des enfants mal nourris sont rassemblés dans des

espaces trop étroits et mal aérés, ils peuvent devenir sujets à
des attaques de vomissements par lesquels ils rendent une
grande quantité de bile. Mais, si ces accidents persistent
sans que l'on puisse en accuser la nourriture ou un état
particulier du foie, c'est à cet âge un grave symptôme qui
annonce ou l'apparition prochaine d'une fièvre éruptive
sérieuse, ou bien un désordre cérébral.

Il est bien connu aussi qu'un accès de toux se termine
quelquefois par des nausées ou par des vomissements ; cela
peut tenir, soit au contact des matières visqueuses avec
l'épiglotte, soit à la violence avec laquelle l'air, se trouvant
chassé des poumons, frôle dans son passage les bords de la
glotte ou le pharynx, absolument comme le feraient les
barbes d'une plume. La série des efforts nécessaires pour
produire la toux et le vomissement ont beaucoup d'analogie,
et la conversion de l'une en l'autre est des plus faciles.

Il faut remarquer que, si le vomissement survient seulement après le dîner, on a tout lieu de croire qu'il est de
cause dyspeptique ; tandis que, s'il se produit le matin en se
levant ou seulement après le déjeuner, il est présumable
qu'il est de nature bilieuse. Quand on le retrouve, au contraire, et le matin et le soir, on doit penser que l'estomac
et le foie sont tous deux en souffrance.

Traitement. — Dans la congestion bilieuse, les effets du
manger varient suivant les circonstances ; quand elle est
légère, la nourriture peut amener une amélioration rapide
en entraînant l'excès de bile qui se trouvait dans le foie ;
mais, si la congestion est très-forte et qu'il s'y joigne beaucoup d'irritation gastrique ou duodénale, la bile entraînée
est à la fois très-apte à régurgiter dans l'estomac, où elle
ne tarde pas à augmenter le malaise et à provoquer le vomis-

sement. C'est pourquoi le manger soulage quelques malades, tandis que d'autres s'en trouvent plus mal ; il en est même qui éprouvent tour à tour ces effets, suivant les conditions actuelles du foie, de l'estomac et du duodenum. Dans tous les cas, on peut recommander de faire un repas de bonne heure ; puisque alors, ou il enlève tout à fait le malaise, ou bien il abrége les souffrances en provoquant l'expulsion.

Quand le vomissement est produit par un état érythémateux du viscère, il ne tarde pas à disparaître, pourvu que la membrane muqueuse ait été préalablement saine. Mais si l'afflux sanguin est survenu pendant le cours d'une dyspepsie chronique, on doit le combattre par l'application de huit à douze sangsues à l'épigastre.

Les calmants sont aussi très-utiles pour apaiser les douleurs, soit qu'elles tiennent à un état inflammatoire ou à une sensibilité nerveuse exagérée. Dans ces cas, on emploie de préférence l'acide hydrocyanique ou la teinture acétique d'opium fraîchement préparée.

Les potions effervescentes doivent leur efficacité à l'acide carbonique qu'elles dégagent, et qui possède une action sédative et adoucissante sur la membrane muqueuse. On se trouve très-bien encore de l'usage de la glace râpée.

La créosote, à la dose d'une à deux gouttes, trois fois le jour, a été aussi fortement recommandée, et réussit quelquefois lorsque les calmants échouent ; son action pourtant est incertaine.

Chez les femmes nerveuses, après des vomissements survenus par suite de contrariétés, on fait prendre avec avantage une potion effervescente, à laquelle on ajoute de trois à huit gouttes de laudanum.

Dans les vomissements nerveux, hystériques ou qui s'accompagnent de faiblesse générale, des potions stimulantes, antispasmodiques , sont plus particulièrement indiquées. Cinq ou six gouttes de chloroforme bien secouées avec un peu d'eau, deviennent encore un excellent remède.

Quelquefois l'usage des gelées animales, d'une viande succulente, en petite quantité, prise régulièrement trois fois le jour, arrête très-bien les vomissements.

Chez les phthisiques, on conseille d'ordinaire 5 centigrammes d'extrait de ciguë en deux ou trois fois dans la journée.

Contre les vomissements qui accompagnent ce que l'on appelait autrefois la passion iliaque, on a vu réussir, chez une jeune femme dont on désespérait, l'emploi de 10 centigrammes de calomel associé à 5 centigrammes d'extrait mou et récent d'opium. Quand les envies de vomir reparaissaient, on forçait la malade à avaler une demi-bouteille d'eau de Seltz en effervescence ; et, après trois doses successives de cette manière, on vint à bout de ce cas qu'on avait cru un instant sans ressources.

Quand les nausées et les vomissements sont entretenus par un état bilieux, le plus court moyen pour en débarrasser le malade, est de lui faire prendre un émétique à jeun et dans très-peu de véhicule ; de manière que les pressions déterminées par les efforts pour vomir se portent principalement sur le foie; et, aussitôt que cet organe se trouve décongestionné, le malade est pour ainsi dire guéri. Les purgatifs cholagogues sont aussi très-utiles, bien qu'ils agissent avec beaucoup plus de lenteur. Nous avons déjà dit qu'en pareille circonstance c'est surtout au calomel, au jalap et au sulfate de manganèse qu'il convient de recourir.

CHAPITRE IX

Dans la grande majorité des cas, on ne trouve pas dans les urines une différence bien sensible avec ce qui se passe dans l'état de santé, soit qu'il s'agisse de la quantité, de la densité, de la couleur, de l'acidité, de l'alcalinité ou de la coagulabilité. Néanmoins, pendant les accès d'indigestion, ou pendant l'état fébrile qui accompagne certaines affections gastriques, ou bien même à la suite de repas trop copieux, composés de substances très-riches, on peut rencontrer dans l'urine, des sédiments d'acide urique, d'urate d'ammoniaque de couleurs variées, blanchâtres, tirant sur le jaune ou rougeâtres. A un moindre degré, l'urine est simplement concentrée, forte en couleur, sans produire aucun dépôt; parfois elle est trouble, par suite d'un léger catarrhe de la muqueuse vésicale, qui donne au mucus sécrété et épaissi une teinte opaque.

Si les urines sont trop acides, l'usage des alcalins en corrige d'ordinaire bien vite la nature. De là vient l'opinion assez commune que cette condition particulière de l'urine tient aux acidités des premières voies ; pourtant il faut remarquer que, si l'on rencontre journellement un excès de fluides acides dans l'estomac de la plupart des dyspeptiques, il est rare, comparativement, de retrouver dans l'excrétion urinaire les dépôts qui devraient en être la conséquence. Même dans la goutte, état pendant lequel les acides prédominent, l'urine habituellement demeure claire, excepté ou plutôt vers la fin de l'accès, alors que l'on peut considérer le sédiment comme un effet ordinaire de la fièvre.

Somme toute, l'état de l'urine nous indique la condition du système général et plutôt celle des reins que celle de l'estomac ; car, malgré la vive sympathie qui existe entre ces deux organes, il faut bien se garder d'en exagérer les effets.

Dans les indigestions violentes, on a vu quelquefois survenir l'albuminurie ; mais cet état n'était que temporaire et ne durait guère plus d'un jour.

Toute substance qui entre dans la circulation sans être un élément normal du sang et par cela même propre à la nutrition, sort toujours de l'économie par les reins, pourvu qu'elle existe à un état de solution complète. C'est ainsi que ces émonctoires éliminent les parties de la nourriture imparfaitement assimilées, qui sont entrées dans la masse circulatoire, en passant par les vaisseaux absorbants du canal alimentaire. Les reins excrètent aussi les produits incomplets d'une digestion imparfaite ; mais il est tout d'abord nécessaire que la substance à éliminer soit soluble, ou tout au moins qu'elle puisse facilement se métamorphoser en un corps soluble dans l'eau de l'urine, puisque rien n'est excrété des reins qu'à l'état de solution.

Il y a trois conditions distinctes de la sécrétion urinaire dans l'état de santé habituel ; c'est ainsi que la première urine rendue peu de temps après l'ingestion de boissons abondantes, est généralement pâle et de densité spécifique basse 1,003 à 1,009 ; on la désigne sous le nom d'*urina potus*. La seconde, qui est sécrétée peu de temps après un repas copieux, varie beaucoup par ses caractères physiques, et offre une grande densité 1,020 à 1,030 ; c'est l'*urina chyli vel cibi*.

La troisième, qui est sécrétée du sang en dehors de l'influence du boire ou du manger, est celle qui est rendue après une nuit de repos ; elle porte le nom d'*urina sanguinis*, elle est habituellement d'une densité intermédiaire 1,015 à 1,025. C'est cette dernière qui présente le mieux les ca-

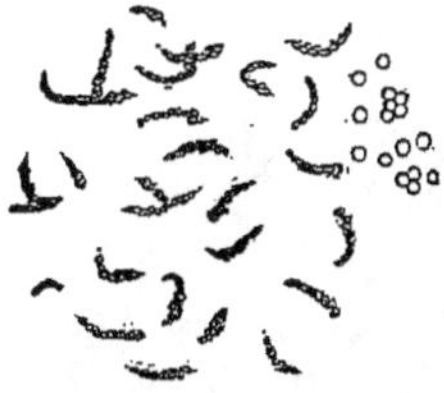

Urates amorphés.

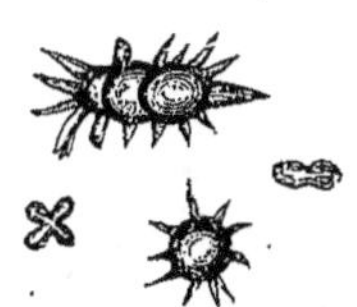

Urate de soude.

ractères essentiels de l'urine. L'expérience du docteur Prout assigne 1,020 comme la densité habituelle et moyenne de l'urine dans l'état de santé.

Chez les personnes dont les organes digestifs sont du reste en bon état, on voit d'abondants dépôts d'urates se produire après l'ingestion d'une plus grande quantité de substances animales qu'il n'est nécessaire d'en prendre pour la sustentation et l'entretien du système ; c'est là un phénomène très-commun qui se produit par le seul fait que l'on ingurgite plus de nourriture qu'on n'en peut assimiler. De

même, si le pouvoir digestif d'une personne se trouve diminué soit partiellement, soit temporairement, comme cela
arrive à la suite d'un excès, alors l'estomac ne peut plus
convertir en chyme de bonne qualité même une portion
minime de nourriture; ce qui fait qu'il entre dans la circulation des éléments albuminoïdes imparfaitement assimilés,
qui doivent nécessairement sortir de l'économie, soit par les
reins, soit par d'autres émonctoires. Il est des estomacs qui
présentent aussi des idiosyncrasies particulières, en ce qui
concerne certains articles de nourriture; c'est ainsi qu'une
simple tasse de café détermine parfois la formation d'un
dépôt dans l'urine, comme si la caféïne avait échappé à l'action digestive de l'estomac et avait été convertie en urate.

Dans la dyspepsie qui s'accompagne de pyrosis, il se produit dans l'estomac une grande quantité d'acide libre qui,

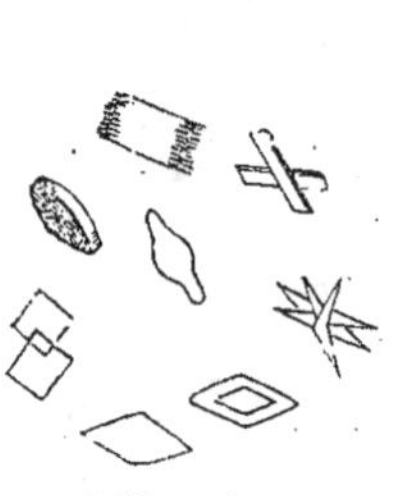

Acide urique.

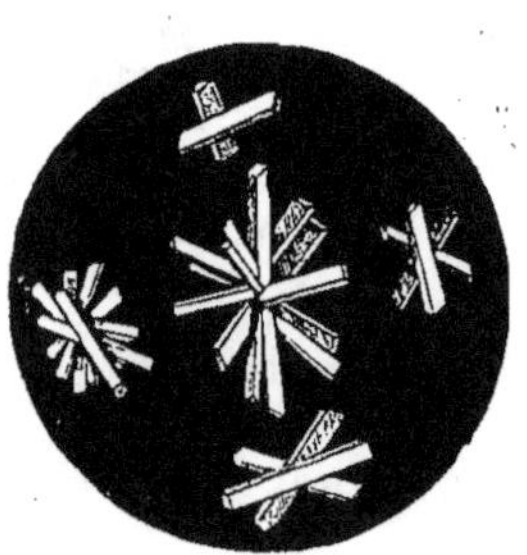

Acide urique.

une fois absorbé, s'achemine vers les reins et rend libre
l'acide urique de tous les urates solubles qu'il rencontre.
La quantité d'acide qu'un estomac malade peut ainsi engendrer, est parfois considérable et de beaucoup supérieure
à la sécrétion qui se produit pendant une digestion normale. Quand la santé générale est assez bonne, que les
irrégularités notables dans les fonctions digestives ont été

corrigées ou amendées, on doit, en s'entourant de quelques précautions, recommander l'usage à petite dose de la teinture ou de l'extrait acétique de colchique ; ce remède est surtout utile dans l'arthrite héréditaire qui s'accompagne de pléthore ; on peut donner l'extrait à la dose de 5 centigrammes deux fois le jour, en prenant soin en même temps de tenir le ventre libre. On peut par ce moyen arrêter parfois complétement une sécrétion rebelle d'acide urique.

Dans le traitement de la dyspepsie, si l'on rencontre dans les urines un dépôt d'acide urique, on doit s'abstenir des acides ; tandis que la présence des phosphates contre-indique l'usage des alcalins ; pourtant il n'est pas rare, dans la dyspepsie, de rencontrer un état alcalin de l'urine s'accompagnant d'un dépôt de phosphates, en même temps que l'on constate de la flatulence et des renvois acides ; l'état de l'urine est alors un guide très-important pour la conduite à suivre ; et, dans ces cas, contrairement à ce qu'on aurait pu en attendre, les acides minéraux deviennent très-utiles.

Les remèdes qui agissent comme dissolvants de l'acide urique sont principalement les alcalis et leurs carbonates, le bi-borate et le phosphate de soude, l'acide benzoïque, etc. Le bicarbonate de potasse mérite la préférence, on le donne trois fois par jour à la dose de 1 à 2 grammes ; il agit mieux, pris dans un verre d'eau chaude ; on le rend plus agréable en y ajoutant quelques gouttes d'acide citrique. Pour que ce traitement devienne plus efficace, on conseille au malade de boire un litre à un litre et demi d'eau dans la journée ; cette pratique double la quantité de l'urine et facilite singulièrement la solution de l'acide urique. On sait en effet que l'eau pure est un des plus puissants lithontriptiques, mais encore faut-il que l'estomac puisse la supporter.

Le tartrate neutre de potasse rend rapidement l'urine alcaline ; une demi-heure suffit pour que son action se produise sur l'urine. On peut en donner, trois fois par jour, 15 décigrammes dissous dans 60 grammes d'eau. Pendant son usage, le dépôt d'acide urique disparaît, et l'urine augmente de densité ; mais il y a parfois une contre-indication à son emploi, c'est la tendance à irriter les intestins ; c'est à cause de cela et de son goût assez désagréable qu'on lui préfère l'acétate de potasse à la même dose. De cette manière on peut tenir les urines dans un état modérément alcalin, pendant un certain temps, sans nuire aux fonctions de la digestion, comme on pourrait le craindre avec les carbonates alcalins. C'est ainsi que l'on préserve le malade de la possibilité du développement d'un calcul et que l'on gagne du temps pour employer avec fruit dans l'intervalle, les remèdes propres à éloigner les causes qui produisent l'acide urique.

On peut donner le phosphate d'ammoniaque dissous dans un véhicule inerte, à la dose de 50 centigrammes, trois fois par jour. Ce remède est utile dans la diathèse urique, soit qu'elle se présente dans les urines sous la forme calculeuse, soit qu'elle se dépose dans les jointures avec la soude, comme dans la goutte rhumatismale. L'emploi de ce sel tient toujours l'acide urique en solution dans l'urine ; et, sous ce rapport, il est au moins égal sinon supérieur au borax et au phosphate de soude ; mais il ne diminue pas les dépôts tophacés dans la goutte chronique ; contre les dépôts récents de forme sub-aiguë, il est certainement utile.

On peut aussi conseiller l'acide benzoïque à la dose de 40 à 50 centigrammes dans du sirop ou dans une faible solution de carbonate ou de phosphate de soude, trois fois le jour ; l'eau de cannelle forme un bon véhicule ; l'acide cinnamique jouissant des mêmes propriétés que l'acide benzoïque, tous deux se convertissent en acide hippurique. Le benzoate d'ammoniaque est peut-être encore un remède plus efficace ; on le prépare extemporanément en dissolvant 25 à 30 centigrammes d'acide benzoïque et une quantité égale de sesqui-carbonate d'ammoniaque dans 30 grammes d'eau bouillante. On y ajoute à volonté un peu de sirop et de vingt à trente gouttes de teinture de jusquiame ; on peut renouveler cette potion trois fois par jour.

La persistance d'un excès d'urée dans l'urine est plus fréquente dans les désordres de l'estomac qu'on ne le soupçonne habituellement.

Il est rare que l'on soit appelé à traiter spécialement des dépôts d'urates, puisqu'ils durent peu d'ordinaire et qu'il est souvent facile de remonter à leur origine. Parfois pourtant, ceux qui en souffrent deviennent moroses et très-nerveux ; il est bon alors de prescrire un traitement, et dans ce cas, les diurétiques salins, 50 centigrammes de nitrate de potasse, ou mieux encore un gramme d'acétate de potasse bien dilué et renouvelé trois fois le jour, feront bien vite disparaître le dépôt.

Le secret des succès de certains remèdes dans la gravelle urique, repose sur la grande quantité de sel alcalin administré dans les vingt-quatre heures. En général, les médecins donnent des doses trop faibles ; dans les cas où les malades rendent des multitudes de graviers de la grosseur d'un grain de moutarde, on doit donner par jour, de 4 à 15 grammes de bicarbonate de potasse en dissolution dans un litre ou un litre et demi d'eau.

Dans l'espace d'une journée, les reins éliminent une grande quantité d'acide phosphorique qui, rencontrant la soude, l'ammoniaque, la chaux et la magnésie, forme le phosphate de soude et d'ammoniaque, le phosphate de magnésie et le phosphate de chaux ; ce sont ces sels que l'on est convenu d'appeler terreux et qui sont toujours très-abondants après un repas. Les dépôts qu'ils forment sont blancs à moins qu'ils ne soient colorés par le sang ; ils sont solubles dans l'acide hydrochlorique dilué et insolubles dans l'ammoniaque ou la liqueur de potasse.

La persistance des dépôts de phosphates terreux dans l'urine, est d'une grave importance , puisqu'elle indique toujours un état de dépression du système nerveux, souvent général et rarement localisé. L'épuisement, la fatigue du corps et de l'esprit en offrent un exemple chez les vieillards, tandis qu'une affection de l'épine dorsale témoigne de ses effets locaux. Il existe toujours en même temps beaucoup d'irritabilité, souvent le pouls est fort, la langue est blanchâtre à sa surface, rouge à la pointe et sur ses bords, tandis que la peau est chaude et sèche ; néanmoins c'est de l'irritabilité qui s'accompagne de dépression, une espèce d'érétisme du système nerveux.

L'état pathologique sensitif qui accompagne les dépôts

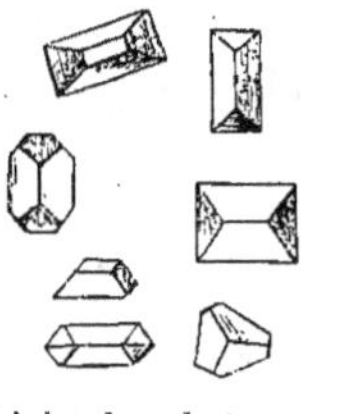
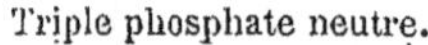

Triple phosphate neutre.

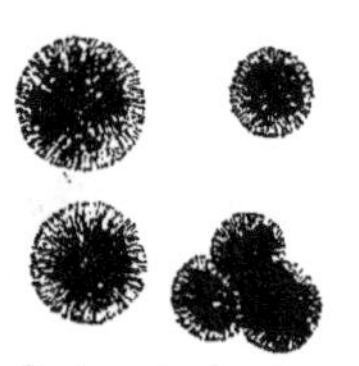

Carbonate de chaux.

de phosphate de chaux dans l'urine, est le même que celui qui se manifeste avec le triple phosphate, encore faut-il noter que ces sels apparaissent toujours simultanément dans l'urine alcaline. Quand le dépôt consiste principalement en sels calcaires, les malades présentent des symptômes d'épuisement plus marqué.

Si le sel triple paraît en petite quantité presque entièrement libre de phosphate de chaux, c'est le cas le plus simple et celui dans lequel les lésions organiques ou fonctionnelles se trouvent à leur minimun d'intensité. En général alors, c'est la dyspepsie qui domine. Les symptômes principaux sont une grande irritabilité du caractère, beaucoup d'impatience, des digestions mauvaises avec une assimilation si défectueuse qu'elle s'accompagne presque toujours de beaucoup d'amaigrissement ; l'appétit est variable et parfois vorace ; la fatigue suit le moindre exercice, et on remarque une inaptitude très-grande pour les travaux du corps ou de l'esprit ; cela va même parfois jusqu'à rendre impossibles les devoirs ordinaires de la vie. Dans les cas graves, les symptômes s'augmentent par l'élimination d'une grande quantité d'urée, ce qui facilite encore l'épuisement du malade. L'urine est généralement d'une couleur d'ambre foncé, de densité 1,025 à 1,030 et dépose des phosphates par la chaleur. Quand la présence du triple phosphate est seulement occasionnelle, on peut remonter à la cause qui déprime momentanément la vigueur du système ; c'est ainsi qu'on en trouve des exemples chez ces gens nerveux dont les devoirs périodiques exigent beaucoup de tension d'esprit en même temps qu'une grande activité corporelle. Aussi les exemples n'en sont-ils pas rares chez le clergé. Dans les souffrances gastriques qui s'accompagnent de goutte, on rencontre fréquemment le triple sel en même temps que l'urine est riche en urée. La dyspepsie s'accompagne alors d'une sensation de poids et de resserrement après l'ingestion de la nourriture, et ces douleurs sont presque toujours accompagnées de flatulence.

L'irritabilité et la débilité vont de pair, dans la plupart sinon dans la totalité des actes de la vie. Partout où l'on rencontre l'un, on est à peu près sûr de trouver l'autre. Ceux qui sont sujets à une irritation gastrique en souffrent invariablement après un excès de fatigue; quelques-uns deviennent acariâtres et irritables s'ils sont fatigués, d'autres vont même jusqu'à vomir après un excès d'exercice. Il est très-certain que la débilité facilite le développement de la consomption, maladie où l'on trouve bien caractérisé un état d'irritation et d'excitement.

L'ulcération, la carie, les corps étrangers ou le simple eczéma de l'oreille, produisent très-souvent des douleurs sympathiques dans la trachée artère; c'est ainsi que le simple prurit du méat externe de l'oreille peut produire la toux, le vomissement ou même le vertige; alors ces symptômes ne cèdent à aucun des moyens qui ne s'adressent pas directement à la cause excitante et deviennent le désespoir du malade et du médecin, si ce dernier n'a pas su remonter à la source des souffrances.

Mais, pour en revenir à la vessie, il est bien certain que tous les organes creux du corps sont doués d'une quantité d'énergie suffisante pour préserver les fluides qu'ils contiennent de toute décomposition pendant longtemps. C'est ainsi que le sang dans une artère, alors que la circulation est empêchée par une ligature, ne change pas dans un espace de temps suffisant pour le convertir en une masse putrescente, si on l'avait retiré des vaisseaux sanguins. La bile dans la vésicule biliaire, l'urine dans les reins ou dans la vessie, sont des exemples du même phénomène qui s'observe également pour une effusion séreuse ou purulente déterminée par un effet morbide ; car elles demeurent sans changement dans les cavités vivantes ; tandis que peu d'heures suffiraient pour les rendre fétides et putrides, si elles se trouvaient exposées à l'air à une température semblable. Il est bien évident que dans un fluide aussi complexe que l'est l'urine, les propriétés des cavités qui la contiennent pendant la vie, la préservent seules de subir la transformation qui se passe hors du corps, puisque ce pouvoir se trouve intimement lié à l'intégrité parfaite des nerfs spinaux et des branches du système organique qui l'anime ; c'est pourquoi, lorsqu'une lésion même indirecte les atteint, il en résulte une diminution dans le pouvoir protecteur de l'organe ; et l'urine qu'il renferme alors, devient susceptible de changements analogues à ceux qu'elle éprouve au grand air. Un de ces changements est l'union de l'urée avec les éléments de l'eau et la formation du carbonate d'ammoniaque ; la base de ce sel, en s'unissant à l'acide normal de l'urine, précipitera les phosphates terreux avec quelque peu de carbonate de chaux ; ce dernier est alors le résultat de la double action du carbonate d'ammoniaque sur le phosphate de chaux.

L'urine, devenue de la sorte ammoniacale, agit comme un irritant sur la membrane muqueuse de la vessie et produit une sorte d'action inflammatoire dont le résultat est une abondante sécrétion de mucus d'un caractère plus gluant que d'habitude. La persistance de cette irritation s'accompagne bientôt de globules purulents ; et cette exsudation, sous l'influence chimique du carbonate d'ammoniaque, se change en une matière visqueuse parfois si tenace qu'elle forme de longs glaires très-résistants. La formation de cette matière augmente beaucoup les souffrances du malade, en s'opposant à l'écoulement facile de l'urine, même lorsque le pouvoir contractile de la vessie n'est pas totalement paralysé. On a expliqué l'alcalinité d'une autre manière, en présence d'une lésion spinale dont la paralysie faciliterait la sécrétion d'un mucus mal sain et alcalescent qui, par son action chimique sur l'urine, la rendrait alcaline et conduirait à la précipitation des sels terreux; puis la sécrétion de l'urine deviendrait alcaline par l'extension de l'irritation de la vessie aux reins ou par la sympathie de ces derniers avec le système devenu faible et irritable. L'opinion qu'une urine peut éventuellement devenir alcaline par une extension de l'irritation aux reins est très-plausible. L'urine peut être alcaline et chargée de phosphates, simplement à la suite d'une affection limitée à la vessie. Dans tous les cas où il existe une inflammation de la membrane muqueuse, spécialement à l'état chronique, s'il survient une rétention, presque toujours alors l'urine devient phosphatique et abonde en mucosités visqueuses. Il est bon de dire pourtant que d'énormes quantités de phosphates de chaux peuvent sortir continuellement et pendant longtemps par les urines, sans produire d'altération notable dans la santé.

Les dépôts phosphatiques qui accompagnent la dyspepsie ne sont pas rares, l'appétit est alors capricieux, il y a une sensation de lourdeur et de plénitude précordiale surtout après les repas. Les fonctions du ventre sont irrégulières; il y a des douleurs lancinantes qui partent du creux de l'estomac et qui se font sentir entre les épaules; la langue est blanchâtre avec les papilles des bords injectées, quelquefois elle est d'un rouge morbide sur toute sa surface; le pouls est vif et irritable; il y a de la flatulence et une dou-

leur obtuse et profonde existe dans la région des reins ; l'esprit est abattu, des idées noires jettent souvent le malade
dans un état de dépression pénible ; alors l'urine est parfois
d'une densité plus grande et le dépôt de phosphate, à l'état
cristallin ou amorphe, est plus abondant, un excès d'urée
qui se rencontre en même temps, feront rentrer ces cas dans
l'espèce de dyspepsie où l'épuisement de l'énergie nerveuse
se signale par la présence des phosphates dans les urines.

Le traitement doit être plutôt dirigé par des principes
généraux que limité à l'effacement des dépôts phosphatiques. Il est vrai que, par l'administration persistante des
acides, le dépôt peut disparaître pour un temps sans que le
mal soit arrêté dans son cours. Tout ce que l'on obtient
par ce genre de traitement, c'est de masquer un des symptômes les plus importants de la marche de la maladie ; on doit
tenir le ventre libre, raffermir le moral autant que possible,
éviter les purgatifs énergiques, employer les toni-laxatifs et
les sédatifs, soigner particulièrement la diète, ne permettre
qu'une nourriture douce, éviter les végétaux et prescrire un
vin généreux. Quand le malade borde la convalescence, on lui
prescrit le sulfate de zinc avec la jusquiame, l'extrait de gentiane ; les voyages, les occupations et les distractions paisibles sont des adjuvants utiles pour consolider la guérison.

On rencontre dans certaines affections gastriques un état
particulier des urines qui, pour n'être pas constant, n'en a
pas moins attiré l'attention de quelques praticiens distingués. Les uns en ont fait une diathèse particulière ; les autres, au contraire, ne voient là que des symptômes concomitants ; mais comme le traitement, en pareil cas, semble
trouver son efficacité dans la complication même de l'affection gastrique, nous ne croyons pouvoir mieux faire que

de reproduire en détail quelques observations intéressantes, empruntées au docteur Begbie et qui nous paraissent mériter une sérieuse attention.

L'auteur fait d'abord remarquer qu'il ne veut pas parler de l'oxalurie en général, qu'il sait fort bien que l'on rencontre le sel calcaire dans des conditions en apparence très-différentes de celles qu'il se propose de signaler ; que les âges, les sexes et les diverses positions sociales en offrent des exemples ; qu'on rencontre ce produit, comme cause immédiate d'un accès de gravelle, dans des circonstances où la mauvaise assimilation ne saurait être invoquée ; enfin, que dans les statistiques d'établissements d'aliénés, on le signale encore très-communément dans l'urine des sujets mélancoliques ; aussi, ces observations n'embrassent-elles qu'un petit nombre de cas, d'un caractère bien marqué, dans lesquels la présence de l'oxalate de chaux offre un aspect prééminent et dont on peut tirer des indications importantes et pour le diagnostic et pour le traitement.

Il est, en effet, une classe nombreuse de malades, composée, surtout, d'hommes dans la fleur de l'âge, presque tous d'un tempérament sanguin ou mélancolique, gens étrangers aux travaux manuels ou à la vie active, appartenant pour la plupart aux classes supérieures, adonnés à la bonne chère et aux douceurs de la table.

On les trouve sujets aux dyspepsies depuis les formes les plus bénignes jusqu'aux formes les plus graves ; n'offrant parfois d'autre désordre que cette anxiété qui naît d'une digestion imparfaite, d'une assimilation languissante et qui s'accompagne, quelques heures après le repas, d'une sensation de pesanteur au creux de l'estomac, de flatulences et de palpitations.

Il arrive plus souvent que des souffrances mieux accentuées ne se bornent pas seulement aux organes digestifs, mais réagissent très-vivement sur le système nerveux et peuvent même aller jusqu'à mettre en péril l'état mental des malades.

D'ordinaire, ces derniers sont chagrins, sensitifs, irritables, ou bien hébétés, découragés et mélancoliques. Parfois, tout pleins de craintes sombres, de noirs pressentiments, ils doutent tristement de leurs forces, ils se figurent qu'ils sont la proie de quelque affection cachée; c'est ainsi que la consomption pulmonaire ou une affection organique du cœur devient la source de leurs appréhensions; et il n'est pas rare que la crainte de ces maux imaginaires les entraîne dans un état voisin de la folie.

Dans les formes plus douces, on leur trouve la contenance anxieuse et l'apparence d'une mauvaise santé. La langue est chargée, la peau est sèche et le pouls irritable. Dans un état plus confirmé, le teint s'assombrit, parfois la langue devient rouge et sensible, il y a de l'amaigrissement, les cheveux tombent, la peau est écailleuse ou se couvre de boutons, de furoncles; une douleur obtuse et profonde se fait sentir en arrière dans les reins, une hémorrhagie se manifeste dans les intestins ou dans la vessie, il y a incontinence d'urine et la prostration des pouvoirs virils est complète. On a vu ce dernier symptôme s'accompagner, en plusieurs circonstances, de faiblesse ou de perte de mouvements assez marquée dans les membres inférieurs, pour faire croire à une paraplégie confirmée.

La marche de ce cortége morbide est souvent lente, parfois elle s'amende et s'enraye par des soins, un régime convenable et l'air pur de la campagne. La médecine est ici toute-puissante. Mais, négligée ou mal soignée, cette affection fera certainement éclore les souffrances et les dangers qui accompagnent la présence de calculs dans les reins, dans la vessie ou, ce qui est non moins grave, occasionnera des perturbations organiques malignes encore plus redoutables dans leurs conséquences.

Telles sont les calamités qui découlent de ce que l'on pourrait appeler la diathèse oxalique, d'un poison qui s'engendre pendant la digestion et l'assimilation, qui, mêlé au sang, en parcourt les différents canaux et ne se trouve arrêté dans ses pernicieuses conséquences que par la sécrétion urinaire qui le sépare du sang et en débarrasse le système.

Au moyen de cette élimination, nous retrouvons dans l'urine cette matière malfaisante, sous la forme d'oxalate de chaux, et cela, par des procédés tout à la fois faciles et irrécusables. Ce qui nous met à même de recourir à une combinaison de traitement très-simple aussi et propre à adoucir d'abord les souffrances des malades, puis à arriver peu à peu à faire complétement disparaître cette diathèse source de tous leurs maux.

Plusieurs auteurs dans leurs écrits ont très-bien indiqué la marche de ces accidents, et l'expérience de chaque jour ne fait qu'en confirmer la vérité et l'importance; néanmoins, on doit regretter que l'examen attentif des qualités habituelles de l'urine, en vue d'y découvrir les productions anormales qui naissent d'une mauvaise digestion et d'une assimilation vicieuse, soit si souvent négligé par ceux mêmes, que leur devoir appelle à soulager ou à guérir les souffrances des dyspeptiques ou les tourments des hypocondriaques.

Il n'est pas moins fâcheux que les victimes de ces tristes et cruelles maladies soient laissées si souvent, se débattre, dans ce cercle sans fin de routine aussi nuisible qu'affligeante, qui consiste parfois à soulager quelque symptôme au détriment ou par l'aggravation de quelques autres, à épuiser la liste des remèdes aussi bien que celle des médecins, pour finir par jeter dans les mains ignorantes d'empiriques éhontés, ces pauvres malades, à leur grand détriment sans nul doute, mais aussi au grand avilissement de notre profession.

C'est pour parer à ces inconvénients et pour faire ressortir la nécessité d'un examen plus attentif des qualités de l'urine dans les dyspepsies chroniques, et par là de se mettre plus à même de combattre avec succès des accidents dont la gravité augmente en raison de leur continuité, que nous allons mettre sous les yeux du lecteur les observations suivantes :

1° Un ecclésiastique âgé de trente-six ans, de tempérament sanguin, de complexion maigre, studieux et voué tout entier à son ministère qu'il avait exercé pendant plusieurs années dans l'Amérique du Nord, consulta vers la fin d'octobre 1845 pour une affection de l'estomac dont il souffrait déjà depuis longues années.

Nerveux et dyspeptique au plus haut degré, on l'avait traité longtemps pour une maladie de la bile et du foie, si bien qu'en passant par des mains différentes, il avait suivi une foule de prescriptions, depuis l'innocente pilule antibilieuse, jusqu'à la salivation mercurielle par de hautes doses, et cela, pour aboutir à un seul résultat, l'augmentation de ses souffrances.

Après de longues épreuves et de nombreux désappointements, ce malade se vit forcé d'abandonner sa profession et de retourner dans son pays natal, avec une santé délabrée et un esprit abattu.

Il était alors pâle, émacié et, dans ses manières et sa contenance, il était facile de remarquer les indices des souffrances du corps aussi bien que de celles de l'esprit. Son appétit était dépravé, il mangeait beaucoup ; il souffrait de flatulence, de battements irréguliers du cœur, de faiblesse et d'abattement de l'intelligence ; les nuits étaient sans repos et troublées de mauvais rêves. Le sommeil n'avait plus rien de réparateur, et le réveil se faisait en sursaut.

Incapable d'application intellectuelle, il avait presque perdu l'espoir de reprendre son ministère et de recouvrer jamais la santé. La peau était sèche, parcheminée, la langue chargée, les déjections irrégulières et de mauvaise nature. Son urine, qui jusque-là n'avait pas été examinée, était d'une couleur d'ambre foncé, tout à fait transparente, d'une odeur assez forte, de densité 1,028, de réaction acide, légèrement phosphatique avec un léger excès d'urée.

Au microscope, qui seul peut bien déceler la présence de l'oxalate de chaux, on découvrit une grande quantité de cristaux caractéristiques. Le traitement fut alors dirigé, conformément aux principes et à la pratique du docteur Prout, pour la cure de cette diathèse. On commença par provoquer des évacuations intestinales par de légers laxatifs; le régime fut réglé de façon à exclure, autant que possible, tout ce qui pouvait fournir du sucre; on prescrivit le lait, les végétaux farineux ét la viande en petite quantité; des bains tièdes, des vêtements chauds furent aussi recommandés; en même temps, on fit prendre l'acide nitro-muriatique à la dose de vingt gouttes, deux ou trois fois dans la journée.

Le 25 novembre, près de quatre semaines après le commencement de cette médication, on examina de nouveau l'urine qui n'était plus que de densité 1,024, tandis qu'elle offrait toujours les mêmes caractères à l'œil et au miscroscope. Pourtant, l'état général du malade s'était amélioré, et, les symptômes nerveux et dyspeptiques avaient perdu de leur violence; on recommanda la continuation soutenue du même traitement.

Le 18 décembre, l'urine était de couleur paille, toujours acide et de densité 1,024, sans qu'elle se troublât par l'action de la chaleur ou par celle de l'acide nitrique. Au microscope, les cristaux d'oxalate calcaire avaient diminué de nombre et se trouvaient mêlés à quelques-uns d'acide urique. Les symptômes étaient presque tous amendés; mais, comme le patient se pláignait de gastralgie et que l'urine était devenue plus acide, le traitement fut modifié, et on prescrivit 50 centigrammes de sous-nitrate de bismuth, trois fois le jour, tout en recommandant de continuer les mêmes précautions pour le régime, les bains et les vêtements.

Au commencement de janvier, on reprit l'usage de l'acide nitro-muriatique et, à la fin du même mois, l'urine, toujours acide, présentait à l'examen un dépôt considérable d'urate d'ammoniaque; soumise à l'action de la chaleur, elle conserva parfaitement sa transparence; sa densité était encore très-grande, 1,025, tandis qu'au microscope, les cristaux d'oxalate de chaux avaient diminué de nombre et de grosseur. On suspendit encore une fois l'acide nitro-muriatique. La digestion, du reste, s'accomplissait avec moins de difficultés, et l'apparence générale était meilleure, pendant que les symptômes nerveux s'étaient notablement adoucis.

Sur sa demande, on permit au malade de remplacer de temps à autre un de ses confrères ; trouvant alors qu'il pouvait remplir ses devoirs d'une façon satisfaisante, son esprit et sa santé s'en relevèrent à proportion.

On lui ordonna de se soumettre un mois à l'usage d'une infusion amère, avec addition de carbonate de potasse, pendant que l'acide urique se trouvait en excès ; le mois suivant, il dut reprendre l'acide nitro-muriatique comme précédemment. Sous l'influence de cette médication, il recouvra peu à peu son embonpoint et sa force. L'esprit et et le corps participèrent tout à la fois à cette rénovation ; le progrès fut d'autant plus sensible, que l'oxalate calcaire devint plus rare dans l'urine, puis quand la diathèse eut complétement cédé, ce qui n'eut lieu qu'après douze mois de traitement, cet ecclésiastique put enfin reprendre tout à fait les fonctions de son ministère.

Deuxième observation. — Un homme du monde, âgé de trente-cinq ans, de tempérament sanguin et de complexion strumeuse, habitué à un exercice régulier et adonné à la bonne chère, commença, suivant son dire, à éprouver vers le commencement de 1844, des digestions difficiles, caractérisées par la perte des forces et de l'appétit, par des sueurs fréquentes au front, à la suite du moindre exercice musculaire, enfin par une émaciation progressive. Une éruption papuleuse parut sur la poitrine aussi bien qu'entre les épaules, et s'entretint, d'une façon plus ou moins marquée, pendant dix-huit mois. Il y avait de la pesanteur au creux de l'estomac, la langue était chargée, le sommeil fatigant et nullement réparateur ; l'esprit était plein de vagues anxiétés. Sur ces entrefaites, le malade changea de résidence pour s'en aller plus au midi, dans l'espérance d'y jouir d'une santé meilleure ; néanmoins, il n'y éprouva que des déceptions, et, après cinq mois d'épreuves, il revint chez lui, l'esprit abattu et le corps usé.

Au moment où il commença le traitement, vers la fin d'octobre 1845, c'était un malheureux dyspeptique et hypocondriaque, très-sujet aux maux de tête, aux flatulences et aux palpitations, toujours l'esprit inquiet et regardant l'avenir avec épouvante, cherchant sans cesse à s'étourdir et ne pouvant atteindre le port désiré.

Tantôt il se croyait en proie à la consomption pulmonaire, tantôt à une maladie du cœur. Sa langue était couverte d'enduits, il souffrait de constipation ; ses évacuations étaient rares, décolorées et quelquefois mêlées de sang ; il se plaignait de douleur dans la région du foie et d'engourdissement du bras droit ; sa peau était sèche et brûlante, ses yeux gonflés et sensibles ; ses cheveux tombaient, une sensation de relâchement se faisait sentir autour des reins et de l'abdomen ; il se plaignait de gêne dans la région de la vessie et de perte complète de tout désir vénérien.

Son urine, à cette époque de couleur fortement ambrée, de réaction acide avec excès d'urée, de densité 1,040, présentait au microscope un grand nombre de cristaux octaèdres d'oxalate calcaire, et beaucoup de matières épithéliales.

On fit prendre au malade, à plusieurs reprises, de l'huile de ricin ; il fut soumis à un régime simple, aux farineux, aux vêtements chauds, aux aspersions tièdes sur le corps, et enfin à l'usage de l'acide nitro muriatique.

Le 25 novembre, l'urine était de densité 1,036, toujours très-chargée de cristaux octaédriques, les symptômes généraux avaient éprouvé peu de changements. Le 18 décembre, l'urine, chargée d'urate d'ammoniaque, de densité 1,030, présentait beaucoup moins d'oxalate de chaux. On interrompit les acides, on ordonna l'usage d'une infusion de racine de serpentaire, à laquelle on ajouta de petites doses de carbonate de potasse. Le 8 janvier 1846, les cristaux, vus au microscope, n'avaient pas sensiblement diminué, mais ils se trouvaient mélés à quelques concrétions d'acide urique. Il y avait peu de changement dans les symptômes généraux ; on interrompit l'infusion de serpentaire pour reprendre l'acide nitro-muriatique. Le 22 février, l'oxalate calcaire avait considérablement diminué, tandis qu'il y avait augmentation d'acide urique. Les fonctions du ventre se faisaient mieux, la langue était meilleure, et les symptômes nerveux et dyspeptiques, bien moins pénibles. On alterna de mois en mois l'usage des acides, avec celui des infusions amères. Le 5 avril, l'oxalate de chaux était très-diminué, et l'urate d'ammoniaque fut trouvé en grande abondance. On recommanda la persévérance dans le traitement, et, comme la température s'adoucit, on envoya le malade se distraire à la campagne. Le 3 août, l'urine, de densité 1,026, de couleur paille, contenait de nombreux cristaux d'acide urique et quelques-uns seulement d'oxalate de chaux. On interrompit les acides pendant deux mois. Le 12 novembre, l'acide urique avait disparu, mais les cristaux octaédriques étaient redevenus nombreux et très-gros. On se remit aux acides pendant novembre et décembre ; l'oxalate diminua en nombre et en grosseur, le malade reprit graduellement de l'embonpoint et de la gaieté ; il recouvra ses forces perdues, sa peau devint souple et douce, le sang disparut des selles, on ne le vit plus ne s'occuper que de lui-même et de ses souffrances. Quelques mois après, sous l'influence de l'huile de foie de morue, il reprit tout son embonpoint et acquit une nouvelle vigueur. Depuis longtemps, il se passe de la médecine, ce qu'il doit à l'observation rigoureuse des principes de régime et d'exercice, qui l'exempteront désormais des périls et des souffrances de la diathèse oxalique.

Troisième observation. — Un homme de quarante-cinq ans, élevé pour le barreau, et maître tout à coup d'une très-belle propriété, se mit à la faire valoir plutôt que de continuer l'exercice de sa profession. Il avait hérité aussi de prédispositions à la goutte et aux affections cérébrales; accoutumé à la bonne chère, il crut pouvoir s'en permettre les douceurs, et l'on remarqua même que c'était aux plats sucrés qu'il donnait la préférence.

Pendant de longues années, il se résigna à souffrir de ses digestions, ne cherchant qu'à en mitiger les symptômes les plus incommodes, soit par une abstinence temporaire, soit par l'usage fréquent du sel de Gregory ou chlorhydrate double de morphine et de codéine, ou bien encore, par l'emploi de quelque remède de ménage.

Bientôt pourtant, il fut pris d'éruptions de furoncles, de douleurs goutteuses, rhumatismales, qui le forcèrent de recourir à la médecine.

Après avoir essayé quantité de remèdes pour une attaque invétérée de rhumatisme affectant principalement les reins, les extrémités inférieures, et comprenant, suivant l'opinion de ceux auxquels nous sommes habitués à nous soumettre avec déférence, les enveloppes de la moelle épinière, il fut guéri par l'action puissante de l'arsenic, et pendant quelque temps parut jouir d'une santé parfaite.

Pourtant, au commencement de 1846, s'étant soustrait

aux règles de régime et d'alimentation qu'on lui avait prescrites comme indispensables à son état, il ressentit bientôt
de nouvelles atteintes de dyspepsie, accompagnées d'un
grand accablement moral, d'anxiétés et de noires visions. Il
commença à perdre sa bonne mine et son embonpoint ; ses
vêtements, pour user d'une expression vulgaire, pendaient
sur lui ; toute société lui devint insupportable, et il se regarda comme une sorte de victime. Sa langue était chargée,
son pouls irritable, ses selles irrégulières ; pourtant, c'était
encore un grand mangeur, mais il souffrait de distensions
flatulentes, d'étourdissements et de palpitations. Les boutons
et les furoncles reparurent principalement au tronc et aux
cuisses, leur suppuration était lente et leur guérison difficile ;
il se plaignait de gêne dans la région de la vessie qui, de
temps à autre, laissait l'urine s'échapper involontairement.
Il éprouvait des souffrances et de la pesanteur dans le dos et
dans les reins. Son urine présentait les caractères spécifiques,
couleur d'ambre très-marquée, sans sédiments, densité 1,030, et, au microscope, on trouvait de nombreux cristaux de forme octaèdre.

On mit le malade au régime approprié à sa diathèse ; on lui
enjoignit l'usage persévérant de l'acide nitro-muriatique,
des douches tièdes d'eau salée, et on lui conseilla les vêtements chauds comme de puissants auxiliaires.

Sous l'influence de ce traitement, le malade fit de rapides
progrès vers la guérison ; ses clous, si réfractaires jusque-là,
commencèrent à se guérir. Sa peau, longtemps comme
engourdie, devint douce et moite, la langue se nettoya, le
pouls devint meilleur, l'appétit, autrefois dépravé, se régularisa, l'affaissement moral disparut, la vessie cessa de faire
souffrir, l'oxalate de chaux ne fut plus trouvé dans l'urine, le

malade reprit l'apparence d'une santé qui se refait. Son humeur devint plus gaie, et avant que bien des mois se fussent écoulés, sous l'influence de son régime et de l'huile de foie de morue, l'embonpoint et la force lui revinrent; depuis longtemps déjà, il n'a cessé d'en jouir.

Il serait facile de multiplier ces exemples, par les observations recueillies jusqu'à ce jour; mais nous pensons qu'il sera suffisant de n'en plus rapporter qu'un seul, dans lequel le progrès du mal et sa terminaison, bien que fâcheuse, ne seront peut-être pas sans instruction pratique.

Quatrième observation. — M. D..., avocat, entièrement voué à sa profession, qu'il exerçait, depuis quelques années, avec un talent remarquable, avait éprouvé, dès son jeune âge, des dérangements dyspeptiques. L'énergie de son caractère et la trempe de son esprit le firent lutter longtemps contre l'état chancelant de sa santé et l'accablement qui en était la suite. Pendant plusieurs années, il suivit divers traitements considérés comme essentiels à la cure de ses mauvaises digestions et des troubles qui les accompagnaient. C'est ainsi qu'il se soumit à ces règles d'alimentation et de régime dont l'expérience a démontré l'utilité dans ces sortes de maladies. Plusieurs fois il s'adressa aux sommités de la science et suivit des prescriptions très-variées, en rapport avec la multiplicité des formes de ses souffrances. Se livrant avec ardeur à ses occupations, tour à tour encouragé et plein d'énergie, à la suite des délassements de la campagne, abattu et épuisé, par les émotions et les travaux de sa profession, les années s'écoulaient, et il était toujours dyspeptique. Sa maladie, bien que rebelle, n'avait pourtant produit aucune lésion sérieuse, et sa vie, en plus d'une occasion, avait été trouvée bonne pour un contrat d'assurance. Je regrette, ajoute le docteur Begbie, qu'à cette époque, je n'eusse pas encore porté mon attention sur la nécessité d'un examen très-minutieux de l'état des urines, dans ces sortes d'affections ; car je ne doute pas qu'alors je n'y eusse puisé des indications très-positives pour le traitement. Mon malade passa dans des mains plus habiles ; mais, après des années de tâtonnement, la dyspepsie croissait et sous les noms de gastrite aiguë ou chronique, de nerveuse ou irritative, il avait épuisé une série de remèdes qui tous étaient demeurés sans résultat. Il tomba à l'homœopathie qui le garda pour un temps, car il crut d'abord en obtenir de l'amélioration ; mais son illusion fut courte. Les globules des sectateurs d'Hahnemann et le régime qui les accompagne, après une belle épreuve, n'avaient produit rien de plus que les divers traitements des praticiens réguliers.

Restait l'hydrothérapie ; il se rendit à Spa, essaya le traitement par l'eau, et revint chez lui plus hypocondriaque et plus dyspeptique que jamais.

Dans le courant de 1845, je le rencontrai par hasard ; il était pâle, émacié, et il me sembla remarquer dans ses traits les indices d'une affection organique. Je l'engageai fortement à consulter le célèbre docteur Prout. On examina l'urine avec soin, elle contenait des cristaux caractéristiques. Le malade fut soumis au traitement que comportait sa position, sans oublier l'acide nitro-muriatique ; en peu de mois, l'amélioration fit des progrès remarquables, et, vers la fin de l'année, il retourna chez lui avec une santé qui paraissait entièrement rétablie.

Je le vis immédiatement après son retour ; je fus frappé du grand changement qui s'était opéré dans sa personne ; il avait recouvré, en effet, toutes les apparences d'une bonne santé et, en réponse aux nombreuses questions que je lui adressai sur ses symptômes antérieurs, il m'assura, d'un mot, que tout avait disparu sous l'influence des acides, dont il avait usé avec persévérance pendant plusieurs mois.

Il reprit alors les travaux de sa profession auxquels il se livra avec une nouvelle ardeur, pendant tout l'hiver et les premières semaines du printemps de 1846. Néanmoins, pendant les mois de janvier et de février, on remarqua qu'il avait moins bonne mine, qu'il maigrissait un peu et qu'il était devenu plus sensible au froid.

Le 11 mars, comme on le supposa, à la suite d'un refroidissement survenu quelques jours avant, il fut pris de fièvre, d'une petite toux sèche et se vit, pour la première fois, obligé de garder la chambre. Il n'y avait aucun symptôme de nature inflammatoire, mais la percussion fit entendre une matité étendue, à la partie supérieure et gauche de la poitrine ; à l'auscultation, le murmure respiratoire normal avait disparu. Les symptômes, pourtant, qui éveillèrent le plus de soupçons, furent la présence d'un œdème considérable aux malléoles, ainsi que la coagulabilité de l'urine par la chaleur et l'acide nitrique. Le produit de la sécrétion urinaire, de couleur ambrée, de densité 1,018 laissait encore voir, au microscope, quelques cristaux d'oxalate calcaire ; ces derniers caractères disparurent peu à peu, l'urine devint pâle, séreuse et d'une densité moins grande. L'œdème fit des progrès, la dyspnée et une toux accompagnée d'expectoration, se manifestèrent, une diarrhée fatigante survint, et, le 8 avril, le malade fut pris d'une pleuropneumonie du lobe supérieur du poumon droit ; enfin, le 11, il expirait, juste un mois après l'invasion de la fièvre.

A l'autopsie, qui eut lieu le jour suivant, on trouva les

lésions que les symptômes avaient indiquées pendant la vie, mais on constata aussi l'absence de celle que l'on aurait pu s'attendre à rencontrer, à la suite d'une affection de l'estomac aussi violente que prolongée. Le lobe supérieur du poumon droit était le siége d'une inflammation récente, la plèvre était enflammée et couverte d'exsudations. Le poumon gauche adhérait aux côtes par d'anciennes bandes ; le lobe supérieur était hépatisé en partie et offrait, çà et là, d'énormes noyaux tuberculeux dont quelques-uns étaient à l'etat de suppuration. Les deux reins étaient pâles, graisseux et augmentés de volume. Le droit, à son bord inférieur, était le siége d'une excroissance fongueuse de nature maligne et de la dimension d'une grosse noix. L'estomac et les intestins, qui furent examinés dans toute leur étendue, avec un soin minutieux, ne présentèrent aucune trace d'altération.

Ce fait est à la fois triste et instructif ; son histoire pourrait se retrouver chaque jour dans ces cas où la digestion dérangée, l'assimilation imparfaite, finissent par encombrer la circulation, de matières impures qui, à la longue, empoisonnent la santé, affaiblissent les nerfs, jettent sur les reins et les autres émonctoires un surcroît de travail qui use leur pouvoir. C'est ainsi que ces organes, fatigués par une élimination incessante et de surcharge, deviennnent le siége d'irritation, de congestion, d'inflammation chroniques, et finissent par tomber dans ces états de dégénérescence qui arrêtent leurs fonctions, d'où il arrive que le sang se charge encore davantage de particules nuisibles, que les émonctoires ne peuvent plus séparer ; si bien, qu'au bout d'un certain temps, tout le système se trouve à la merci de ces affections intercurrentes, hydropisies, diarrhée, pleurésie, péricardite et bien d'autres, qui, tôt ou tard, quelquefois soudainement, précipitent un dénouement fatal.

Dans la dernière observation, la rémission complète et remarquable des symptômes prééminents, à la suite du traitement par les acides, est tout à fait frappante. Sans aucun doute, les moyens employés eurent raison de la diathèse oxalique et rendirent aux fonctions assimilatrices leur condition normale; pourtant, cette mort prématurée, nous le craignons, était intimement liée à cette longue suite de désordres, et même, pendant la période de convalescence et de rétablissement temporaire, il semble qu'un changement dans la structure organique des reins, avait commencé à se produire; qu'il atteignit son développement complet, quand l'inflammation secondaire de la poitrine vint indiquer que l'appareil rénal ne pouvait plus servir davantage à éliminer du sang, l'urée et les autres produits impurs qui le surchargeaient; c'est du moins ce que l'on peut déduire de nos connaissances sur les affections rénales et sur la maladie de Bright en particulier, aussi bien que de la tendance de la fièvre rhumatismale à engendrer des inflammations secondaires, dans les séreuses du cœur et du poumon, comme on a si souvent lieu de l'observer.

On croit généralement que la présence de l'oxalate de chaux dans l'urine, est une chose rare et que la condition morbide du sang, dans laquelle il se produit, ne peut pas être considérée comme s'identifiant avec les formes ordinaires de la dyspepsie; c'est une erreur. La présence de ce dépôt est assez fréquente, et sa persistance dans l'urine amène une diathèse particulière, engendrée, sans doute, par une mauvaise assimilation, et caractérisée par plus ou moins de l'ensemble des symptômes que nous avons détaillés ci-dessus. Bon nombre de personnes, qui se plaignent de l'estomac et des nerfs, sont sous l'influence de cette diathèse.

Il est souvent arrivé, dans la pratique, que des symptômes de dyspepsie et d'hypocondrie ont cédé et disparu, juste en

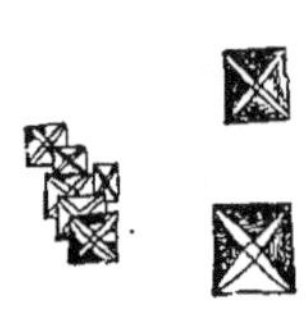

Oxalate de chaux,
forme d'enveloppe à lettre.

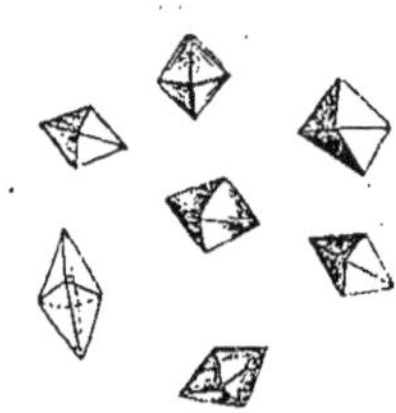

Oxalate de chaux,
forme octaédrique.

proportion de la diminution ou de l'absence de l'oxalate de chaux dans l'urine.

La mauvaise digestion et l'assimilation défectueuse, qui résultent de la diathèse urique que l'on remarque surtout dans la goutte, le rhumatisme, les souffrances fébriles et inflammatoires, sont bien certainement plus fréquentes, mais il arrive rarement que nous ayons à les combattre comme forme de dyspepsie, elles passent alors au second plan à cause des symptômes bien plus graves qu'elles accompagnent.

Dans la diathèse phosphatique, les symptômes qui se rapportent aux troubles de la digestion, sont moins marqués et moins ordinaires. Mais ce qui prédomine alors, ce sont les désordres du cerveau et de la moelle épinière. Grand nombre de ces maux de tête violents et enracinés, que nous rencontrons parfois chez les jeunes femmes, et même chez celles d'un certain âge, que l'on considère en général comme nerveux et gastriques, dépendent de cette diathèse et ne cèdent qu'à un ensemble de moyens par lesquels on corrige la mauvaise assimilation, on purifie le sang et on débarrasse les urines des sels terreux qu'elles contiennent en excès.

La vérité de l'ancien adage, que la connaissance du mal est la moitié de sa guérison, est presque confirmée pour ce qui regarde la diathèse oxalique. Car, aussi certainement que nous découvrons dans l'urine les cristaux caractéristiques, aussi certainement possédons-nous les moyens d'y remédier, par un régime convenable et par des médicaments appropriés ; à moins que, faute de soins pendant trop longtemps, le dérangement fonctionnel n'ait déterminé une affection organique incurable.

Les trois premiers exemples que nous avons rapportés viennent à l'appui de cette manière de voir, et doivent encourager les praticiens qui se trouvent si souvent en lutte avec les déboires inséparables du traitement des dyspepsies et de l'hypocondrie chroniques.

Il n'est pas même jusqu'au dernier cas, que l'on ne puisse considérer comme favorable ; car lui aussi porte témoignage de l'efficacité d'une médication à laquelle, malheureusement, on eut trop tard recours pour sauver la vie, mais assez tôt, néanmoins, pour ranimer encore la santé et pour prolonger des jours que les progrès incessants et insidieux d'une affection organique maligne avaient voués à une fin précoce.

De savants chimistes ont émis des théories fort ingénieuses pour expliquer la présence de l'oxalate de chaux dans l'urine, nous ne les suivrons pas dans leurs hypothèses. Il nous suffira de signaler que la composition de la partie principale du sel, c'est à-dire de l'acide oxalique, est de quatre équivalents de carbone et trois d'oxygène, pour faire voir de suite que les éléments de cet acide se trouvent dans presque toutes les substances animales et végétales qui composent l'alimentation de l'homme, tandis que la base calcaire est extrêmement commune dans nos tissus.

L'oxalate de chaux est blanc, insipide, insoluble dans l'eau et dans l'acide acétique ; il est soluble, au contraire, dans les acides azotique et chlorhydrique. Chauffé ,il se décompose en carbonate de chaux, puis en chaux vive. On le trouve en dissolution dans la séve de la plupart des plantes, quelques-unes en contiennent beaucoup plus que d'autres, comme l'oseille, la rhubarbe, la tomate ; mais, chose curieuse, les animaux chez lesquels on rencontre quelquefois des calculs d'oxalate calcaire, sont précisément les carnivores et les rongeurs.

Indépendamment des sources végétales de l'acide oxalique, il en existe d'autres de provenance animale. C'est ainsi que le sucre ou inosite qui se forme dans les muscles, que le glycogène du foie, peuvent par un arrêt dans leur oxydation fournir de l'acide oxalique. On sait qu'une nourriture albumineuse prise en excès produit à coup sûr de l'acide urique ; mais si ce dernier s'oxyde incomplétement, une partie se dédouble en urée et en acide oxalique au lieu de former de l'urée et de l'acidecarbonique, ce qui arrive encore lorsqu'une oxydation insuffisante préside au renouvellement de nos tissus.

Bien que, par sa composition chimique, l'acide oxalique se rapproche beaucoup du sucre, le diabète ne semble pourtant avoir rien de commun avec l'oxalurie et, si le sucre agit d'une façon notable sur la production de l'oxalate de chaux, cela semble plutôt tenir aux dérangements que son abus produit dans les fonctions de l'estomac, qu'à une décomposition qu'il éprouverait lui-même.

L'acide oxalique est un composé plus oxygéné que l'oxyde de carbone et moins oxygéné que l'acide carbonique ; est-il le produit d'une oxydation insuffisante ou d'une suroxydation? L'une et l'autre hypothèse sont admissibles, sous des influences diverses ; ce qu'il y a de certain, c'est qu'il est étranger à notre organisme et que si, pendant l'état de santé, il passe inaperçu à travers l'économie, il n'en devient pas moins un produit morbide fort dangereux, lorsqu'il accompagne certaines affections gastriques, dont il n'est, sans doute alors, que le produit. C'est à ce titre qu'il réclame toute notre attention et tous nos soins.

Généralement, la proportion d'oxalate de chaux dans l'urine est en raison directe de la densité de cette dernière ;

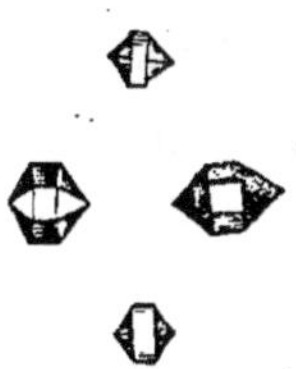

Oxalate de chaux dodécaèdres.

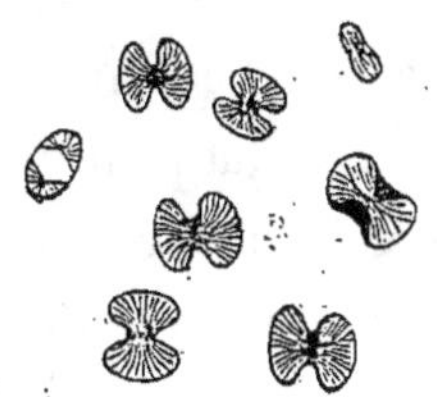

Oxalate de chaux en sablier.

mais, comme l'oxalate calcaire n'est pas soluble, cette densité semble tenir à un excès d'urée qui s'élève alors de 1,015 à 1,040 ; la présence de l'urée en aussi grande abondance paraît être la cause de la couleur foncée de l'urine. Tout le monde, comprend, du reste, que la plus ou moins grande proportion d'eau qu'on y rencontre est en raison directe de la quantité de liquides ingérés.

On sait que les acides citrique, tartrique et oxalique jouissent de la propriété d'être brûlés dans l'économie animale. Quoi qu'il en soit, la présence de l'oxalate de chaux dans les sécrétions peut tenir au défaut d'assimilation de celui qui se rencontre naturellement dans notre nourriture et que l'estomac se trouve inhabile à transformer, soit par faiblesse de l'action digestive, soit par une prédisposition à cette diathèse. L'oxalate calcaire peut aussi venir d'une assimilation incomplète des aliments sucrés, et peut-être même albumineux et oléagineux, par des dérangements marqués dans les fonctions assimilatrices, tels que ceux que peuvent produire les affections dépressives du système nerveux, comme le chagrin ; ou bien le défaut d'oxydation du sang, par suite de certaines maladies du poumon, ou bien encore par des troubles circulatoires.

La présence de ce produit morbide peut provenir d'un arrêt dans les transformations successives des matières azotées et, comme dans les cas de dyspepsie oxalurique, la muqueuse de l'estomac se trouve affectée d'une sorte de catarrhe, cet état peut nuire à l'absorption des principes albumineux, à la formation des globules rouges, retarder la métamorphose et produire l'oxalurie. Enfin, la plupart des causes qui engendrent l'acide urique sont peut-être susceptibles aussi, avec quelque modification, de faire apparaître dans l'organisme de l'acide oxalique, c'est-à-dire un produit où le carbone est un peu plus oxygéné que dans l'acide urique.

Traitement. — Bien que l'administration des eaux minérales alcalines ou des alcalins soit la règle contre la diathèse urique, nous ne pensons pas que l'on doive en agir de même dans les dyspepsies oxaluriques. Ce qu'il importe surtout alors de guérir, c'est l'affection stomacale, et les altérants, dans ces circonstances, ne sont pas toujours inoffensifs, tandis que les acides, tout en corrigeant la diathèse, redonnent du ton à l'estomac et sont plus capables de remédier aux dérangements de ses fonctions.

Supposons, en effet, que les sécrétions gastriques soient trop acides, certainement alors, si les alcalins viennent à les neutraliser, il en résultera un soulagement temporaire ; mais il nous semble bien préférable de s'en prendre directement au mal, de redonner du ton aux vaisseaux affaiblis et de diminuer par là les sécrétions gastriques. C'est ce que l'on obtient surtout par l'emploi des acides et des amers, tout en ayant recours aux absorbants, suivant les indications.

L'acide chlorhydrique étant plus particulièrement l'acide du suc gastrique, il semble rationnel de le prescrire de préférence quand il y a faiblesse de l'action digestive, comme, par exemple, à la suite des maladies de longue durée, alors que la nourriture animale recommence à faire plaisir ; dans ces cas il convient de le donner presque immédiatement avant chaque repas composé de nourriture animale. L'acide nitrique dont on use avec tant d'avantages dans les maladies du foie et, qui, pour un temps a passé pour un substituant du mercure dans le traitement de la syphilis, active les sécrétions et l'oxydation. Aussi doit-on le donner de manière qu'il soit absorbé complétement, avant que la nourriture pénètre dans l'estomac, tandis que, s'il est pris trop à l'avance, au lieu d'agir sur la nourriture, son effet ne se produit plus que sur le système. De tout temps on a employé l'acide sulfurique comme un astringent qui arrête la perspiration cutanée, les hémorrhagies et la diarrhée ; son action est ainsi l'opposé de celle de l'acide nitrique ; mais, pour en obtenir la plus grande somme d'effets possibles, il convient de le donner de façon qu'il soit absorbé avant que la nourriture pénètre dans l'estomac. Tous les acides minéraux diminuent la formation dans l'urine de cristaux d'oxalate calcaire, et comme l'emploi de l'acide nitrique accélère dans l'économie les procédés de l'oxydation, par son usage prolongé on arrive d'abord à diminuer et puis à faire complétement disparaître la diathèse oxalique.

Lorsque, pendant le traitement, il existe une grande irritabilité du système nerveux, on donne le sulfate de zinc à doses graduées, en commençant par 5 centigrammes trois fois le jour; on en augmente la quantité de temps à autre, jusqu'à ce que le malade en prenne un gramme dans les vingt-quatre heures : l'addition de 5 ou 10 centigrammes d'extrait de jusquiame ou de camphre le fait mieux supporter. Quand il y a de l'anémie, on donne du fer, et dans les cas rebelles, quelque préparation de colchique. On doit s'efforcer en même temps de rétablir les fonctions de la peau; c'est dans ce but que l'on conseille la flanelle et les douches. L'alimentation mérite aussi une attention toute particulière, elle doit être douce et tirée également du règne animal et du règne végétal. Enfin, on ne saurait oublier les exercices actifs au grand air et les impressions morales gaies, autant que faire se peut.

Lorsque l'on veut soumettre au microscope, l'urine dans laquelle on soupçonne la présence de l'oxalate de chaux, il faut prendre de préférence celle qui a été excrétée quelque temps après le repas. On la laisse déposer dans un verre à expériences et, après quelques heures de repos, on en décante la partie supérieure. Quand un précipité considérable d'urate d'ammoniaque coexiste, il peut quelquefois masquer les cristaux d'oxalate calcaire; pour les séparer, on chauffe doucement l'urine dont la chaleur redissout les urates, puis, en retirant la partie supérieure du liquide et en la remplaçant par de l'eau distillée, on retrouve en dépôt l'oxalate de chaux insoluble. Après avoir laissé reposer le liquide pendant quelque temps, on puise au fond du vase et on examine au microscope, une goutte placée entre deux lames de verre. S'il reste quelques doutes sur la forme octaédrique ou sur la composition des cristaux, on les fera facilement disparaître en faisant pénétrer entre les lamelles de verre une goutte d'acide acétique qui dissoudra immédiatement les cristaux de sel marin et ceux de phosphate ammoniaco-magnésien. Quant aux cristaux d'acide urique, ils sont jaunes, rhomboïdaux et, ce qui les distingue surtout des cristaux d'oxalate de chaux, c'est l'aspect limpide et brillant de ces derniers, leurs arêtes vives et enfin leur forme particulière.

CHAPITRE X

L'indigestion stomacale est un trouble passager et subit de la chymification. Elle est accidentelle lorsqu'elle survient chez un individu en bonne santé et dont les fonctions digestives s'accomplissaient bien auparavant. Sa fréquence, les accidents qu'elle détermine lorsqu'elle se renouvelle souvent, les complications dont elle s'entoure parfois, même dans son état de simplicité, la recommandent tout particulièrement à notre attention.

L'indigestion simple est incomplète ou seulement laborieuse, ou bien complète et s'accompagne alors d'évacuations.

Les causes qui peuvent la déterminer sont nombreuses; signalons d'abord la quantité excessive des aliments ingérés, leurs qualités mauvaises et leur préparation défectueuse. Il existe en outre certaines susceptibilités individuelles qui font que telle personne digérera bien un aliment que telle autre ne pourrait supporter. Mais, si une quantité trop grande de nourriture est une cause fréquente d'indigestion, l'abus des liquides, qu'on les prenne seuls ou en mangeant, ne l'est guère moins; l'ivresse, en effet, la provoque presque toujours, et il n'est pas rare, pendant les chaleurs de l'été, de la voir survenir chez les personnes assez imprudentes pour boire immodérément, coup sur coup, soit de l'eau, soit tout autre liquide, en vue de se rafraîchir.

Remarquons qu'en général, les substances les plus indigestes ne produisent pas nécessairement l'indigestion, tandis que les plus saines peuvent la déterminer.

Parmi les causes les plus fréquentes, nous trouvons encore la mauvaise habitude de manger avec précipitation, sans mâcher, sans insaliver, ni boire convenablement : les enfants surtout commettent ces fautes; aussi sont-ils très-sujets à cette indisposition.

Un exercice fatigant et prolongé, une vive émotion morale, comme serait un accès de colère ou de frayeur, les contentions d'esprit, car l'indigestion commence aussi souvent dans le cerveau que dans l'estomac, certaines odeurs, l'impression subite d'un air froid, l'orage même, chez des personnes nerveuses et délicates, peuvent suffire, séparément, pour amener une perturbation dans le travail digestif. Il en est de même de l'irrégularité dans l'heure ou dans l'intervalle des repas et de la diversité trop grande des aliments.

Les chutes, les contusions, les vêtements trop serrés, tout ce qui, en un mot, agit fortement sur l'épigastre distendu par la nourriture, peut encore produire les mêmes accidents.

On n'ignore pas non plus que l'accouchement qui a lieu en sortant de table amène presque toujours une indigestion pendant le travail.

La saignée générale ou locale, l'usage d'un narcotique quelque peu énergique, peu de temps après le repas, sont presque toujours suivis de vomissements.

On sait aussi qu'un simple bain de pieds pris très-chaud en sortant de manger suffit quelquefois pour produire l'indigestion et que, si les Romains, parvenus à un raffinement de civilisation, de luxe et de gourmandise que nous ne connaissons plus, fort heureusement, de nos jours, provoquaient la sortie d'un premier repas à l'aide du bain chaud, sans trop de péril, il n'en est malheureusement plus de même des bains froids qui sont plus actifs et plus dangereux, comme ne le prouvent que trop, chaque année, les nombreux accidents qu'ils occasionnent.

L'invasion subite d'une maladie aiguë, au moment où l'on sort de manger, peut aussi produire l'indigestion comme premier phénomène ; mais il est bien plus commun de la rencontrer pendant la convalescence, alors que les malades ne savent pas résister à leur appétit et que les organes digestifs n'ont pas recouvré assez de force pour accomplir un travail un peu soutenu.

Chez les enfants, il faut signaler encore, indépendamment de l'introduction dans l'estomac de substances alimentaires trop abondantes ou de mauvaise qualité, la détérioration qu'éprouve le lait de la nourrice, lorsque celle-ci se laisse aller à des écarts de régime, subit des émotions trop vives, voit revenir ses règles ou se livre à des rapports sexuels, ce qui se traduit presque toujours, chez le nourrisson, par un dérangement des fonctions digestives; enfin, il ne-faut pas non plus oublier que le lait sain peut lui-même devenir nuisible, par cela seul que son ancienneté n'est pas en rapport avec l'âge de l'enfant.

L'indigestion dans sa forme la plus légère se traduit par un sentiment de gêne, de pesanteur à l'épigastre, qui persiste souvent plusieurs heures de suite et rend l'individu

moins bien disposé à remplir les différents actes de la vie ;
il s'y joint parfois de la somnolence, de la fatigue, de la
soif, de l'accélération dans le pouls ; la bouche est sèche,
pâteuse, on voit survenir quelques nausées, quelques renvois acides ou gazeux, puis ces troubles, après avoir duré un
certain temps, s'apaisent peu à peu, jusqu'à ce que tout rentre enfin dans l'ordre.

A un degré plus marqué, les sensations de plénitude, de
distension et de douleur à l'épigastre, de gêne dans la respiration, par suite du refoulement du diaphragme, sont beaucoup plus pénibles, il survient des éructations, des vomissements de matières diversement altérées. Chez les enfants,
cette expulsion a lieu presque sans efforts et calme bien vite
les accidents ; mais parfois une partie des matières passent
dans les intestins et y déterminent des coliques très-doulou-
reuses, bientôt suivies de l'évacuation de gaz fétides et de
substances mal élaborées. Ces symptômes s'accompagnent
d'ordinaire de sueurs froides, de demi-défaillances, d'une
sorte de vague dans les idées, d'un demi-délire, de mouvements désordonnés et presque convulsifs, d'engourdissement des membres, d'un affaiblissement général ou partiel
qui peut aller, surtout chez les vieillards et chez les personnes prédisposées aux congestions, jusqu'à simuler la paralysie.

La céphalalgie accompagne fréquemment tout, ou partie
de ces symptômes. Il est à remarquer qu'elle est plus sensible après qu'avant le vomissement, soit que les efforts que ce
dernier occasionne fassent monter le sang à la tête, ou que
l'anxiété préalable n'ait pas permis de s'en apercevoir.

L'indigestion peut se manifester pendant le repas ou
quelque temps après, il peut même se passer un intervalle

assez long pendant lequel les troubles se montrent seuls, jusqu'à ce que l'expulsion des aliments par le haut ou par le bas, vienne dissiper les souffrances les plus vives. En général, après quelques vomissements, l'indigestion est terminée et il ne reste plus, au bout d'un petit nombre d'heures, qu'un sentiment de fatigue, un peu de céphalalgie, de la faiblesse générale, auxquels il suffit d'opposer, les jours suivants, de simples précautions de régime, pour que l'organe reprenne intégralement ses fonctions. La durée est plus longue quand l'indisposition se termine par la diarrhée; cette dernière persiste souvent plusieurs jours et ne réclame, du reste, aucun traitement spécial en dehors des moyens qu'on lui oppose d'ordinaire.

Cependant, l'indigestion accidentelle n'est pas toujours aussi simple, on observe parfois, surtout chez les vieillards, une sorte de congestion cérébrale, voisine de l'apoplexie, dont ils sont frappés au moment où ils sortent de table; chez les enfants, ce sont des convulsions qui se déclarent, et ces accidents, dans les deux âges, peuvent devenir rapidement funestes.

Le malade peut aussi périr suffoqué lorsque, pendant le vomissement, les matières refluent dans les voies aériennes; mais cela ne se produit guère que chez les gens engourdis par l'ivresse, qui ont perdu toute présence d'esprit et qui restent couchés sur le dos pendant que le vomissement s'opère. Il arrive alors que les aliments rejetés par l'estomac sont lancés dans la bouche et en sortent imparfaitement, tandis que l'inspiration, se produisant dans ces circonstances, entraîne dans la trachée des liquides ou des solides qui ne tardent pas à déterminer la suffocation, pour peu que le sujet n'ait plus la force de les expulser par la toux. De là, l'indication importante de placer ces malheureux sur un des côtés ou sur le ventre, quand on ne peut les faire tenir assis, la tête penchée en avant, position la plus favorable pour faciliter la déplétion du viscère.

L'indigestion simule parfois une autre maladie, et quoiqu'elle se montre habituellement avec les symptômes que nous venons de passer en revue, il n'est pas rare de la rencontrer avec une physionomie tout à fait étrangère à leur description ; il nous suffira de signaler cette possibilité, pour que l'on doive toujours s'enquérir avec soin de tout ce qui concerne les antécédents et les habitudes du malade. Telle affection de cette nature, fort grave à première vue, cède facilement à un vomitif ; c'est ainsi qu'il nous est arrivé de donner nos soins à une dame tombée en syncope, et prise de mouvements convulsifs, en apparence assez inquiétants ; mais tout l'attirail d'un bon déjeuner, qui se trouvait encore sur la table, dans une pièce voisine, nous mit bien vite à même de juger de ce qui se passait et d'agir en conséquence.

L'indigestion peut aussi débuter par un violent frisson simulant un accès de fièvre ; pourtant, les nausées qui surviennent bientôt ne laissent pas, avec les autres symptômes caractéristiques, de dévoiler la nature du mal.

Parfois, c'est sous l'aspect d'un accès d'asthme nerveux que les accidents se présentent. Quant à l'indigestion qui simule une attaque d'apoplexie, la déplétion de l'estomac est le meilleur moyen d'en juger. Au surplus, le vomitif est la pierre de touche de toutes ces indispositions et, lors même que la surabondance ou la nature des aliments n'en serait pas la cause, ce moyen, s'il est employé avec méthode, ne saurait, dans le plus grand nombre de cas, avoir aucun

effet nuisible. Les poisons causent des indigestions violentes et presque toujours subites. Les signes qui les accompagnent, comme la douleur, le refroidissement général, la lividité, l'apparence des vomissements, la saveur que ces
derniers laissent après eux, et surtout les vestiges que l'on
en retrouve sur les lèvres, dans la bouche et dans la gorge,
suffisent presque toujours pour en déterminer la nature;
après cela, s'il reste des doutes, l'analyse des matières ne
tarde pas à les lever.

Des enfants gourmands de leur naturel, lorsqu'ils ne sont
pas assez surveillés, avalent parfois des aliments qui n'ont
été ni assez broyés, ni suffisamment imprégnés de salive, et
sur lesquels les organes digestifs n'ont plus qu'une action
imparfaite; il peut arriver encore que ces jeunes malades
aient pris des aliments en quantité trop grande, ou de nature indigeste et si, dans le jeune âge, le vomissement se
produit avec une certaine facilité, il n'en arrive pas moins
que les symptômes de l'indigestion ne se révèlent, quelquefois, que par des troubles sympathiques, comme les accidents
cérébraux, les convulsions. Dans ces circonstances, que l'on
doit souvent soupçonner, il faut s'informer auprès des parents de la santé habituelle du jeune malade, de son régime ordinaire, des aliments qu'il a pris le jour ou même
la veille; et puis, il reste un dernier moyen d'investigation
presque toujours fidèle, c'est de palper et de percuter la
région stomacale; la douleur d'une part et, de l'autre, la
matité ou un bruit hydraérique, confirmeront le diagnostic et démontreront la nécessité de débarrasser le viscère,
nécessité d'autant plus pressante que les accidents, dans
ces conditions, peuvent devenir rapidement mortels.

On ne doit pas oublier que les aliments, une fois notablement troublés dans leur marche digestive, deviennent tout à fait impropres à la chylification, et que leur sortie du canal alimentaire est la chose la plus heureuse qui puisse survenir, l'estomac ne devant reprendre ses fonctions normales qu'après en avoir été débarrassé complétement.

Avons-nous besoin de dire combien la marche de la cicatrisation des plaies peut s'altérer par le fait d'une simple surcharge alimentaire? Les cicatrices pâlissent, elles s'érodent, leurs bords se boursouflent, un pus sanieux s'en écoule; mais, si l'indigestion se traduit de la sorte sur les maladies traumatiques, les affections internes n'en ressentent pas des effets moins nuisibles.

L'indigestion qui survient chez les convalescents est particulièrement à redouter, elle occasionne des rechutes fréquentes qui font souvent le désespoir du médecin, et l'on doit s'estimer heureux, lorsqu'elle n'amène pas la mort au moment où l'on s'en croyait le plus éloigné. On ne saurait donc trop prémunir les malades, contre ce désir insatiable de satisfaire un besoin réel ou imaginaire, que leurs forces digestives sont encore inhabiles à accomplir.

Traitement. — Dans les cas légers, la diète, une légère infusion de thé, de tilleul, de camomille, ou simplement de l'eau sucrée, aromatisée avec de l'eau de fleurs d'oranger ou avec une liqueur spiritueuse en petite quantité; des frictions sèches ou huileuses sur les points douloureux; des applications chaudes sur l'épigastre, que l'on renouvelle à mesure qu'elles perdent de leur chaleur; des lavements émollients s'il y a des douleurs abdominales, tels sont les moyens simples à l'aide desquels on parvient souvent à conjurer le mal.

Quand la digestion ne peut se continuer, que les accidents persistent et s'aggravent, si l'estomac paraît impuissant à se débarrasser du poids qui le surcharge, il faut employer des remèdes plus actifs. C'est ainsi que l'on a recours à l'émétique qui procure assez rapidement des évacuations salutaires. Cinq ou dix centigrammes de ce sel, dilués dans un ou deux verres d'eau tiède, amènent en général l'effet attendu, au bout de quinze à vingt minutes. On donne souvent, de préférence, un mélange d'émétique et d'ipécacuanha en poudre. Quand les vomissements se font attendre, on fait avaler un ou deux verres d'eau tiède, et, si cela devient nécessaire, on titille la luette avec la barbe d'une plume, ou avec le doigt porté directement dans la gorge; rarement, cette pratique manque son effet. Quand les malades sont affectés de hernie, il est très-important de leur faire remettre leur bandage, ou tout au moins de soutenir les parois affaiblies, pendant les efforts de vomissement.

Lorsqu'il y a urgence, il est préférable de remplacer tout d'abord l'émétique par 10 ou 20 centigrammes de sulfate de cuivre qui a la propriété de déterminer des vomissements beaucoup plus rapides. On ne doit pas non plus négliger de débarrasser l'intestin par un lavement légèrement purgatif, ce qui facilite le passage des matières par les voies inférieures, lorsqu'elles ont de la tendance à se porter de ce côté, tout en épargnant au malade des souffrances abdominales toujours assez vives.

Les aliments une fois expulsés, les douleurs d'ordinaire vont en s'amoindrissant. On doit opposer à cet état d'irritation, l'abstinence entière au moins pendant quelques heures. On utilise cet intervalle en faisant appliquer sur l'estomac, des cataplasmes laudanisés; on prescrit, contre les douleurs de ventre, des quarts de lavement émollient, auxquels on fait ajouter, soit une légère décoction de tête de pavot, soit quelques gouttes de laudanum en proportion de l'âge du malade. Quand l'estomac se trouve ainsi reposé, on prescrit d'heure en heure une cuillerée d'une potion calmante qui ne tarde pas à dissiper les dernières souffrances.

Quand les accidents cérébraux sont intenses, il est parfois très-difficile de faire vomir ; on ne doit pas hésiter, dans ces cas, à se servir de la pompe œsophagienne, à l'aide de laquelle on peut débarrasser complétement l'estomac.

Malgré l'opinion populaire, qui regarde la saignée comme dangereuse dans ces maladies, on doit, dans certaines circonstances, y avoir recours, et il serait parfois meurtrier de s'en abstenir ; c'est principalement quand il y a une fièvre très-forte, des symptômes de pléthore bien marqués avec turgescence cérébrale. Du reste, la saignée, dans l'état de plénitude de l'estomac, provoque le vomissement et, dans ces conditions, elle procure un double avantage. Son emploi, néanmoins, chez les personnes affaiblies, peut être tout à fait contre-indiqué ; c'est à la sagacité du praticien de savoir distinguer les cas qui la réclament.

Si, après les vomissements, il restait encore de la torpeur, l'usage des rubéfiants promenés sur les membres serait très-avantageux.

Ce que nous avons dit des causes de l'indigestion dans l'enfance indique suffisamment les moyens de la prévenir. Lorsque l'on constate l'indigestion à cet âge et que les vomissements tardent à se produire, voici comment on procède pour les provoquer : à 30 grammes de sirop d'ipécacuanha on fait ajouter 50 centigrammes d'ipécacuanha en poudre, et après l'administration de ce mélange en deux ou trois fois, à dix minutes d'intervalle, l'effet se fait rarement attendre. Quand le petit malade n'a pas été à la selle dans la journée, on prescrit un quart de lavement avec addition d'huile d'amandes douces ou de gros miel ; la diète, un peu d'eau sucrée que l'on aromatise avec quelques gouttes d'eau de fleurs d'oranger, suffisent généralement pour faire disparaître les dernières traces de l'indigestion.

Si la diarrhée continue, un peu d'eau de riz édulcorée avec du sirop de coings, quelques quarts de lavement à l'eau de racine de guimauve et de poudre d'amidon, une cuillerée à café de crème de bismuth de Quesneville à renouveler trois fois dans les 24 heures, et même une cuillerée à bouche de la même crème dans un petit quart de lavement que l'on tâche de faire garder, suffisent d'ordinaire pour arrêter les progrès du mal, et rarement doit-on recourir, à cet âge, aux opiacés que l'on ne saurait employer alors, qu'à des doses très-minimes, en comptant, par exemple, les gouttes du laudanum de Sydenham par le nombre des années du jeune malade.

Chacun le sait parfaitement, la sobriété est le premier des préservatifs de l'indigestion. Le meilleur moyen de s'en garantir, serait de garder toujours un peu d'appétit pour le repas suivant et de ne se remettre à table qu'après un intervalle convenable, d'éviter les substances qui répugnent aussi bien que celles que l'on sait réfractaires à l'action de son estomac, de mâcher ses aliments avec soin, de boire dans une mesure raisonnable, de ne pas reprendre trop tôt, après avoir mangé, des exercices fatigants, soit du corps, soit de l'esprit et d'éviter surtout, avant comme après les repas, des émotions morales vives.

C'est de la sorte qu'on peut se mettre à l'abri d'une indisposition qui, lorsqu'elle se répète souvent, finit par prendre un certain droit de domicile, détermine à la longue le dépérissement du corps et son usure prématurée ; tristes phénomènes sur lesquels nous aurons bientôt occasion de revenir plus en détail, au chapitre des dyspepsies ou digestions habituellement laborieuses.

CHAPITRE XI

Cette affection, l'une des plus fréquentes auxquelles l'espèce humaine est sujette, a été décrite de tout temps sous le nom de turgescence bilieuse, d'état saburral, d'embarras bilieux, muqueux, etc.

Cette indisposition consiste en un dérangement de l'appétit avec enduit blanchâtre ou jaunâtre de la langue, nausées et même vomissements, amertume de la bouche, céphalalgie sus-orbitaire, pesanteur au creux de l'estomac, lassitude dans les membres, accablement et malaise général ; phénomènes qui existent sans fièvre, lorsque l'affection est dans son état de simplicité.

Suivant la nature des matières qui prédominent, on distingue l'embarras gastrique en bilieux, muqueux et biliosomuqueux.

Embarras gastrique bilieux. — La première variété, appelée vulgairement plénitude de bile, rare avant l'âge de dix ans, se rencontre surtout chez les adultes doués d'un tempérament bilieux et d'une grande sensibilité morale ; l'époque de l'année où elle se montre plus particulièrement est à la fin de l'été et au commencement de l'automne, lorsque la température est à la fois chaude et humide.

Ses causes les plus fréquentes sont : les aliments de mauvaise qualité, les excès de table, l'usage trop longtemps continué du poisson, du beurre et de toutes les substances grasses ou huileuses ; l'abus des vins frelatés, des liqueurs spiritueuses, l'emploi, à l'intérieur ou à l'extérieur, des préparations mercurielles, les veilles prolongées, la vie sédentaire, les affections morales tristes, l'habitation au voisinage des eaux stagnantes, les émanations délétères ; parfois cette affection survient à la suite des contusions, des blessures et en particulier après celles de la tête ; le plus souvent sporadique, elle peut régner épidémiquement ou même d'une manière endémique.

Cette maladie débute ordinairement par un sentiment de malaise, une diminution de l'appétit, un dégoût plus ou moins prononcé pour les aliments gras ; on remarque alors un léger enduit jaunâtre à la base de la langue, quelquefois il y a des nausées et souvent de la céphalalgie.

Dans un degré plus avancé, le mal de tête, qui a ordinairement son siége à la région frontale, devient plus intense et s'étend aux autres parties de la tête ; les fonctions cérébrales s'embarrassent, s'engourdissent, la tête est lourde et pesante, une teinte jaunâtre se remarque au pourtour des lèvres, des ailes du nez et de la conjonctive, tandis que le reste du visage présente une lividité particulière. La langue est couverte d'un enduit jaune plus ou moins épais, plus ou moins tenace, qui se remarque principalement à la base, les gencives et les dents en sont également tapissées, mais d'une couche beaucoup plus mince.

La bouche, pâteuse dans le principe, devient amère ; les malades y éprouvent une sensation de chaleur, l'haleine est brûlante et exhale une odeur forte, toute particulière. La soif est variable, il y a de l'appétence pour les boissons rafraîchissantes ; de temps en temps on voit survenir des éructations amères ou rances, parfois des nausées, des vomissements spontanés de matières biliformes, qui laissent dans le gosier une amertume désagréable. Chez quelques sujets, on remarque une petite toux sèche, stomacale, à caractère tout particulier, qui ne laisse pas de les inquiéter beaucoup.

Un grand nombre de malades éprouvent une vive sensibilité à la région de l'épigastre, ces douleurs, sourdes et profondes, s'exaspèrent souvent à la pression. Tantôt il y a constipation, tantôt diarrhée. Les urines sont peu abondantes, épaisses, foncées en couleur ; en y versant quelques gouttes d'acide nitrique, on y détermine d'ordinaire une coloration verdâtre, due à la précipitation de la matière colorante de la bile.

Dans quelques cas, on rencontre des accidents nerveux, des éblouissements, des troubles de la vue, des tintements, des bourdonnements d'oreille, des vertiges, une disposition aux syncopes, un sommeil lourd ou agité par de mauvais rêves, des hoquets, de la courbature dans les membres et dans diverses parties du corps.

Les malades sont sensibles au froid, fréquemment il y a un mouvement fébrile, précédé parfois de petits frissons et se terminant, d'habitude, par de petites sueurs locales ; il arrive aussi que les personnes atteintes de cette maladie, sont prises d'éruptions de clous, de furoncles en divers endroits ; de boutons de différentes grosseurs, ayant d'ordinaire leur siége aux lèvres ; ces derniers sont dus, presque toujours, au mouvement fébrile, et tiennent parfois à la seule présence des matières saburrales. Aussi, les voit-on disparaître en même temps que l'estomac se nettoie.

Il peut arriver encore, par suite d'une sympathie particulière, des phlegmasies, soit cutanées, soit profondes, telles que : des érésipèles, des ophthalmies, des angines, des bronchites, des pneumonies, que la fièvre accompagne toujours dans ces circonstances.

La durée de l'embarras gastrique bilieux varie de quelques jours à quelques semaines, mais il ne faut pas oublier que cette indisposition peut, à la longue, dégénérer en quelque autre affection ou se compliquer de maladies nouvelles, ce qui arrive surtout, lorsque les personnes qui en sont atteintes continuent à vivre dans les conditions qui ont déterminé leur mal ; néanmoins, on voit souvent l'embarras gastrique se prolonger assez longtemps sans déterminer, pour cela, des accidents bien redoutables : il survient d'ordinaire des exacerbations ou des diminutions variables et momentanées dans les symptômes, suivant que l'expulsion d'une partie des saburres, ou que la reproduction d'une quantité nouvelle, vient modifier temporairement l'état général.

Quelle que soit la durée de l'embarras gastrique, la terminaison se produit, ou par résolution, ou par vomissement et diarrhée, ou bien, enfin, par une autre maladie.

La résolution spontanée n'arrive guère qu'au début, lorsque la maladie est légère ; tantôt elle a lieu insensiblement, tantôt, par une véritable crise de matières morbides qui prennent leur cours, soit par des urines jumenteuses où l'on retrouve des sédiments d'un jaune briqueté, soit par des sueurs abondantes et fétides.

La terminaison par le vomissement n'a lieu que lorsque l'affection a atteint un certain degré, et a déjà duré quelque temps. La nature se débarrasse, par cette voie, des résidus accumulés dans l'estomac. Mais cette expulsion est plus ou moins complète ; de là, une simple amélioration passagère, ou une disparition totale de la maladie. Ces vomissements sont souvent précédés de nausées pénibles, les matières rendues se composent parfois de bile pure, jaunâtre et légèrement amère ; dans d'autres cas, leur sortie est précédée ou suivie de mucosités filantes : presque toujours ces diverses substances sont mélangées de sucs gastriques et salivaires, ou de boissons accumulées dans l'estomac.

Quelquefois, les matières morbides, au lieu d'être expulsées par le vomissement, arrivent au duodenum et occasionnent une diarrhée plus ou moins forte, suivant leur quantité et suivant les dispositions de l'organe à en reformer de nouvelles.

La terminaison par une autre maladie se déclare surtout quand l'affection a été mal soignée à son début, ou lorsqu'on a négligé trop longtemps de lui opposer un traitement convenable. Les symptômes s'aggravent alors, et déterminent bientôt un genre particulier de mouvement fébrile, selon l'affectation qui va paraître ; presque toujours, dans ces cas, c'est une fièvre typhoïde qui fait invasion.

L'embarras gastrique bilieux existe le plus souvent sans aucune complication ; pourtant, il se manifeste aussi dans diverses périodes de beaucoup de maladies, principalement à leur début. C'est ainsi qu'on le rencontre dans un grand nombre de phlegmasies cutanées, d'angines, de bronchites, de pneumonies dites bilieuses, de dysentéries, de péritonites puerpérales, de plaies de tête, et après les grandes opérations chirurgicales.

Dans ces circonstances, l'embarras gastrique, convenablement combattu, modifie d'une manière heureuse l'affection principale, et semble en faciliter la résolution.

Jamais cette indisposition n'est funeste par elle-même, bien qu'elle précède, accompagne ou suive des maladies redoutables. Malgré cette extrême innocuité, il ne faut pas cependant l'abandonner aux seuls efforts de la nature, et la laisser se prolonger indéfiniment, puisqu'elle peut devenir une prédisposition à des affections beaucoup plus graves.

On ne pourrait guère confondre l'embarras gastrique bilieux qu'avec la gastrite aiguë légère ou la gastrite chronique; mais des douleurs plus vives, la difficulté de supporter les boissons, même les plus douces, des vomissements qui ne soulagent pas, permettront toujours d'établir un diagnostic différentiel.

Traitement. — Il faut d'abord soustraire le sujet aux diverses influences qui ont pu déterminer son mal, et puis, il convient, soit de solliciter la résolution, soit de déterminer la sortie des matières nuisibles par le vomissement ou par les déjections.

Lorsque l'affection est légère et commençante, ou lorsqu'il existe des circonstances qui s'opposent à l'administration d'un vomitif, on doit chercher à obtenir la résolution. Dans ce but, on prescrit une diète ténue, quelques boissons acidules, délayantes, à prendre froides; on insiste sur l'abstinence du laitage, des corps gras, des pâtisseries, des ragoûts; on conseille les potages aux herbes, les viandes rôties en petite quantité, quelques légumes tels que : l'oseille, la chicorée, les carottes, les épinards, les fruits acides ; on fait couper l'eau, aux repas, avec du vin de bonne qualité ; on prescrit un exercice modéré à jeun et en plein air. Dans la saison chaude, le malade boira de la limonade cuite ou crue, de l'eau acidulée par du sirop de groseille ou, tout uniment, de l'eau vinaigrée. Toutes ces boissons doivent être prises froides.

Quand on s'aperçoit que la résolution a quelque tendance à se produire par les sueurs ou par les urines (les circonstances de tempérament, de saison et de constitution atmosphérique, nous guident, jusqu'à un certain point, dans l'appréciation de ces données), si la tendance a lieu vers la peau, ce qui arrive dans les temps chauds et humides, on doit tenir le malade au lit plus que de coutume, on lui conseille quelque boisson diaphorétique, telle que : infusion de thé, de tilleul, de bourrache, de fleurs de sureau. Si la crise a de la tendance à se faire par les reins, ce qui se produit dans les temps froids et secs, on donne de préférence quelque infusion d'ache, de fenouil, sucrée avec du sirop de pointes d'asperges, ou bien une décoction de chiendent nitrée.

La terminaison par résolution s'obtient souvent par les seuls efforts de la nature, sans que l'on soit obligé de recourir à aucun moyen actif ; pourtant l'expectation n'est pas toujours sans inconvénients, et il est bon d'aller au-devant du mal, quand on a affaire à des personnes sujettes à l'hémoptysie ou atteintes d'anévrisme, de hernie, ou bien encore à des femmes enceintes.

Le traitement, vraiment efficace de l'embarras gastrique, est l'administration d'un vomitif. Autrefois, on avait l'habitude de s'y préparer pendant quelques jours par l'usage d'une boisson délayante, de façon à rendre plus mobiles les matières à évacuer. Sans contredit, ces moyens préparatoires ne peuvent qu'être avantageux, surtout chez les individus secs et irritables. Une précaution qu'il est utile de prendre aussi, c'est de débarrasser le gros intestin par un ou deux lavements, de manière à faciliter l'action que le vomitif peut produire sur les voies inférieures; c'est, du reste, une manière d'éviter, en grande partie, les coliques qu'un obstacle au cours de matières dans l'intestin manque rarement de produire, lorsqu'une partie des substances remuées par le médicament cherchent leur issue par cette voie.

Bien que, par prudence, on s'abstienne autant que possible d'employer les vomitifs chez les femmes enceintes, l'expérience démontre que l'on a pu faire vomir dans ces circonstances, surtout pendant les premiers mois de la gestation, sans qu'il en soit résulté d'accident fâcheux.

Quant à la nourrice, on peut lui prescrire cette médication toutes les fois qu'elle en a besoin, les secousses du vomissement n'ayant aucune action sur la sécrétion du lait. L'anévrisme n'est une contre-indication absolue, que lorsqu'on se trouve dans l'impossibilité de comprimer l'artère qui s'y rend. La hernie non plus n'est pas un obstacle, lorsque le bandage destiné à la maintenir est convenablement appliqué.

Le malade une fois préparé, quel vomitif faut-il choisir? l'émétique ou l'ipécacuanha? Tous deux sont bons, et, bien que quelques praticiens donnent la préférence à l'ipécacuanha, il est peut-être indifférent d'administrer l'un ou l'autre, en l'absence de toute indication particulière.

En général, pour un individu adulte, la dose d'émétique est de 10 centigrammes dans trois verres d'eau que l'on fait prendre à dix minutes d'intervalle; puis, pour faciliter le vomissement, on ajoute une ou deux verrées d'eau tiède ou d'une infusion légère de thé ; si le malade est d'une constitution ou d'un tempérament qui exige une dose plus forte, on met 5 centigrammes d'émétique par verrée de véhicule.

Y a-t-il de la diarrhée ? il faut préférer l'ipécacuanha à la dose de 10 à 15 décigrammes, ou même 2 grammes, suivant la force du malade ; on fait diviser en trois paquets que l'on doit prendre de la même façon que l'émétique. Dans certains cas, quand on veut ajouter à la force du remède et rendre son effet plus certain, on mélange, par exemple, 5 centigrammes d'émétique à 1 gramme d'ipécacuanha en poudre.

En général, la dose doit être moins forte pour les femmes que pour les hommes. Quand on administre l'émétique aux enfants, on en fait dissoudre 5 centigrammes dans un verre d'eau sucrée dont on leur donne à boire, tous les quarts d'heure, une petite quantité, un huitième, un sixième suivant l'âge ; de cette manière le médicament est accepté beaucoup plus facilement que ne l'est d'ordinaire l'ipécacuanha. Pourtant, comme cette racine est presque toujours le vomitif de l'enfant, on est dans l'habitude de la prescrire sous forme de sirop, auquel on fait ajouter de 30 à 50 centigrammes d'ipécacuanha en poudre ; on administre ensuite ce mélange soit pur, soit étendu de deux ou trois fois son volume d'eau et, quand on a à craindre des convulsions, on se sert pour véhicule d'une infusion de fleurs de tilleul, ou d'une potion antispasmodique.

Après que le malade a vomi convenablement, d'ordinaire il s'endort. On doit respecter ce sommeil réparateur, et au réveil, si le patient en témoigne le désir, on pourra lui donner un petit potage ou un peu de vin pur ; mais cela, deux

heures au moins après les vomissements ; dans le reste de
la journée, il pourra manger quelques légumes, ou même
de la viande rôtie, avec mesure.

Quelquefois, le jour même où les matières morbides ont
été évacuées, les forces abattues se relèvent comme par enchantement. Cependant, si, les jours suivants, il reste un
peu de débilité dans l'estomac, il faut conseiller une infusion légère de camomille, de petite centaurée, de rhubarbe,
ou même de quinquina, que l'on édulcore suivant les indications.

Quand le vomitif a été pris à une dose trop faible, l'estomac n'est pas toujours débarrassé du premier coup, et les
accidents ne tardent pas à se reproduire. Il faut alors soumettre le malade à un régime plus sévère, et, suivant les
circonstances, administrer, soit un autre vomitif, soit le
même, à une dose plus forte.

S'il arrive que les vomissements ne s'arrêtent pas d'eux-
mêmes, on supprime l'eau tiède et on la remplace par un
peu d'eau sucrée froide, à laquelle on fait ajouter quelques
gouttes de jus de citron, d'eau de fleurs d'oranger, ou même
de l'eau de Seltz. Lorsque, malgré l'emploi de ces moyens,
les vomissements persistent, on prescrit la potion anti-émé-
tique de Rivière, ou bien l'on fait prendre de la glace
que le malade laisse fondre dans la bouche, par petits
fragments.

Dans le cas où il survient des défaillances, des lipothymies,
un peu de vinaigre sur les tempes et sur le front, quelques
vapeurs stimulantes approchées des narines, et, aussitôt que
la déglutition est possible, un doigt de vin généreux, ne tardent pas à dissiper tous les accidents.

Quand, à la suite de l'administration d'un vomitif, il y a

menace d'adynamie, il faut recourir aux ferrugineux et au amers.

Quelquefois, le vomitif, administré dans le but d'amene des évacuations par le haut, n'occasionne que des nausée et des anxiétés, jusqu'à ce qu'il détermine des selles copieu ses qui chassent, par le bas, les matières biliformes et débar rassent de la sorte, plus ou moins complétement, l'estomac. Il peut arriver aussi que, bien que donné à une dose convenable, le remède n'amène aucune espèce d'évacuation. Malgré cela, on remarque, dans quelques circonstances, que les symptômes de la maladie disparaissent ; on le doit sans doute alors aux modifications que la présence du médicament imprime aux matières saburrales, ou peut-être à leur élimination qu'il provoque par les urines. Ces diverses anomalies peuvent dépendre du tempérament ou des prédispositions idiosyncrasiques.

Lorsque les moyens que nous avons indiqués plus haut, pour amener la résolution, n'ont pas réussi et que, d'une autre part, les vomitifs ont leur contre-indication, si l'on se rappelle que la nature se débarrasse parfois de l'embarras gastrique, au moyen d'une diarrhée salutaire, c'est à l'art de savoir la provoquer à propos, et d'obtenir le même résultat par les mêmes voies. Dans ces circonstances, on donne d'habitude l'émétique en lavage, c'est-à-dire à petite dose et dans une grande quantité de véhicule. On fait dissoudre, par exemple, 5 centigrammes d'émétique dans un litre d'eau de veau, de bouillon aux herbes, de limonade au citron. Cette dernière rend l'effet du médicament plus actif. Quelquefois on ajoute 10 ou 20 grammes de sulfate de soude ou de sulfate de magnésie ; on fait prendre par demi ou par quart de tasse, à des intervalles assez éloignés, pour que les nausées n'amènent pas de vomissement.

On peut recourir à ce moyen, deux ou trois fois de suite, à un jour ou deux d'intervalle ; par cette méthode, on débarrasse assez facilement l'estomac, sans lui donner de fortes secousses. Les matières bilieuses se trouvent ainsi doucement entraînées dans l'intestin, d'où elles sortent ensuite avec la plus grande facilité.

Le traitement prophylactique de l'embarras gastrique bilieux consiste principalement à éviter les causes qui peuvent engendrer le mal ; mais si, par profession ou autrement, les individus sont obligés d'en subir quelques-unes, ils doivent respirer, le plus souvent possible, un air pur, boire en se levant un peu de bon vin ou une infusion de quelque plante aromatique, se nourrir de bons aliments, entretenir avec soin les fonctions de la peau, et éviter toutes les causes débilitantes.

Embarras gastrique muqueux. — La seconde variété, embarras gastrique muqueux, présente des phénomènes qui diffèrent sensiblement de la première. Elle se produit plus particulièrement dans l'enfance, dans la vieillesse, chez les femmes, chez les individus lymphatiques et chez les gens débilités par des maladies antérieures. Elle se développe surtout, pendant les hivers pluvieux, chez les personnes qui habitent des lieux bas, humides et mal aérés ; qui vivent de végétaux non fermentés ; qui boivent des eaux crues et, en particulier, celles qui proviennent de la fonte des neiges ; chez les gens qui abusent des boissons aqueuses chaudes ; qui se laissent aller à des affections tristes.

Cette maladie survient insensiblement ; ses premiers symptômes sont peu prononcés ; d'abord, ce n'est qu'une simple pesanteur de tête, sans céphalalgie ; puis, peu à peu, la langue, les dents et les gencives se couvrent d'un enduit blanchâtre ; la bouche est pâteuse et quelquefois tapissée d'aphthes ; l'haleine est acide ; la salive est abondante et masque la saveur des aliments ; l'appétit se perd sans dégoût ; les digestions sont lentes, accompagnées d'un sentiment de pesanteur à l'épigastre ; de temps à autre, il y a des nausées légères, suivies de vomituritions ; à jeun, le malade vomit parfois des matières épaisses, filantes ; les urines sont pâles, abondantes et déposent un sédiment muqueux ; le pouls est déprimé ; la peau est en général froide ; les yeux sont abattus, languissants ; pendant le sommeil, les rêves sont tristes ; le moral participe à cette débilité générale ; le patient éprouve de l'ennui, de la tristesse ; il est paresseux ; rarement ces symptômes s'accompagnent de mouvement fébrile.

L'embarras gastrique muqueux peut durer très-longtemps, et se terminer par résolution, au moyen des crachats, des urines et des sueurs, ou bien par des vomissements, par la diarrhée et, en dernier lieu, il peut faire place à une autre affection qui, le plus souvent, n'est que l'extension de la même maladie aux intestins.

L'embarras muqueux accompagne parfois la chlorose, l'hypochondrie, certains catarrhes ; et il n'est pas rare de le voir s'entretenir par la présence de quelque affection cutanée ; il peut aussi, comme la variété précédente, devenir épidémique ou sporadique. Peu dangereux par lui-même, il n'en réclame pas moins une attention toute particulière, lorsqu'il vient à compliquer des maladies chroniques, chez des individus déjà débilités par des souffrances antérieures.

Traitement. — A l'embarras gastrique muqueux léger, on oppose, avec avantage, des boissons toniques et aromatiques, comme seraient les infusions de camomille, de menthe, d'angélique, d'écorce de citron, une décoction de chicorée sauvage, de petite centaurée. On prescrit en même temps un bon régime animal et de l'exercice proportionné aux forces de l'individu.

Lorsque la maladie a de la tendance à se juger par les sueurs, les urines ou les selles, il faut employer les moyens capables de leur venir en aide, et qui sont les mêmes que ceux que nous avons indiqués dans la variété précédente, en observant que l'on doit y insister davantage et les rendre plus énergiques, s'il est possible.

Lorsque ces remèdes sont insuffisants, c'est encore aux vomitifs qu'il convient de recourir; mais ici, c'est l'ipéca-cuanha qui réclame la préférence, à cause de la propriété légèrement tonique qui le caractérise. Du reste, on l'emploie de la même manière que nous avons indiquée déjà, et sur laquelle nous avons assez insisté pour n'avoir plus besoin d'y revenir.

Quand un premier vomitif ne suffit pas, il ne faut pas craindre d'en prescrire un second. Dans certains cas d'embarras muqueux qui s'accompagnent de faiblesse, il est peut-être plus convenable de ne déterminer l'évacuation des matières morbides qu'en plusieurs fois, à un jour ou deux d'intervalle, et par une dose moins forte du médi-cament. Dans tous les cas, on doit reprendre, aussitôt que possible, l'usage des amers et des aromatiques, aussi bien que les aliments toniques et corroborants.

Un air sec, l'influence favorable du soleil, une nourriture un peu épicée, du bon vin, un exercice soutenu, sans fatigue, voilà, sans contredit, les meilleurs moyens pour prévenir la récidive.

Embarras bilioso-muqueux. — La troisième variété, embarras gastrique bilioso-muqueux, se produit par la réunion des causes qui occasionnent les deux autres formes et par l'intrication de leurs symptômes, dont le plus manifeste est alors l'enduit de la langue, qui est ordinairement jaunâtre dans le milieu et blanchâtre sur les côtés.

Par une conséquence de ce qui a été dit précédemment, le moyen le plus efficace, pour combattre ce mélange de symptômes, est d'employer à la fois l'émétique et l'ipécacuanha, en réglant leur combinaison, comme nous l'avons dit déjà. On comprend aussi qu'il importe beaucoup de ne pas négliger cette affection qui peut dégénérer, ou être facilement le point de départ de maladies beaucoup plus graves.

Les sels de mercure que l'on donne pour faire couler la bile, augmentent la matière jaune dans les cellules hépatiques, tandis que le foie devient plus pâle après l'usage des médecines qui n'augmentent pas la matière jaune; c'est ainsi qu'agissent l'acide nitro-muriatique, l'aloès, l'huile de térébenthine et la rhubarbe. On doit conseiller de préférence l'acide nitro-muriatique et l'aloès dont on peut continuer longtemps l'usage sans inconvénients, tandis que la térébenthine et la rhubarbe provoquent bientôt une répugnance insurmontable.

CHAPITRE XII

DES DYSPEPSIES OU DIGESTIONS HABITUELLEMENT LABORIEUSES.

Généralités. — Fréquence. — Particularités dans l'enfance. — Après la puberté. — Suivant les sexes. — Causes. — Influence dépressive. — Maladies prédisposantes. — Écarts de régime. — Faiblesse primitive ou acquise. — Allaitement. — Abus des purgatifs. — Influence sur le cœur et sur la peau. — Muscæ volitantes. — Gravité. — Désordres fonctionnels divisés en quatre groupes. — 1° Troubles de la circulation. 2° Désordres de la sensibilité nerveuse. — 3° Faiblesse et irrégularité musculaire. — 4° Sécrétions morbides. — Études sur chacun de ces groupes. — Recherches comparatives sur la circulation. — État congestif. — Turgescence. — Désordres de la sensibilité. — Point de départ. — Absence de changement de structure notable. — Contraste avec les lésions organiques les plus graves. — Fonctions de la musculaire. — Ses troubles. — Signes qui les indiquent. — Mouvements irréguliers. — Crampes. — Sécrétions vicieuses. — Ce qui les provoque et les entretient. — Changements de structure.

La dyspepsie stomacale se manifeste par une gêne ou une lenteur plus ou moins douloureuse dans l'acte de la chymification ; chacun des rouages qui concourent à ce travail peut se trouver affecté diversement ; de là naît une prédominance plus marquée de certains symptômes ; mais, comme, dans le mécanisme de l'acte digestif, toutes les parties sont solidaires, les désordres dans les fonctions de l'une d'elles, ne tardent pas à se traduire sur les autres par des accidents analogues, ce qui fait qu'au bout d'un temps plus ou moins long, on voit survenir un état général de langueur et d'affaiblissement ; la face devient pâle, le corps s'amaigrit, les extrémités se refroidissent, la peau ne transpire plus, les forces sont diminuées, le travail de l'esprit devient aussi difficile que celui du corps. Ce mal se retrouve aux deux extrémités de l'échelle sociale : chez les gens riches, c'est l'excès; chez les pauvres, c'est la privation qui le détermine. Bien qu'il ne se manifeste pas toujours avec des symptômes identiques, ses résultats, au physique comme au moral, n'en sont pas moins constamment les mêmes.

La dyspepsie, quelquefois simple, peut accompagner ou suivre une autre maladie; cette seconde forme, de beaucoup la plus fréquente, se rencontre surtout dans les affections aiguës, à l'époque de la convalescence; dans les maladies chroniques, au contraire, c'est dans toutes leurs périodes qu'on la retrouve.

La dyspepsie peut exister à tous les degrés, depuis un simple sentiment de pesanteur abdominale ou de gonflement à l'épigastre, jusqu'à cet état de malaise et d'angoisse indicible qui se manifeste, presque sans interruption, dans l'intervalle qui s'écoule d'un repas à un autre.

L'époque de la vie où la dyspepsie se montre avec le plus de fréquence est de vingt à cinquante ans. Les femmes, à l'âge de retour, y sont aussi très-sujettes, mais plus particulièrement à une certaine forme, qui est alors fort rebelle.

Dans l'enfance, le pouvoir digestif est faible et s'accorde en cela, avec le petit nombre d'aliments simples qui conviennent à l'estomac dans le jeune âge; aussi rien n'est plus commun que de voir les fonctions de cet organe se troubler par une nourriture mal appropriée, surtout pendant la lactation.

L'irritation de l'estomac et des intestins se dénote alors par des vagissements continuels, des tiraillements musculaires, de l'émaciation et par une position particulière des jambes qui demeurent fléchies. D'autres fois, c'est la diar-

rhée qui persiste, ou plutôt, il survient une alternative de dérangement du corps et de constipation ; le meilleur remède,
pour prévenir ou guérir ces désordres, est certainement
l'usage d'une alimentation plus convenable, à laquelle on ne
saurait trop veiller en pareil cas.

Dans d'autres circonstances, c'est l'irritabilité gastrique qui
prédomine, ou qui occasionne des vomissements répétés que
l'on voit s'accompagner parfois de convulsions générales ou
partielles. Enfin, lorsque les enfants ont été soumis à un
mauvais régime pendant un certain temps, l'affection devient
chronique et se perpétue, pendant des semaines et même
des mois, sous forme de fièvre rémittente.

Si quelques médicaments peuvent être utiles dans ces conditions, il n'en est pas moins vrai que les meilleurs ne pro-
duiront aucun bien, tant que l'alimentation ne sera pas ra-
menée aux proportions et aux qualités convenables aux
faibles pouvoirs digestifs des jeunes malades.

Il n'est pas rare, dans ces cas, de reporter tous les désordres sur le compte des dents, tandis que c'est bien plus
souvent le régime qu'il conviendrait de scrupuleusement
examiner. L'enfance est une période critique de la vie et,
d'une mauvaise alimentation à cet âge, peuvent dater des
prédispositions fâcheuses pour l'avenir.

De l'enfance à la puberté, la dyspepsie est peu fréquente,
tandis que l'indigestion par surcharge est fort commune.
Mais, après l'âge de vingt ans, c'est bien certainement une
des souffrances les plus ordinaires qu'il nous arrive de rencontrer.

Cela tient sans doute, d'une part, aux occasions plus répétées de faire bonne chère, et d'un autre côté, à la diminution
dans l'énergie de l'estomac lui-même.

Pendant la jeunesse et durant tout le temps de la croissance, l'estomac est doué de la plus grande vigueur ; il digère facilement et sans beaucoup de préférence, les matériaux nécessaires à l'entretien et à l'accroissement de l'individu. Mais, quand le développement du corps est complet
et que par suite, les besoins de l'économie animale réclament moins de nourriture, l'estomac perd une partie de son
pouvoir digestif. On comprend alors pourquoi l'appétit, à
trente ans, tombe beaucoup au-dessous de ce qu'il était à
vingt, et comment il se fait que la quantité de nourriture
qui, dans le jeune homme, était à peine suffisante, devienne,
physiologiquement parlant, un excès quelques années
plus tard.

C'est par ignorance de cette loi primordiale, que l'on
voit certaines gens se plaindre à tort de leur estomac, ne
pouvoir comprendre qu'ils ne peuvent plus manger ni boire
à quarante ans, comme ils en avaient l'habitude dans leur
jeunesse, et s'imaginer, alors, qu'ils ont justement raison
de ne pas être satisfaits d'un organe qui ne fait qu'obéir aux
lois de la nature.

La dyspepsie est plus commune chez la femme que chez
l'homme ; cela tient à différentes causes dont la principale
est la vie sédentaire que les dames mènent habituellement.
Car, soit par inclination, soit que l'occasion leur manque,
il leur arrive presque toujours de négliger de prendre, au
grand air, un exercice suffisant pour maintenir leurs diverses
fonctions organiques en pleine vigueur.

L'usage du corset se manifeste aussi puissamment dans
la production de cette maladie, par la pression qu'il détermine sur l'estomac, organe que la nature a soumis à des
alternatives d'expansion et de contraction, en rapport avec

le volume des substances qu'il doit tour à tour contenir; et puis, il faut bien le signaler, les femmes sont sujettes à une foule de causes prédisposantes, dont les hommes sont naturellement exempts.

Les occupations sédentaires sont encore une cause fréquente de dyspepsie; les hommes adonnés aux lettres, aux sciences, aux divers travaux de cabinet, écrivent pendant de longues heures et sont obligés, pour cela, de prendre une position gênante, de tenir l'épaule droite élevée, tandis que le buste est penché sur le côté gauche, ce qui fait que le rebord des côtes fait saillie en dedans de l'abdomen, et presse désavantageusement sur l'estomac. Dans ces circonstances, lorsque ces travaux sont habituels, on devrait au moins se tenir debout, pendant une partie du temps que l'on consacre à les accomplir.

Toutes les professions dans lesquelles le corps doit se tenir plus ou moins constamment courbé, rendent la digestion difficile. Parmi les artisans : les tailleurs, les cordonniers, les bijoutiers, sont ceux qui souffrent le plus souvent de dyspepsie; cela tient, d'une part, à la position qu'ils prennent pendant leur travail et, d'un autre côté, à leur manière de vivre toute casanière. Les modistes, les couturières, les fleuristes y sont aussi particulièrement sujettes; chez elles, indépendamment des habitudes sédentaires, viennent encore se joindre, des surcroîts de travail, dans des espaces étroits, encombrés ou mal aérés.

Une des causes les plus fréquentes, chez les personnes riches, est l'usage journalier d'une nourriture trop abondante; puis vient la mauvaise distribution des repas, sous le rapport de leur nombre et des intervalles qui les séparent.

Les gens qui peuvent déjeuner, goûter et dîner grandement font exception. Une chose essentielle, avant de se remettre à table, c'est que le précédent repas soit complète-
ment digéré, que l'estomac ait eu le temps de réparer ses
forces et que la faim se fasse de nouveau sentir.

Dans les provinces, le grand air et la vie active que l'on y
mène, sont une compensation au mauvais régime alimentaire que l'on y suit habituellement.

Pour bien digérer, l'exercice est d'autant plus indispensable que la force de la constitution est plus grande; les
hommes sauraient moins s'en passer que les femmes, et les
individus robustes que ceux qui sont faibles; dans l'enfance et la jeunesse il est plus nécessaire de s'y livrer que
dans la vieillesse et dans l'âge mûr; quant à ceux qui en ont
contracté une fois l'habitude, ils ne sauraient plus s'en
priver impunément, comme il n'arrive que trop aux personnes qui se retirent des affaires, et qui se figurent qu'elles
peuvent tout à coup changer, sans inconvénient, toutes leurs
habitudes.

Si le manque d'exercice physique apporte des troubles
plus ou moins graves dans les digestions, l'excès contraire
amène aussi des dérangements notables. La marche forcée,
la fatigue excessive du corps ou de l'esprit ne sont pas des
causes moins perturbatrices que les chagrins et les tourments de l'âme.

Toutes les maladies, en altérant la santé générale, diminuent la vigueur de l'estomac et prédisposent à la dyspepsie.
Tant que la constitution est solide, on peut commettre parfois des excès dans le boire et dans le manger, sans que l'estomac en ressente de dérangement notable, ou sans qu'il ne
puisse s'en remettre rapidement; mais s'il s'est trouvé affai-

bli antérieurement par un mal local, bien qu'éloigné, ou
par une affection constitutionnelle, alors, ses fonctions
physiologiques se dérangent très-facilement, par la moindre des causes qui donnent ordinairement lieu à la dyspepsie et parmi lesquelles il faut citer : l'anémie, la chlorose,
l'épuisement qui suit les pertes abondantes de sueur, de
sang, de flueurs blanches ou même l'expectoration exagérée, et qui toutes peuvent réagir sur le système général,
par leur excès.

Parmi les affections, dans les organes éloignés, qui retentissent plus particulièrement sur l'estomac, on remarque
l'aménorrhée, les différentes maladies de l'utérus et des
ovaires, les bronchites chroniques et toutes les affections ca-
tarrhales des muqueuses, certaines maladies du cerveau,
les éruptions cutanées, les maladies du foie et des reins.

Si un écart passager de régime amène une indigestion,
un mauvais régime habituel détermine la dyspepsie, et cela
d'autant plus facilement que l'estomac se trouve plus affaibli par quelqu'une des causes que nous venons de mentionner. Dans ces cas, le simple contact de la nourriture peut
déterminer dans l'organe de l'irritation ou une sensibilité
morbide, soit par les propriétés mécaniques des aliments,
s'ils n'ont pas été suffisamment broyés et qu'ils deviennent
de la sorte réfractaires à l'action des sucs gastriques, soit
qu'ils aient été pris en quantité trop grande ou de qualité
indigeste, ou bien qu'ils soient doués de propriétés trop
stimulantes, ou encore que par une action chimique particulière, ils viennent détruire tout ou partie de l'activité
des sucs gastriques.

Il faut noter aussi une faiblesse primitive ou acquise des
organes digestifs. La première s'est quelquefois montrée à

la naissance, et l'allaitement, dès le principe, a offert les plus grandes difficultés. Ces troubles peuvent persister dans toutes les périodes successives de la vie, et il est ordinaire alors, que cette faiblesse soit héréditaire. Il n'en est pas de de même de la faiblesse acquise qui survient sous l'influence de causes appréciables, dont l'éloignement complet laisse l'espoir d'un rétablissement définitif. Tels sont les habitudes solitaires, contractées dès l'enfance, ou les excès prématurés dans les relations sexuelles qui jettent, parfois, tout l'organisme dans une débilité désespérante.

Parmi les jeunes mères qui allaitent, il en est un grand nombre chez lesquelles les fonctions digestives s'alanguissent, et qui ne se rétablissent même que très-imparfaitement, après que la lactation a été suspendue.

Au nombre des causes de la dyspepsie, nous devons encore signaler l'habitude de prendre des purgatifs violents. pour parer à des indispositions légères ou accidentelles de constipation. L'usage immodéré de certains baumes, l'abstinence prolongée ou trop souvent répétée, sont autant de causes de dérangements gastriques.

On rencontre fort souvent comme effets indirects de la dyspepsie, des symptômes d'atonie et de difficulté de respirer ; l'altération nerveuse est certainement très-fréquente alors, mais la pression mécanique que la flatulence de l'estomac détermine sur le diaphragme n'est pas étrangère à ces phénomènes. La circulation du sang est souvent troublée avec soudaineté et violence, l'intermittence du pouls est alors un symptôme très-ordinaire. Parfois l'action du cœur semble comme suspendue et ne se rétablit qu'avec effort, ce phénomène occasionné beaucoup de frayeur au malade, le meilleur remède dans ce cas est un peu de valérianate d'ammoniaque ou une cuillerée d'eau de laurier-cerise. L'influence de la dyspepsie sur l'action du cœur est donc très-sensible; aussi les palpitations en sont-elles un des symptômes les plus communs; et, comme une excitation fonctionnelle incessante se termine souvent par un changement morbide de structure, nous signalerons la dyspepsie comme le point de départ fréquent des hypertrophies et des dilatations du cœur.

Dans les dyspepsies graves, ordinairement la peau souffre, le tégument cutané est alors dans un état de sécheresse et d'âpreté habituelles qui correspond à l'irritation de la muqueuse de l'estomac. Dans d'autres cas, il y a un excès de sécrétion sébacée, et la peau devient grasse et huileuse. Il n'est pas rare dans le cours des affections gastriques de rencontrer des éruptions eczémateuses ou herpétiques que l'on retrouve fréquemment aussi chez les personnes d'une constitution goutteuse. Parfois la dyspepsie sous l'influence de certains articles de nourriture peut se manifester presque soudainement. C'est ainsi que l'on voit des personnes qui ont mangé de l'ail, des écrevisses ou certains poissons, présenter parfois tous les phénomènes d'une éruption d'urticaire; du reste, il n'est aucune partie du corps sur laquelle l'irritation gastrique ne puisse se faire sentir, soit directement, par excitation, soit indirectement, par des manifestations symphatiques.

La sensation de corps noirs devant les yeux, *muscæ volitantes*, est un phénomène très-commun pendant le cours de la dyspepsie. Il n'est pas rare non plus de remarquer un état mental très-exalté s'accompagnant d'une surexcitation nerveuse extrêmement mobile, c'est ainsi que le malade éprouve de l'anxiété à propos de presque rien, qu'il ne peut se rendre compte de frayeurs indéfinissables et qu'il s'impatiente pour les moindres choses. On remarque alors

une sensation générale de fatigue, de lourdeur et d'engourdissement dont le principal caractère est de diminuer sous
l'influence d'un exercice modéré. Le grincement des dents
pendant le sommeil est encore un symptôme ordinaire de
la dyspepsie, mais se remarque principalement chez les goutteux qui souffrent de l'estomac, et ce symptôme peut se produire si souvent que parfois la couronne des dents en est
sensiblement usée par les frictions qu'elles subissent.

Dans quelques cas de goutte où l'acidité est un symptôme
prééminent avant l'attaque, cette acidité disparaît aussitôt
que les articulations sont prises. Chez quelques personnes
chez lesquelles un calcul rénal agissait comme cause d'irritation, on a vu aussi l'acidité disparaître aussitôt que la pierre
avait quitté la vessie.

En général, l'acidité gastrique que l'on rencontre chez les
pléthoriques, indique une complication goutteuse dont le caractère se trouve grandement modifié par la constitution du
malade. Chez les personnes robustes elle a une tendance à
prendre la forme inflammatoire. Après une attaque de cette
sorte, il y a ordinairement amélioration dans les symptômes
dyspeptiques ; d'un autre côté, la forme inflammatoire est
moins fréquente chez les personnes d'une constitution délicate, chez les femmes par exemple.

Bien que la dyspepsie puisse avoir un dénouement fatal,
en altérant progressivement la constitution, il est rare, néanmoins, que sa terminaison soit funeste. Elle peut durer un
temps fort long, comme simple désordre fonctionnel faisant
le tourment de la vie pour ceux qui en souffrent, sans
qu'après la mort on retrouve dans les tissus aucun changement de texture de nature morbide, et d'apparence bien
manifeste.

Les désordres fonctionnels de l'estomac par lesquels la dyspepsie débute, peuvent se ranger en quatre groupes : 1°ceux qui tiennent aux troubles de la circulation dans la membrane muqueuse ; 2° ceux qui se lient aux désordres de la sensibilité nerveuse ; 3° ceux qui sont la suite d'une faiblesse ou d'une irrégularité dans les fonctions de la membrane musculaire ; 4° enfin ceux qui se rattachent à des sécrétions morbides.

Troubles de la circulation. — Pour les troubles de la circulation, on a vu déjà que la nourriture agit sur l'estomac comme un stimulant naturel et détermine, dans les capillaires et les vaisseaux, un afflux sanguin qui rend la membrane muqueuse turgescente et plus rouge que dans l'état de vacuité. Cela dure jusqu'à ce qu'une sécrétion abondante de sucs gastriques vienne détendre la circulation ; de sorte que, la digestion une fois terminée, la muqueuse se retrouve dans l'état où elle était avant l'ingestion des aliments.

Telle sont les conditions physiologiques dans lesquelles cette excitation passagère s'accomplit dans l'état normal. Mais, dans la dyspepsie, la circulation peut se troubler de diverses manières. Parfois trop active, dans d'autres circonstances, elle languit et devient insuffisante. L'étude de ces deux derniers états est très-importante, par les changements organiques dont ils peuvent s'accompagner, et par les indications déterminantes qu'ils fournissent pour le traitement.

Lorsqu'on applique de légers irritants sur des parties vasculaires, à la surface du corps, une plus grande quantité de sang, que dans l'état naturel, se précipite aux endroits excités ; il s'y produit un afflux sanguin, la rougeur vive des parties irritées indique qu'une plus grande quantité de sang artériel y abonde, et qu'il traverse les capillaires avant d'avoir été transformé en sang veineux. La même chose, par analogie, se passe dans l'intérieur de nos organes ; et cela est vrai surtout pour la muqueuse de l'estomac, quand une indigestion ou la présence d'une substance irritante, y détermine ce que l'on pourrait appeler une sorte d'érythème. Pour peu que cet état se prolonge ou se répète, la congestion survient avec ses divers phénomènes. Les vaisseaux perdent de leur tonicité, de leur pouvoir contractile, et ne tardent pas à céder à l'effort extensif de leur contenu ; de là naît une circulation languissante dans des capillaires dilatés et, contrairement à ce qui se passe dans le simple afflux sanguin, le sang, en entrant dans ces vaisseaux, perd bien vite sa couleur artérielle pour revêtir une teinte veineuse d'un rouge noirâtre.

Cet état congestif de l'estomac peut se produire lentement, à la suite de petites irritations souvent répétées. Beaucoup de malades deviennent dyspeptiques et souffrent de congestion gastrique, qui n'avaient pourtant jamais commis d'écart de régime assez marqué pour produire une indigestion ; c'est que ces personnes avaient sans doute transgressé les limites physiologiques, en faisant longtemps usage d'une nourriture un peu trop stimulante, ou trop abondante pour leur estomac.

Dans les premiers temps, cette excitation vasculaire est peu sensible et semble réagir à peine sur la santé habituelle, par la raison que, dans l'intervalle des repas, les vaisseaux reprennent une partie de leur force; mais peu à peu leur tonicité s'affaiblit, ils deviennent à la fois plus impressionnables à l'action des moindres irritants, et moins aptes à s'en remettre. Car, il est bon de remarquer qu'aussi longtemps que les capillaires sont sains, leur pouvoir de résistance aux causes perturbatrices est relativement plus énergique, tandis que, lorsqu'ils ont commencé à perdre de leur force, leur aptitude à se dilater sous l'influence de causes irritantes s'accroît rapidement et en proportion de la faiblesse acquise.

Dans beaucoup de cas de dyspepsie, on peut dire que l'état de la membrane muqueuse oscille entre de petits intervalles d'afflux morbide et de longues périodes congestives. La turgescence, qu'elle se présente à l'estomac ou partout ailleurs, ne saurait durer longtemps sans suite fâcheuse, par la raison que les vaisseaux sanguins perdent, tôt ou tard, leur pouvoir de résistance, ce qui détermine des accidents divers. La congestion simple, au contraire, peut se prolonger indéfiniment sans troubles bien notables. L'érythème de la muqueuse arrête, dans les endroits où il existe, la sécrétion du suc gastrique et du mucus qui se sécrètent encore dans la congestion, bien que cette dernière en altère plus ou moins les qualités. De là naît la lenteur des digestions ; et, comme la muqueuse ne se trouve plus suffisamment protégée par un mucus de bonne nature, on ne tarde pas à voir paraître la sensibilité morbide.

Si les désordres qui naissent de l'anémie affectent, chez les uns, le cerveau et le système nerveux ; chez d'autres, le cœur ou les poumons ; on peut dire que chez le plus grand nombre c'est l'estomac qui en souffre plus particulièrement. C'est qu'en effet, pour l'accomplissement des fonctions digestives il est nécessaire que le viscère puisse devenir le siége d'un certain degré de congestion sanguine, ce qui ne peut régulièrement se produire chez les anémiques. Le premier et le plus simple effet de l'anémie sur l'estomac est d'occasionner une diminution de son pouvoir fonctionnel, de sorte que la digestion devient laborieuse et lente ; le malade s'en aperçoit bien vite par des sensations de pesanteur et de malaise après le repas, s'accompagnant de flatulence, et cela continue jusqu'à ce que la digestion soit achevée. La digestion n'est pas seulement lente et douloureuse, mais elle devient imparfaite, des excès de sécrétions acides en se développant dans une muqueuse relâchée et affaiblie déterminent la pyrosis. Les fonctions des autres organes qui contribuent à l'acte digestif se dérangent également tout à la fois par l'action directe de l'état du sang et aussi par suite des désordres de l'estomac ; c'est alors que le foie devient fréquemment torpide ; dans les premiers temps il y a constipation, mais plus tard il survient de la diarrhée, l'anémie ayant pour conséquence le relâchement général de toutes les surfaces muqueuses, delà un accompagnement ordinaire de leucorrhée aussi bien que d'un état catarrhal de bronches.

Désordres de sensibilité. — Les désordres de sensibilité naissent sourdement et se produisent par l'irritation répétée, qu'occasionnent l'oubli des premières règles de régime, ou les qualités mauvaises de la nourriture.

Bien que, dans quelques cas rares, on ait trouvé les troncs des nerfs pneumo-gastriques malades, en général, on ne rencontre aucun changement de structure dans les innombrables filaments nerveux qui se ramifient dans la muqueuse. Nous pouvons d'autant mieux en déduire que cette sensibilité n'est qu'un désordre purement fonctionnel, que l'on voit souvent se manifester une douleur beaucoup plus vive, par une simple exaltation nerveuse, que par les dégénérescences organiques les plus graves, comme cela se remarque dans certains ulcères qui ont pu ronger ou détruire une partie de l'estomac lui-même, sans que le malade en ait eu conscience en quelque sorte.

Non-seulement la muqueuse gastrique devient extrêmement sensible dans la dyspepsie, mais elle acquiert encore la fâcheuse propriété d'exciter ou de radier nombre de douleurs secondaires, dans des parties même très-éloignées, comme la tête, par exemple.

Les symptômes qui se rapportent à la sensibilité morbide seule, se présentent dans les premières phases de la digestion, alors que l'aliment, encore intact, se trouve en rapport avec la membrane muqueuse. A une période plus avancée, il s'y joint d'ordinaire des signes de faiblesse musculaire et de sécrétion anormale.

Faiblesse musculaire. — La faiblesse et l'irrégularité dans les fonctions de la membrane musculaire ne sont pas moins remarquables dans leurs phénomènes. Dans l'état de santé habituel, après l'ingestion d'une certaine quantité d'aliments, le viscère, pour un temps, demeure presque tout à fait inerte ; mais, aussitôt que le suc gastrique a été sécrété avec abondance, les mouvements des muscles de l'estomac s'accélèrent, et ils sont en pleine activité, de une heure et demie à trois heures, après un bon repas.

Cette importante fonction a pour but de mieux mêler les sucs gastriques aux substances alimentaires ; et il est facile de comprendre que, si l'action de la membrane musculaire est insuffisante, la dyspepsie pourra facilement s'en suivre. Le premier effet de cette faiblesse est de prolonger, outre mesure, la période de digestion stomacale ; d'où résultent bientôt une viciation dans les liquides, un état congestif des capillaires, aussi bien qu'une sensibilité morbide dans la muqueuse elle-même ; et puis, cette faiblesse prédispose à

la dilatation de l'organe, et facilite de la sorte la production d'une flatulence plus ou moins marquée, et toujours
fort incommode.

La faiblesse musculaire de l'estomac ne s'accompagne
pas de symptômes tranchés qui lui soient propres; on peut
pourtant la déduire, lorsque la dyspepsie, chez les personnes débilitées, coïncide avec les dernières phases de la
digestion, ou lorsque, chez ces mêmes personnes, un repas
modéré est rapidement suivi d'un sentiment de plénitude
et de tiraillements à l'épigastre.

Les mouvements irréguliers de la membrane musculaire,
ou crampes de l'estomac, produisent et entretiennent, dans
beaucoup de circonstances, un état névralgique très-doulou-
reux, dont nous traiterons au chapitre de la gastralgie.

Sécrétions morbides. — Les désordres dans les sécrétions
gastriques occupent une place importante parmi les effets
ordinaires de la dyspepsie; ils dépendent sans doute de quelque changement survenu dans la partie glanduleuse de l'organe, à la suite d'une surexcitation ou d'une sécrétion trop
abondante, amenée ou entretenue par des aliments indigestes ou trop copieux.

Nous avons vu, déjà, que la présence de substances réfractaires, détermine dans l'estomac un flux de sucs qui,
cessant d'être des sucs gastriques purs, acquièrent bientôt
une âcreté plus ou moins forte, aux dépens de leurs vertus
dissolvantes. De là naissent la flatulence, la pyrosis et certains genres de vomissements. Ces phénomènes appartiennent surtout aux dernières périodes de la digestion, alors
que les sucs gastriques ont eu le temps d'éprouver une détérioration plus manifeste.

Dans un grand nombre de dyspepsies anciennes, la mem-

brane muqueuse présente des changements de structure
que Broussais, aussi bien que beaucoup d'auteurs modernes
regardent comme des signes certains d'une inflammation
antérieure et chronique, contre laquelle ils préconisent le
traitement antiphlogistique; nous aurons occasion de revenir sur ce sujet, en traitant de la gastrite chronique et de
nous mettre en garde contre cette manière de voir, quand
elle est exagérée.

CHAPITRE XIII

Généralités. — Circonstances dans lesquelles la dyspepsie débute. — Très-nombreuses en apparence. — Petit nombre de types auxquels toutes peuvent se rattacher. — 1° Après l'indigestion. — 2° Par l'usage habituel d'une nourriture trop abondante. — 3° Dans un état de faiblesse générale auquel l'estomac participe. — 4° Par suite de troubles particuliers dans les fonctions du foie et du duodénum. — Description de chacun de ces types. — Leurs causes. — Ce qui les favorise. — Pronostic.

Divisées à l'infini, les dyspepsies stomacales sont encore un véritable dédale où il est presque impossible de se reconnaître.

Le peu d'accord des auteurs dans les symptômes qui caractérisent ces affections, le mélange de certains groupes qui ont reçu tantôt une dénomination, tantôt une autre, ne sont pas étrangers, sans doute, à l'espèce d'arriéré dans lequel les dyspepsies sont restées pendant si longtemps. En effet, tandis que quelques médecins ont fondé leurs divisions sur les différents degrés d'inflammation, d'autres, sur des affections coexistantes ou d'après le siége du mal, la difficulté de se reconnaître au milieu de ces descriptions variées, n'a fait que croître, sans qu'après tout leur avantage fût bien manifeste, puisqu'il est impossible de les distinguer pendant la vie, par des symptômes propres à l'estomac lui-même.

La dyspepsie, au lieu d'être simple, s'accompagne souvent de diverses affections qui donnent naissance à des symptômes d'un nouvel ordre, que l'on a été ainsi conduit à décrire comme des variétés distinctes. C'est d'après cette méthode que l'on trouve des descriptions de dyspepsies scrofuleuse, goutteuse, rhumatismale, hystérique, anémique, etc. Il est certain que chacune de ces complications morbides imprime un cachet particulier à l'affection gastrique; mais, en analysant la variété formée de la sorte, nous trouvons que les caractères véritablement spécifiques n'appartiennent qu'à la maladie coexistante, et pas du tout à la dyspepsie. Décrire des variétés établies de cette manière, nous paraît sans utilité pratique; puis, comme chaque affection concomitante amène nécessairement quelque changement corrélatif dans chaque cas pris en particulier, ce principe, poussé dans ses conséquences extrêmes, conduirait à des subdivisions sans fin, ce que nous ne pouvons admettre.

Un examen attentif des circonstances dans lesquelles la dyspepsie débute procure des données très-utiles pour la conduite future dans le traitement. Du grand nombre de causes qui engendrent cette souffrance de l'estomac, on pourrait croire tout d'abord, que les différences dans son mode d'origine sont très-nombreuses; mais, en y regardant de plus près, il est aisé de se convaincre qu'on peut trouver un petit nombre de types bien marqués, auxquels tous les cas peuvent se rattacher facilement. C'est ainsi que la dyspepsie survient : 1° après l'indigestion ; 2° par l'usage habituel d'une nourriture trop abondante; 3° dans un état de faiblesse générale et de santé délabrée, auquel l'estomac participe; 4° enfin, elle peut être la suite d'un trouble particulier dans les fonctions du foie ou du duodenum.

1° L'indigestion est souvent le point de départ de la dyspepsie, et, sous une forme modifiée, elle se reproduit fréquemment encore dans le cours de l'affection, quand celle-ci devient chronique. On voit alors survenir, de temps à autre, un changement apparent dans la nature du mal qui présente momentanément un caractère fébrile, tout à fait opposé à ce qui le caractérise d'ordinaire.

Dans l'indigestion simple, et surtout dans celle qui tient aux propriétés trop stimulantes des aliments ou des boissons, les premières conséquences sont un état d'excitation ou de phlogose de la membrane muqueuse; bientôt, on remarque l'arrêt ou les défectuosités de sécrétion des sucs gastriques; puis enfin, les liquides contenus dans le viscère se vicient et rancissent, par le trop long séjour qu'y font les matières alimentaires.

Quand l'indigestion est forte, on voit, en général, le mal de cœur survenir, ensuite l'estomac finit par se débarrasser lui-même des substances âcres et mal digérées qui le surchargent. Mais le soulagement ainsi obtenu est ordinairement incomplet, et tous les symptômes ne se dissipent qu'après que la muqueuse est revenue à son état normal.

Pendant le jour qui suit une indigestion, on trouve de la fièvre avec de la gêne et de l'anxiété à l'épigastre. Il y a de la céphalalgie, des nausées, l'appétit est perdu, la langue est chargée, la bouche est chaude et sèche, avec une grande appétence pour les boissons rafraîchissantes. La peau aussi reste chaude, surtout au front et à la paume des mains; l'urine est rare, de couleur foncée très-acide ou chargée d'urates.

Les premiers vomissements qui suivent un excès dans le boire ou dans le manger sont évidemment dus à l'altération défectueuse de la nourriture, par un travail digestif incomplet ; mais, quand ils surviennent dans l'état de vacuité de l'organe, on doit les considérer comme un effet de l'inflammation gastrique.

Quelquefois l'envie de vomir tient à des mucosités qui s'accumulent dans l'estomac, ou à une régurgitation de bile ; aussitôt que ces matières sont évacuées, le malade se sent mieux et, si les accidents reparaissent, ce n'est qu'après qu'il s'est formé dans l'organe une nouvelle accumulation insolite.

Dans les cas légers, lorsqu'il y a moins d'irritabilité de l'estomac et moins de tendance à la régurgitation bilieuse, souvent un peu de nourriture soulage en provoquant un flux de suc gastrique, qui détend la plénitude des vaisseaux.

De violents accès d'indigestion s'observent rarement chez les dyspeptiques, par la raison qu'ils s'exposent peu à commettre des infractions notables de régime, auxquelles les personnes bien portantes s'aventurent plus facilement. Néanmoins, sous une forme insidieuse, de légers accès d'indigestion, à la suite de causes peu marquées, s'observent assez souvent dans le cours des dyspepsies chroniques. Les souffrances augmentent, le pouls se lève, toutes les douleurs sont plus vives, la peau est chaude, l'urine foncée en couleur ; c'est dans ces conditions, d'ordinaire, que les dyspeptiques réclament nos conseils. Comme la nature fébrile de l'affection est évidente, on serait tout porté à croire à une gastrite, quand, en réalité, on a affaire à une simple dyspepsie chronique, à laquelle une légère erreur de régime a donné un peu d'acuité, et qui ne tarde pas à reprendre son véritable caractère.

Grand nombre de dyspepsies anciennes peuvent se décomposer en de longs intervalles d'état chronique, entrecoupés, de temps à autre, par des symptômes d'acuité survenus par quelque imprudence diététique. Il faut noter aussi que la même chose peut s'observer sans que l'on puisse s'en prendre à aucune erreur dans le régime, lorsque l'impression du froid, la fatigue, ou une influence dépressive est venue temporairement amoindrir le pouvoir digestif. On peut expliquer de la sorte, comment telle substance alimentaire, qui la veille passait bien, est devenue tout à coup réfractaire par l'une des circonstances que nous venons de mentionner.

Quand la dyspepsie débute par un accès d'indigestion, le malade raconte d'ordinaire : que sa santé avait toujours été bonne jusqu'à une certaine époque où, après avoir mangé quelque chose qui lui était désagréable, il fut saisi de gêne épigastrique, de mal de tête, de vomissements, de fièvre; que la violence des symptômes diminua d'abord, mais qu'au lieu de se rétablir en un jour ou deux, il s'aperçut bientôt que son estomac restait faible, et qu'à partir de ce moment, ses digestions ne sont plus aussi bien faites.

Il est rare qu'un simple accès d'indigestion produise une dyspepsie permanente; en général, ce n'est qu'après un certain nombre d'accidents de cette espèce, dans l'intervalle desquels le patient digère assez bien, que le mal s'enracine. A mesure que les indigestions se répètent, l'énergie vasculaire de l'organe s'affaiblit, la sensibilité nerveuse s'exalte, peu à peu le rétablissement est plus difficile et moins complet, jusqu'à ce que la dyspepsie s'établisse enfin solidement.

Ce premier mode d'invasion est aigu et s'accompagne toujours, dans le principe, de fièvre et d'inflammation; au

bout d'un certain temps, cette dernière disparaît et l'affection prend ses caractères ordinaires.

Le pronostic de ce genre de dyspepsie est favorable, surtout dans les premiers temps, parce qu'alors la constitution
est encore intacte, et que l'estomac conserve assez d'énergie
pour se rétablir rapidement, si le malade se trouve placé
dans des conditions convenables. Sous ce rapport, plus le
mal semble tenir sa source d'un accès d'indigestion, ou des
effets réguliers qui en sont la suite, et moins le pronostic
est à redouter.

2° Très-souvent la dyspepsie prend naissance de l'habitude de bien vivre; la nourriture, dans ce cas, a été longtemps trop abondante, ou composée de substances trop riches, lourdes, et de solution difficile.

L'observation journalière, aussi bien que l'expérience,
nous démontrent que les facultés digestives ont une limite,
au delà de laquelle on ne saurait s'aventurer sans inconvénient. En effet, si l'on surcharge l'organe, le phénomène le
plus immédiat est le ralentissement des différentes périodes
de la digestion, il en résulte bientôt des rancidités produites
par la viciation des liquides; puis l'on voit paraître la flatulence, la pesanteur, des renvois plus ou moins désagréables,
ainsi que les autres symptômes de la dyspepsie.

Quand le mal débute de cette manière, ce n'est pas dans
les premiers temps du travail que les troubles se manifes-
tent; la muqueuse est encore peu sensible, tout semble
bien marcher jusqu'aux dernières phases de la chymification; mais à ce moment, comme toutes les ressources de
l'estomac sont presque épuisées, l'organe, par un nouvel effort, cherche à compléter son travail, et rien n'est plus surprenant que l'énergie qu'il déploie pour surmonter les obs-

tacles. C'est ainsi qu'on le voit, chez des personnes robustes, se tenir longtemps sur les limites de l'indigestion, lutter de la sorte pendant des années, avant que sa vigueur disparaisse, et que la dyspepsie trouve moyen de l'étreindre à domicile.

C'est habituellement de cette manière que le bon vivant devient dyspeptique. Pendant longtemps son appétit souffre peu, excepté peut-être le matin; et il se trouve aussi bien, sinon mieux, immédiatement après le déjeuner que lorsqu'il était à jeun; son malaise ne commence guère que trois ou quatre heures après le dîner; l'estomac, à ce moment, semble se distendre d'une façon désagréable. Il survient des éructations acides ou rances; le sommeil est agité et troublé par de mauvais rêves; il y a des palpitations ou des craintes nerveuses indéfinissables.

Le matin, le malade s'éveille fatigué et fiévreux; en général, le déjeuner le réconforte et le ranime pour un temps; au milieu du jour, l'appétit lui revient et il secoue de nouveau ses souffrances en mangeant et en buvant; à vrai dire, le meilleur moment, pour lui, est après son dîner; ses nerfs alors se trouvent raffermis, son esprit est joyeux, les divers stimulants qu'il a absorbés lui procurent un sentiment de bien-être d'autant plus dangereux, qu'il lui cache la véritable nature de son affection. On croit facilement ce que l'on désire, aussi le malade cherche-t-il à se persuader qu'une nourriture abondante n'a rien de commun avec ses souffrances, et que le seul moyen de les soulager est de prendre des aliments. Puis comparant le mieux qu'il éprouve après son dîner, il est souverainement convaincu que l'abstinence est tout à fait contraire à sa constitution. Il arrive un moment, à la fin, où l'appétit s'altère, mais des plats

savoureux et peut-être l'habitude de manger copieusement,
ce qui n'est pas toujours étranger à la quantité d'aliments
que l'on absorbe, entretiennent le malaise et ne donnent à
l'estomac aucun répit pour qu'il puisse réparer ses forces.
Pourtant, bien que, dans ces circonstances, les progrès du
mal soient d'ordinaire très-lents, leur effet n'en est pas
moins certain, et il arrive un temps où, peu à peu, la sensibilité morbide se développe, les différentes phases de la
digestion se prennent l'une après l'autre, puis les symptômes multiples et plus ou moins poignants de la dyspepsie
confirmée se montrent dans toute leur rigueur.

Quand la dyspepsie, produite sourdement de cette manière, a pris de profondes racines, elle devient une affection
très-difficile à soigner ; car, tandis que les habitudes du malade rendent une nourriture forte et stimulante presque nécessaire, d'un autre côté, il n'y a guère de chance de guérison, tant que le patient n'aura pas adopté une tout autre
manière de vivre. On se trouve, pour le traitement, en face
de deux indications qui naissent des éléments opposés du
mal, et qu'il est toujours difficile de faire concorder. D'une
part, c'est un estomac fatigué, épuisé, qui demande impé-
rieusement du repos, et, d'un autre côté, c'est l'état général
du système, faiblesse, dépression, nervosité qui ne réclament
pas, avec moins d'urgence, que le viscère soit encore soumis
à une alimentation corroborante.

Par le fait, il existe alors un état particulier de l'organisme, en rapport avec les idées qui plaisent tant à ce genre
de malades, et qui ne leur permet pas de faire abstinence.
Les hommes adonnés aux plaisirs de la table peuvent être
convaincus pourtant que ni leur constitution, ni leur estomac ne sont faits pour se plier à ces mauvaises habitudes,

bien qu'un long usage semble avoir greffé, sur leur système, des besoins à peine moins impérieux que ceux de la nature.

La position des personnes qui se trouvent placées dans ces alternatives est perplexe ; si elles continuent à satisfaire leur penchant pour la bonne chère, inévitablement, il viendra une époque où leurs pouvoirs digestifs s'useront, et où elles seront très-sérieusement malades ; tandis que, si elles veulent s'arrêter court, elles se trouvent tout d'abord découragées par les inconvénients qu'elles éprouvent, à changer subitement des habitudes que leur incurie a transformées en des besoins urgents.

Il est donc nécessaire d'encourager ces malades, et de leur bien faire sentir que l'on peut éviter les accidents qui surgissent d'un nouveau genre de vie, pourvu que la réforme s'opère graduellement ; et on peut être assuré que le succès sera d'autant plus certain, qu'on l'aura ménagé plus lentement. Mais trop souvent le goût vif pour les bonnes choses vient entraver les progrès du mieux ; cela s'observe surtout, quand le patient commence à sentir son estomac plus solide, et que le médecin se croyait plus près d'une guérison prochaine.

D'autres fois, les sécrétions morbides du viscère ont pris des racines si profondes, qu'elles se jouent longtemps de tous les efforts de l'art ; mais ici, comme dans toutes les formes dyspeptiques, la persévérance dans l'emploi des remèdes appropriés, la constance dans l'éloignement des causes productrices, finissent par triompher du mal.

3° La dyspepsie survient lentement pendant un état de faiblesse générale, ou de santé altérée, auquel l'estomac participe.

Ce qui distingue cette variété, c'est que l'organe, avant

l'invasion du mal, a acquis une prédisposition si grande, que non-seulement il est incapable d'accomplir les efforts que pourrait exiger le moindre excès diététique, mais qu'il devient même impuissant à digérer une nourriture qui, dans d'autres circonstances, ne serait que saine et en quantité convenable.

La manière dont cette variété se produit est facile à comprendre : l'estomac, comme nous l'avons vu déjà dans d'autres chapitres, sympathise vivement avec des organes même très-éloignés, et ressent sa part des désordres qui accompagnent leurs souffrances. Un grand nombre de maladies du système général agissent directement sur le viscère gastrique, dont les fonctions s'accomplissent alors avec une langueur correspondante à leur gravité. C'est ainsi que la force de l'organe se trouve indirectement amoindrie, et que ses pouvoirs digestifs peuvent, à la longue, tellement s'altérer qu'ils deviennent inhabiles à digérer même une nourriture saine, et prise avec mesure.

L'apparition de ce genre de dyspepsie est très-insidieuse. Les symptômes, dès le début, s'en prennent à toutes les périodes de la digestion, et il n'est pas rare de les voir s'étendre même au temps de vacuité du viscère.

Dans les cas graves, la formation du sang et des sécrétions devient si défectueuse, que chaque organe important de l'économie partage les troubles morbides et fournit son contingent de symptômes. Ces derniers, dans quelques cas, sont si nombreux, que la source des souffrances paraît inépuisable.

La contenance du patient dénote la débilité, la dépression ; la face est émaciée, parfois il y a une apparence hectique d'autant plus trompeuse, qu'il s'y joint une

petite toux sèche, entretenue par la réflexion de l'irritabilité gastrique sur les poumons. Les yeux sont tristes,
enfoncés et présentent cette expression languissante, si
remarquable chez les tabescents. L'aspect général du corps
est pâle, comme dans l'anémie. La peau est parfois de
couleur foncée et sale; l'appétit est toujours mauvais; il
n'est pas rare, non plus, qu'il y ait du dégoût à l'aspect de
la nourriture.

Comme rien ne développe plus efficacement la sensibilité
que la faiblesse, les malades de cette variété sont sujets
à de vives douleurs, surtout dans l'abdomen et dans la
poitrine.

Le pronostic est moins favorable ici, que dans les
variétés précédentes, et le traitement réclame, dans le tact,
une finesse beaucoup plus grande. Le point essentiel est
de fortifier; mais alors on se trouve en face d'un estomac
délabré et rétif, que l'on a toutes les peines du monde à
ménager. C'est surtout dans ces cas, qu'il convient de prescrire une alimentation telle, qu'elle corrobore autant que
possible, tout en exigeant de l'estomac le moins de travail
effectif.

L'excitation constitutionnelle, dans ce genre de maladies,
est des plus prononcées; de sorte que la fièvre s'allume
très-aisément, après les plus petits écarts de régime ou de
médicaments.

Quelle que soit la manière dont la dyspepsie ait commencé, presque toujours elle finit par détériorer la constitution; c'est pourquoi, dans la plupart des cas anciens,
on retrouve les caractères que nous venons de signaler;
dans la dyspepsie simple pourtant, il faut un grand nombre
de mois ou même d'années, avant que la santé s'altère, et

réduise l'estomac à l'état de faiblesse que beaucoup de maladies concomitantes peuvent facilement produire en quelques semaines.

4° La dernière variété se rattache aux troubles dans les fonctions du foie ou du duodenum.

La fréquence avec laquelle les désordres hépatiques se trouvent mêlés à ceux de l'estomac, a été signalée de tout temps, et, dans certains cas, il est difficile de dire si c'est le foie ou le viscère gastrique qui est primitivement affecté ou le plus en souffrance. Cela vient de ce que beaucoup de symptômes sont communs aux affections de ces deux organes et que les praticiens peuvent les envisager d'une façon différente, suivant une sorte d'inclination personnelle; avec les uns, on le sait, c'est tout estomac; c'est tout foie avec les autres.

Avouons-le, jusqu'à un certain point, le mal se prête merveilleusement à l'une ou l'autre manière de voir, d'autant plus qu'il faut beaucoup de soin et une grande habileté pratique, pour remonter à la véritable cause des symptômes, avant de pouvoir faire exactement la part qui appartient à chacun de ces organes. C'est ainsi que la céphalalgie, la douleur au front, à la poitrine, à l'épigastre, les nausées, les bouffées de chaleur, les frissons, appartiennent également à l'état bilieux et à la dyspepsie; néanmoins, en y regardant de près, on trouvera que ces symptômes présentent certains caractères particuliers qui permettent d'en rapporter, avec certitude, l'origine au foie ou à l'estomac.

Mais, pour ne pas nous répéter, nous renvoyons le lecteur aux chapitres où nous avons traité séparément de ces différents symptômes, en remarquant toutefois que, dans

18

l'état bilieux, ils sont d'ordinaire plus marqués le matin, et souvent même ne se font sentir qu'à ce moment de la journée. On peut s'en rendre compte de la manière suivante : quelques heures après l'introduction des aliments dans l'estomac, le foie se débarrasse petit à petit de sa bile; quand la digestion est terminée, l'écoulement bilieux s'arrête, et le foie en prépare une provision nouvelle pour le repas suivant. C'est donc à jeun qu'il s'en trouve le plus chargé, et, comme le plus long intervalle, d'un repas à un autre, est presque toujours celui qui s'écoule entre le dîner et le déjeuner, il arrive naturellement que c'est le matin que l'on rencontre dans le foie une accumulation plus forte de bile. Mais, comme le stimulant naturel le plus efficace pour sa migration est la présence de la nourriture dans l'estomac, ou dans le duodenum, beaucoup de personnes, que la bile incommode le matin, se trouvent soulagées grandement après le déjeuner ; c'est-à-dire, aussitôt que le foie commence à se débarrasser de son trop-plein. C'est en suivant ces indications, que l'on peut recommander avec succès un léger souper pour prévenir l'état bilieux qui se fait sentir le matin ; de cette façon, la bile s'écoule pendant une partie de la nuit, ce qui fait autant de retranché sur la plus longue période d'accumulation. Il faut aussi remarquer que si une personne bilieuse se trouve souvent mieux, après un léger souper, il n'en est jamais de même dans la dyspepsie.

Nous avons vu que de tous les moyens employés pour dégorger le foie, aucun n'est plus direct ni plus efficace qu'un émétique. L'amélioration qu'il détermine, est souvent presque immédiate.

Les purgatifs salins produisent aussi le même effet, mais

d'une manière beaucoup moins prompte ; quand on veut obtenir plus de certitude dans le résultat, sans pourtant recourir aux vomitifs, on donne la préférence à un mélange de calomel et de rhubarbe.

M. Blondlot a fait la précieuse découverte, confirmée depuis par MM. Andral et C. Bernard, qu'une sécrétion en stimule d'autant plus vivement une autre, qu'elles sont toutes deux de nature opposée. C'est ainsi que la salive, qui est alcaline, provoque la sécrétion des sucs gastriques qui sont acides, et que ces derniers, à leur tour, sollicitent la sortie de la bile qui est alcaline.

Quoi qu'il en soit, l'usage de l'acide nitro-muriatique a acquis une grande réputation pour guérir l'engourdissement des fonctions du foie, et de nombreuses expériences permettent de croire qu'il est en effet très-efficace contre cette affection. L'extrait de taraxacum est aussi d'un emploi très-avantageux en pareil cas, tandis que le fiel de bœuf est tout à fait contre-indiqué.

La bile, parvenue naturellement dans le duodenum, au lieu de suivre son cours dans l'intestin, peut produire des troubles par sa régurgitation dans l'estomac. Si la quantité ainsi régurgitée est minime, l'effet en est à peine appréciable ; mais c'est tout autre chose quand elle est abondante ; elle arrête alors la digestion et provoque des nausées intenses, du mal de cœur et des vomissements ; entre ces extrêmes, il y a des gradations innombrables. Ces derniers effets de la bile, sur la membrane muqueuse, sont comparables à ceux que produirait une nourriture irritante, et, si la régurgitation revient trop souvent, elle occasionne infailliblement, à la longue, une sensibilité morbide et un état dyspeptique.

Les causes de la régurgitation sont nombreuses et très-souvent obscures ; il y a toute raison de croire qu'elles dépendent, parfois, d'une affection du duodénum lui-même, comme l'ont démontré clairement des altérations organiques, retrouvées après la mort. C'est ainsi que la membrane muqueuse de cette partie de l'intestin peut être épaissie ou injectée et ses glandules hypertrophiées.

On peut soupçonner la présence d'une iritation dans le duodenum, quand la régurgitation persiste, alors que toute cause de trouble dans les fonctions de l'estomac ou du foie a été soigneusement écartée. Si l'épigastre est gonflé et sensible du côté droit, tandis que les autres parties qui correspondent au viscère hépatique ne sont pas douloureuses, c'est un motif de plus pour croire à une complication duodenale. Il est bon de se rappeler que cette partie de l'intestin est le trait d'union qui relie le foie à l'estomac, et que, lorsque ces deux organes ont souffert pendant longtemps, bien qu'ils réagissent l'un sur l'autre d'une manière fâcheuse, par l'entremise du duodenum, il est rare que le praticien ait à s'occuper particulièrement de ce dernier.

La régurgitation survient encore lorsque l'irritation de l'estomac se propage au foie, par continuité ou par radiation ; des aliments stimulants, par exemple, peuvent la produire aussitôt qu'ils sont avalés, et par conséquent bien avant leur contact avec le duodenum. La colère a aussi un effet très-remarquable sur sa production. L'usage des corps gras et oléagineux, continué pendant quelque temps, provoque presque toujours la présence de la bile dans l'estomac ; et ici, comme dans toutes les fonctions défectueuses, l'habitude une fois bien établie, la régurgitation se produit sous l'influence des plus petites causes.

L'exercice, comme on a souvent lieu de l'observer, tend à diminuer l'engorgement de la bile, en facilitant la circulation de cette dernière dans ses différents canaux ; mais, loin de s'opposer à la régurgitation, il la provoque au contraire, chez les personnes qui y sont prédisposées, en sollicitant la migration du produit biliaire.

La fréquente coexistence de la dyspepsie et de l'état bilieux est très-remarquable, car ce dernier paraît être une cause commune de phénomènes dyspeptiques.

Le plus souvent cette variété se produit de la manière suivante : le patient rapporte que pendant des années il a souffert de maux de tête, ou d'autres symptômes qui accompagnent l'état bilieux ; que ces indispositions, rares d'abord et ne revenant que tous les deux ou trois mois, sont peu à peu devenues plus fréquentes, jusqu'à ce qu'enfin il se soit trouvé rarement exempt de quelqu'une des nombreuses incommodités qui accompagnent un excès de bile dans l'économie.

La nature de la souffrance hépatique peut être l'engorgement ou une simple torpeur du foie ; l'estomac, dans ces conditions, peut souffrir uniquement par sympathie, mais, en général, il y a en même temps régurgitation bilieuse, et cette dernière vient irriter directement la muqueuse gastrique.

Aussi longtemps que les intervalles entre les accès sont éloignés, l'estomac souffre peu, ou plutôt, bien que violemment dérangé pendant les paroxysmes, il se rétablit rapidement, une fois la crise passée, pour reprendre ses fonctions habituelles ; peu à peu néanmoins, lorsque l'irritation accidentelle devient plus fréquente, la sensibilité morbide, bien que lentement, finit par se faire sentir ; la dyspepsie une fois en scène, les deux affections s'aggravent l'une l'autre, jusqu'à ce qu'il se produise une forme très-rebelle de désordres gastriques, et l'origine en partie bilieuse d'un grand nombre de ces états morbides continue, pendant leur cours, à s'accentuer fortement, surtout le matin.

Si, dans ces cas mixtes, les symptômes bilieux se montrent dans l'après-midi ou le soir, ils sont ordinairement moins marqués, et on les distingue plus difficilement des symptômes purement dyspeptiques. Le matin, de bonne heure, l'estomac se trouvant vide, les aliments ne viennent pas obscurcir et mêler les caractères de la dyspepsie avec ceux que produisent les désordres biliaires, de façon que ces derniers se déploient dans toute leur évidence ; mais le soir, il en est autrement, après les différents repas de la journée, alors que la dyspepsie qui les accompagne, vient modifier ou masquer en partie les souffrances hépatiques.

Quand une légère fièvre bilieuse se rencontre avec une sensibilité gastrique très-prononcée, il en résulte un mélange assez fréquent et qu'il n'est pas rare de confondre avec l'inflammation de l'estomac. On observe en effet l'anxiété, la prostration des forces, une chaleur générale de la peau, la céphalalgie, signes qui s'accompagnent de douleur, de sensibilité à l'épigastre et auxquels se joignent la perte de l'appétit, des nausées et des vomissements.

On s'arrête beaucoup sur le vomissement comme symptôme de diagnostic, parce qu'il se produit le matin et dans la journée, à jeun et après les repas, si bien qu'on le décrit comme phénomène prééminent, et qu'on se trouve conduit de la sorte à retrouver de tout point les signes conventionnels de la gastrite. Néanmoins, dans ces circonstances, les antiphlogistiques ne produisent aucun soulagement, tandis que l'administration d'un émétique, ou que l'emploi de quelqu'autre moyen propre à débarrasser le foie de la bile qui l'oppresse, amène un mieux très-rapide.

On peut comprendre de cette manière pourquoi, dans les œuvres de Broussais, il n'est pas rare de rencontrer des cas de cette nature, où le traitement antiphlogistique, contrairement à ce qu'on en attendait, est demeuré tout à fait inefficace, tandis que l'émétique, sans nul doute, aurait eu bien vite de meilleurs résultats.

CHAPITRE XIV

Le défaut de succès dans le traitement des maladies peut
tenir à deux causes. La première, c'est l'impossibilité dans
laquelle on se trouve, parfois, de reconnaître exactement
quels sont la nature et le siége du mal. La seconde, c'est
l'insuffisance des remèdes eux-mêmes. Dans la dyspepsie,
toute la difficulté réside seulement dans la première de ces
causes, puisque, si la nature de chaque cas est bien comprise, les moyens thérapeutiques qui sont à notre disposition
ne manquent presque jamais leur effet, pourvu que nous
sachions en user avec discernement. C'est pourquoi la découverte de nouveaux remèdes, contre cette affection, est

moins importante qu'elle ne le serait pour beaucoup d'autres, bien que l'on doive s'attendre à des succès d'autant plus marqués, qu'on aura apporté plus de précision dans l'emploi des moyens connus jusqu'à ce jour.

La plus grande source d'embarras, dans le traitement de cette maladie, réside surtout dans la variété à peu près inextricable des symptômes présents, dont on pourrait dire que presque chaque organe, ou chaque grand système de l'économie fournit son cortége.

Dans tous les cas complexes, et ce sont les plus communs dans la pratique, c'est une nécessité de ranger les différents signes par groupes, en proportion de leur importance, et, lorsqu'on en a déduit quels sont les éléments dont le mal se compose, il faut peser leur urgence relative et l'ordre dans lequel il est le plus convenable de les attaquer. Rarement on se trouve bien de vouloir tout mener de front, par des ordonnances compliquées ; en fin de compte, on sauvera beaucoup de temps si l'on concentre successivement ses efforts sur chacun des éléments du mal pris en particulier.

Pendant le traitement de la dyspepsie, il arrive presque toujours que certains symptômes, comme le mal de tête, des nausées, la pyrosis, la flatulence, prédominent désagréablement, et constituent pour les malades les souffrances les plus pénibles ; nous en avons traité déjà dans les premiers chapitres de cet ouvrage, et nous y renvoyons pour les remèdes à leur opposer. Il ne nous restera donc plus qu'à indiquer le plan de médication générale dont l'emploi doit s'harmoniser avec les traitements particuliers, en y joignant quelques remarques sur certaines substances en vogue, dont l'efficacité, en bon nombre de cas, ne saurait être mise en doute.

Nous avons vu que les désordres fonctionnels, par lesquels la dyspepsie débute, tenaient : 1° soit aux troubles de la circulation dans la muqueuse ; 2° soit aux altérations de sa sensibilité ; 3° soit à une faiblesse ou à une irrégularité dans les fonctions musculaires ; 4° soit enfin aux sécrétions morbides de l'estomac. Comme tout traitement doit avoir, surtout, pour but de s'oppposer à ces diverses perturbations, c'est dans ce même ordre que nous allons passer en revue les moyens les plus propres à les combattre.

I. L'érythème, phlogose, turgescence ou inflammation superficielle et légère de la membrane muqueuse, se rencontre très-fréquemment et se produit dans les estomacs sains d'ailleurs, après un excès notable de nourriture, ou après de petites erreurs diététiques, chez les personnes qui étaient déjà malades. En premier lieu, il est rare qu'on doive avoir recours à d'autre médication qu'à une abstinence temporaire. Au bout de vingt-quatre heures, la chaleur de la peau, sa sécheresse et celle de la bouche, la soif, le mal de tête, les nausées, la courbature disparaissent, et le patient rentre dans son état normal. Pourtant, dans ces circonstances, il est quelquefois avantageux de prescrire quelque purgatif salin, pour remédier à l'arrêt des sécrétions, à leur épaississement ou aux accidents qui en sont la suite et qui accompagnent l'état fébrile.

Mais, quand l'érythème se produit dans un estomac déjà dyspeptique, il peut durer longtemps, s'il n'est pas combattu par un traitement convenable. Le signe caractéristique est le passage ou plutôt le retour soudain de l'état chronique à l'état aigu, après une erreur diététique fugace, ou toute autre cause légère ; on voit alors survenir la transformation de quelques symptômes comme le mal de tête,

par exemple, qui, d'occasionnel ou de périodique qu'il était,
devient permanent.

Dans les cas graves, on fait appliquer au creux de l'estomac de cinq à quinze sangsues, que l'on peut remplacer
par des ventouses scarifiées, et si, à cause de l'état de faiblesse, on doit s'abstenir de tirer du sang, on emploie des
ventouses sèches à la partie supérieure de l'abdomen ; leur
application, combinée avec les moyens ordinaires, est en
général suffisante. Il est rare que l'on ait besoin de recourir
à la saignée, mais on retire le plus grand avantage de l'application directe du froid sur la membrane muqueuse,
soit sous forme de boisson à la glace, ou mieux de glace
râpée, que l'on fait prendre par petite partie à des intervalles rapprochés ; le malade fiévreux s'en trouve très-rafraî-
chi, l'excitation musculaire de l'estomac s'apaise, et, sous
leur influence, les vaisseaux sanguins se resserrent et se raf-
fermissent ; c'est surtout à jeun qu'il faut en user, à cause
de l'action du froid sur le suc gastrique, et de là ressort
la contre-indication de s'en servir, lorsque l'estomac est
chargé d'aliments. Cette inflammation superficielle pourrait,
jusqu'à un certain point, s'appeler la gastrite dyspeptique,
lorsqu'elle se rencontre dans les conditions que nous venons
de signaler.

Nous avons vu que l'état congestif forme un élément presque constant de la dyspepsie ; aussi, est-il peu de remèdes
qui soient plus souvent suivis d'amélioration, que ceux qui
sont administrés en vue de combattre cet état. Quand la congestion est légère, rien n'agit mieux, parmi les dérivatifs, qu'un
emplâtre de moutarde. Dans les cas plus accentués, on doit
chercher à obtenir la rubéfaction, et dans les cas plus graves,
les vécicatoires paraissent, sans contredit, le plus efficaces,

Les ventouses sèches, nombreuses et répétées sur la région de l'estomac, sont aussi un remède excellent bien qu'ennuyeux ; les épispastiques appliqués sur la peau devenue turgescente et rouge, à la suite des ventouses sèches, sont encore un moyen héroïque. Les sétons et la pommade émétisée ont été fortement recommandés en pareil cas ; mais, sans nier leur pouvoir, il faut avouer que les avantages qu'on en retire ne compensent pas suffisamment la répulsion que les malades en éprouvent, sans compter qu'ils peuvent amener des troubles violents dans les fonctions intestinales et contribuer, chez les personnes déjà affaiblies, à augmenter l'épuisement de la constitution, tandis que leur efficacité contre l'état congestif n'est pas supérieure à l'emploi des vésicatoires. Le bon résultat de la contre-irritation, en réalité, est bien plutôt proportionné à l'impulsion vasculaire, ou à la détermination sanguine qui l'accompagne, qu'à l'effet que peut produire le simple établissement d'un point de congestion passive, même avec écoulement. Il nous semble que le pouvoir dérivatif, dans ce cas, est bien vite annulé par l'habitude que prend la circulation de l'entretenir, et qu'au lieu d'un émonctoire de telle ou telle partie en particulier, on a bientôt plus qu'un émonctoire du système général. C'est sur ce principe qu'on peut expliquer la supériorité des vésicatoires, que l'on peut étendre ou entretenir, à volonté, sur de grandes surfaces et renouveler par intervalle, lorsque cela est nécessaire. Les vésicatoires volants, comme on les appelle, c'est-à-dire leur application pendant quelques heures, de façon à irriter et à rougir seulement la peau, sans y former ampoule, paraissent des irritants d'autant plus efficaces, que l'acuïté de leur action peut s'entretenir ou se renouveler davantage.

Les liniments rubéfiants sont aussi très-utiles ; on peut les employer sous différentes formes, soit simples, soit combinées. Tantôt l'un, tantôt l'autre semble s'adapter mieux à chaque cas pris en particulier, bien que pourtant il y ait très-peu de différence dans leur mode d'action. Une application excellente sur l'épigastre est un mélange, à parties égales, de teinture d'opium, de camphre, de capsieum et de romarin. On l'étend à l'aide d'une flanelle, et on recouvre le tout de taffetas gommé.

Les frictions avec l'huile de croton tiglium ne possèdent aucun avantage particulier, tandis qu'elles peuvent amener le dérangement des fonctions intestinales.

Comme la congestion de l'estomac ne se révèle par aucun symptôme direct, mais se déduit plutôt de l'irritation que des causes diverses ont dû y déterminer, de même l'effet des dérivatifs, pour la combattre, s'apprécie par l'amélioration que l'on observe dans les symptômes généraux. Du reste, quand la congestion s'est une fois établie dans un endroit, elle conserve toujours une grande tendance à s'y reproduire, soit insidieusement, soit sous l'influence des causes les plus légères. C'est pourquoi, de temps à autre, il sera bon d'employer, pour prévenir la récidive, quelque contre-irritant, surtout dans les cas où le rétablissement complet n'a marché qu'avec lenteur.

Les douches et l'usage de l'eau froide sur tout le corps, sont toniques pour les capillaires sanguins en général ; mais ici on doit en user pour conserver leur vigueur, surtout s'ils ont souffert de congestion préalable ; et, dans tous les cas, ce n'est qu'à la fin du traitement qu'on doit y recourir. Lorsque l'estomac a été longtemps irrité par un régime incendiaire, par l'abus des vins, des liqueurs, des

assaisonnements excitants; par l'emploi prolongé des purgatifs résineux, du cubèbe, du copahu ; l'alimentation
réclame alors une attention toute particulière. C'est aux
substances les plus douces qu'il convient d'abord de recourir, au lait pur ou étendu d'eau; au lait d'ânesse, qui est le
plus léger ; aux bouillons animaux les plus faibles. Un lait
de poule, les décoctions de fruits, de légumes, etc., forment
une série de boissons alimentaires parmi lesquelles on
choisit, en consultant le goût du malade et la manière dont
son estomac les accepte.

Il faut aussi tenir compte des habitudes, chez les sujets
adonnés au vin ou aux liqueurs fortes; il importe de ne
pas en interdire brusquement l'usage; car, privés de leur
stimulant habituel, certains estomacs ne savent plus digérer les substances même les moins réfractaires. On augmente
l'alimentation avec prudence; on y ajoute parfois des eaux
gazeuses naturelles ou artificielles. Certaines eaux minérales comptent aussi des succès. Il est convenable, dans
les cas rebelles, d'essayer leur puissance; on y trouve,
avec des chances de combattre la maladie, des moyens de
soutenir le moral du patient.

II. Dans l'altération de sensibilité, apaiser l'irritabilité
morbide de l'estomac, et la douleur qui suit l'ingestion des
aliments, est l'indication première, et la plus urgente. On
y parvient quelquefois par des applications répétées de
linges très-chauds sur les parties en souffrance, par des
cataplasmes émollients et calmants, par des sinapismes
qu'on enlève lorsqu'ils commencent à se faire vivement
sentir; c'est par cette série de moyens que l'on doit généralement débuter.

Au reste, quand des douleurs excessives surviennent,

même peu de temps après le repas, l'indication de les calmer passe avant toute autre; et, pour cela, on a journellement recours à trois classes de médicaments, qui sont :

1° Les stimulants antispasmodiques, comme l'éther et le sel volatil qui, pour un temps, fouettent les nerfs, ou, tout au moins, suspendent momentanément leur sensibilité morbide; de sorte que, pendant que leur action se soutient, on a des chances pour voir disparaître la cause qui entretenait la douleur.

2° Les toniques ou corroborants. Ceux-ci diffèrent des premiers, en ne fortifiant qu'à la longue; ils réclament un emploi plus soutenu, pour rendre aux nerfs le pouvoir de résistance aux impressions douloureuses, que les stimulants antispasmodiques procurent tout d'un coup; mais, par compensation, l'effet des toniques se prolonge davantage, et on ne le voit pas se suivre de réaction ou d'une augmentation de sensibilité, que l'on retrouve d'ordinaire après l'usage des stimulants.

3e Les calmants, remèdes qui soulagent d'après un tout autre principe. Ils ne donnent pas de force pour résister aux agents perturbateurs, mais ils amortissent l'impressionnabilité des fibres nerveuses et en émoussent la perception dans le centre cérébral. C'est pourquoi on les oppose aux douleurs violentes, ou à celles que les stimulants ne peuvent enrayer; on y a recours aussi dans les cas chroniques, pour pallier et gagner du temps, jusqu'à ce que les toniques aient pu produire leur effet.

On doit éviter avec soin, dans la dyspepsie, tout ce qui peut irriter ou congestionner l'estomac. C'est pourquoi il convient d'être sobre de stimulants antispasmodiques, surtout au début; plus tard, quand la guérison a fait des progrès marqués, on peut parfois y recourir avec succès; pour combattre des souffrances hystériques, ou celles qui accompagnent la faiblesse.

Contre la sensibilité morbide de l'estomac, on a fait un grand usage des extraits d'opium, de chanvre indien, de laitue, de ciguë, de belladone, de jusquiame, d'aconit et de l'acide cyanhydrique médicinal. Excepté dans certains cas particuliers, il est rare que l'on ait besoin d'employer autre chose que les trois dernières de ces substances.

L'opium est, de tous ces remèdes, le moins indiqué, à cause de la constipation qu'il produit, de sa tendance à arrêter les sécrétions, et de l'état de somnolence désagréable qu'il amène chez certaines personnes, lorsqu'on doit le faire prendre à dose suffisante pour calmer la douleur ; mais, lorsqu'il s'agit simplement d'en user comme moyen préventif, et à très-faible dose, la plupart de ces inconvénients disparaissent ; c'est ainsi que l'on peut donner avec avantage, pour prévenir les tendances à la douleur, soit une goutte de laudanum, soit une goutte de solution de sulfate d'atropine au centième, avant chacun des principaux repas.

La teinture de cannabis indica a été préconisée, dans ces derniers temps, comme un équivalent de l'opium dans le traitement de la dyspepsie ; bien que ce remède réussisse quelquefois, son effet n'est pas assez constant pour qu'on puisse le recommander ; on ne l'emploie, du reste, que lorsqu'il y a absence d'acidité, et on le donne alors, à la dose de cinq à dix gouttes, sur un morceau de sucre,

L'extrait de belladone a paru très-efficace dans certains cas accompagnés de faiblesse, lorsque la violence des maux de tête était tout à fait disproportionnée au peu d'intensité des symptômes gastriques ; d'ordinaire, il enlève rapidement

la céphalalgie rebelle à un grand nombre d'autres moyens ;
on le prescrit par centigrammes, en pilule, toutes les trois
heures ; et si, après avoir administré 10 centigrammes de la
sorte, il ne se produit aucune amélioration ; on doit en
abandonner l'usage comme ne s'adaptant pas à la circonstance.

Les boissons effervescentes, bien qu'indiquées pour combattre une irritation passagère dans un estomac sain du reste,
ne doivent figurer qu'avec ménagement dans la dyspepsie, à
cause de la distension qu'elles occasionnent, et de la douleur
qui peut s'ensuivre.

Parmi les calmants les plus énergiques, il n'en est aucun
qui soit mieux supporté que la jusquiame : c'est un remède
sûr, dont l'effet est rarement contrarié par une idiosyncra-
sie ; il a l'avantage de ne pas constiper, de ne pas arrêter les
sécrétions, et on peut, sans préjudice, en continuer l'usage
pendant longtemps. On donne la teinture, depuis dix jusqu'à
vingt-cinq gouttes, trois fois le jour.

Dans les cas plus rebelles, ou lorsque la jusquiame demeure impuissante, l'aconit est une ressource précieuse ; il
demeure rarement sans effet ; on le fait prendre sous la forme
la plus simple, en teinture, à la dose de cinq à huit gouttes
dans un mucilage, ou dans une décoction de pepins de coing.
Indépendamment de ses vertus calmantes, l'aconit possède
aussi des propriétés antiphlogistiques bien marquées.

L'acide cyanhydrique médicinal bien préparé est un des
calmants les plus énergiques que nous possédions ; dans les
cas très-rebelles, lorsque l'aconit est impuissant ou mal
supporté, on ne doit pas hésiter à recourir à l'acide cyanhydrique, en s'entourant des précautions convenables : c'est
ainsi qu'on peut l'administrer à la dose de douze gouttes

dans une potion de 120 grammes, à prendre par cuillerées dans les vingt-quatre heures.

Les calmants s'emploient dans la dyspepsie, soit pour amortir la douleur, soit pour prévenir les vomissements ; mais, à l'exception de l'acide cyanhydrique, ils sont plus aptes à remplir la première que la seconde de ces indications. Le meilleur moment pour les administrer est un quart d'heure avant le temps où l'on prévoit la crise, et il est essentiel, pendant leur usage, de ne permettre qu'une nourriture extrêmement légère.

Le nitrate d'argent, que l'on emploie avec succès contre les douleurs qui tiennent à certaines affections organiques de l'estomac, comme les ulcérations simples, a été essayé naturellement dans les souffrances dyspeptiques, sans produire d'aussi bons résultats ; il est loin de procurer les avantages que l'on trouve dans les remèdes que nous venons de signaler. Malgré ses propriétés à la fois toniques et sédatives, on évite, en général, de le donner à l'intérieur, à cause des accidents qu'il peut déterminer et parmi lesquels nous signalerons, comme lui étant propre, un changement indélébile dans la couleur de la peau.

L'oxyde d'argent, remède autrefois fort à la mode, n'a pas les mêmes conséquences fâcheuses ; mais, dans les cas où il serait indiqué, le sous-nitrate de bismuth lui est bien supérieur ; ce dernier réussit surtout chez les personnes sédentaires ou occupées à des travaux de cabinet ; il fait mieux supporter les aliments toniques, et il est surtout très-utile quand l'estomac sécrète des acides en quantité trop abondante ; il devient par là même inutile quand il y a insuffisance de sécrétion gastrique, ce qui n'est pas rare.

Quelle que soit la cause qui occasionne la douleur pendant

la digestion, on peut la soulager en mêlant à la nourriture du sous-nitrate de bismuth, dont on peut sans inconvénient porter la dose à plusieurs grammes au commencement de chaque repas. On le fait prendre dans la première cuillerée de bouillon ou de potage, et au besoin dans du pain azyme. Les enfants s'en accommodent facilement, lorsqu'on le délaye dans du lait ou de la tisane.

L'action de ce remède est toute locale, et, loin d'être irritante, elle ne fait que diminuer l'activité des phénomènes qui se passent dans la membrane muqueuse.

Le bon effet que l'usage à l'extérieur des préparations d'aconit, produit sur les névralgies ordinaires, a conduit à s'en servir de la même façon contre la sensibilité morbide de l'estomac. C'est ainsi qu'il peut être avantageux de faire sur l'épigastre, deux fois le jour, des frictions avec une cuillerée de teinture de racines d'aconit, à l'aide d'une éponge fine ou d'une brosse à dents ; cette pratique procure souvent l'engourdissement de la sensibilité. C'est dans le but d'obtenir le même résultat que l'on recourt parfois à des applications locales de chloroforme.

Certains modes de contre-irritation, indépendamment de leur action anticongestive ou révulsive, ont une influence tonique sur les nerfs eux-mêmes. C'est de cette manière que beaucoup de douleurs sont enlevées par le vésicatoire, bien qu'il n'y eût aucune raison de supposer qu'elles fussent sous la dépendance d'une congestion vasculaire : il ne faut donc pas négliger ce moyen, lorsque la douleur résiste obstinément aux autres remèdes. L'usage des pédiluves presque brûlants, des bains chauds, à la température de 35° centigrades, et renouvelés tous les deux ou trois jours, est aussi souvent fort utile pour combattre la sensibilité morbide de l'estomac.

III. Quand il y a faiblesse ou irrégularité dans les fonctions de la membrane musculaire, rendre de la force aux muscles gastriques est toujours une affaire de temps ; mais on ne saurait y procéder qu'après avoir rempli les indications plus urgentes de calmer d'abord l'irritation et la sensibilité, ce qui permet de prescrire ensuite sans inconvénient les toniques et les ferrugineux ; on facilite leur action en faisant prendre au patient un exercice convenable et en lui conseillant l'observation rigoureuse de toutes les règles d'hygiène les plus propres à reconstituer les forces.

Les toniques tirés du règne végétal sont les mieux adaptés au traitement de la dyspepsie. Voici ceux auxquels on doit particulièrement recourir : le quassia amara, le columbo, la gentiane, la cascarille. Ces substances sont plus stimulantes les unes que les autres, à peu près dans l'ordre où nous venons de les indiquer ; pourtant il serait difficile de dire à l'avance laquelle convient le mieux à tel ou tel cas en particulier ; quand celle que l'on a choisie est mal supportée, on la remplace par une autre, et l'on doit continuer ce genre de remèdes tant que le praticien en reconnaît l'indication.

Les toniques minéraux sont rarement utiles dans la faiblesse musculaire ; il faut en excepter les acides sulfurique, nitrique et muriatique, ou leur mélange dans certaines proportions, car ils rendent parfois de grands services dans les dyspepsies, en agissant comme astringents et comme toniques.

En général, on doit être sobre d'astringents végétaux tant que la digestion est languissante, à cause du tannin qu'ils contiennent et de la propriété que ce dernier possède de neutraliser le principe actif du suc gastrique. Mais, d'un autre côté, ils sont parfois très-utiles dans le relâchement de l'estomac et des intestins, alors que la dyspepsie est légère. Dans ces cas, la décoction d'*algaravilla* rend de grands services; elle convient surtout aux enfants qui souffrent de dyspepsie et de diarrhée, à cause de son goût douceâtre et de la facilité avec laquelle l'estomac la supporte. On la donne en décoction à deux ou trois reprises dans la journée.

Le moment le plus favorable pour prendre les toniques, est une demi-heure avant de manger, de façon qu'ils disposent l'organe à mieux digérer le repas qui va suivre. C'est de la même manière que l'on doit faire prendre les astringents végétaux, quand on veut éviter leur combinaison avec les sucs gastriques, ce qui ne manquerait pas de se produire, si on les administrait pendant que la digestion s'accomplit.

En commençant l'usage des toniques, il est bon de leur associer d'abord quelque calmant à faible dose; si l'on remarque que, malgré ces précautions, ils occasionnent de la douleur ou quelque léger mouvement fébrile, on doit en conclure qu'il n'est pas temps encore de les employer, et on ne doit pas craindre de faire un pas en arrière pour reprendre, suivant les indications, quelqu'un des remèdes que nous avons indiqués dans les états morbides précédents.

On comprend que la strychnine, par son amertume, puisse agir utilement dans les affections gastriques qui se trouvent bien de l'administration des amers; il est probable, en outre, qu'elle rend aux muscles de l'organe les mouvements nécessaires à l'accomplissement de leurs fonctions. Chez les jeunes sujets, elle réussit mal, mais elle est particulièrement indiquée chez les vieillards, ou chez ceux qui se trouvent, avant l'âge, dans les conditions physiques de la vieillesse.

Le traitement général de la dyspepsie par la quinine et la strychnine, est spécialement indiqué quand il y a beaucoup d'éructation, et cela d'autant plus que leur action sur la fibre contractile de l'œsophage et de l'estomac, est plus certaine. Ils agissent alors comme toniques. C'est ainsi que l'on conseille le sulfate de quinine à la dose de 10 centigrammes, que l'on fait dissoudre dans un peu de suc de citron, en diluant le tout dans 30 grammes d'eau; son action se produit surtout sur les muqueuses de la bouche, de l'œsophage et de l'estomac, qu'il fortifie et dont il diminue les sécrétions, tout en rendant plus actives les fonctions qui leur sont spéciales. On peut ajouter à la quinine de deux à deux milligrammes et demi d'hydrochlorate de strychnine, à moins qu'il n'y ait quelque contre-indication à son emploi; leur usage diminue la flatulence, le sentiment d'inaction qui accompagne l'estomac vide et qui tient surtout à la paresse musculaire : s'il y a constipation, ce double remède renforce les contractions péristaltiques, et l'expulsion des matières devient plus facile. La principale contre-indication de leur emploi est une sensibilité excessive du système nerveux, laquelle peut déterminer l'insomnie, l'inquiétude et des soubresauts nerveux : quelquefois la dose de quinine donne mal à la tête; alors il suffit d'y ajouter six à huit gouttes d'éther chlorique.

Dans la dyspepsie, la strychnine est le meilleur tonique que l'on puisse opposer aux troubles mentaux.

La strychnine pure s'administre à la dose de 2 à 5 milligrammes pour chaque repas, et nous ne ferons que rappeler sommairement les précautions à prendre lorsque l'on doit en continuer l'usage : veiller aux doses, qui ne peuvent être que légèrement progressives, et s'assurer de la bonne préparation du remède.

Quand on se trouve en présence d'un estomac épuisé par un régime trop sévère, ou par des évacuations sanguines, on doit prescrire les aliments les plus digestibles, qui, sous un petit volume, contiennent le plus de matières nutritives, tels que : les consommés, les gelées animales, les viandes rouges ou noires, grillées ou rôties, que le malade sucera pour en exprimer le jus : on y ajoute un peu de vin généreux ; quelques parcelles de biscuit imbibées de vin de Malaga, d'Alicante ou de Porto, peuvent devenir d'un grand secours, si on les administre avec prudence. En général, on ne doit pas trop redouter l'impression de chaleur que produit dans un estomac habitué à l'eau gommée et au bouillon de veau, le contact d'aliments substantiels et surtout de vins généreux ; mais il convient de tempérer cette impression lorsqu'elle est vive et qu'elle va jusqu'à la sensation de brûlure, soit en ajoutant plus d'eau, soit en donnant de préférence des vins vieux de Bordeaux ou de Bourgogne.

IV. Dans les sécrétions morbides, quand on a enrayé l'inflammation superficielle de la muqueuse, que la sensibilité a été calmée et que l'ensemble des moyens mis en usage, bien que lents dans ses effets, s'adresse encore à l'état congestif ; l'indication qui suit est d'améliorer les sécrétions. Très-souvent leur défectuosité se lie à l'irritation vasculaire ou nerveuse, et on voit d'ordinaire les remèdes employés pour combattre ces états morbides, suffire seuls pour amener la guérison.

Il arrive aussi, soit par une longue habitude, soit par toute autre cause, que les sécrétions continuent d'être vicieuses, et qu'il devient nécessaire de recourir à des moyens plus actifs, dont nous avons parlé déjà aux chapitres de l'éructation, de la pyrosis et des vomissements. Nous signalerons en outre l'infusion de feuilles de bucco ou *diosma crenata*, plante qui mérite de grands éloges. Elle fut employée pendant longtemps avec succès dans les catarrhes des voies urinaires; plusieurs praticiens, depuis, l'ont trouvée très-utile contre les sécrétions défectueuses de l'estomac, surtout à l'état chronique et lorsque l'irritation n'était pas trop forte. Son action salutaire est souvent augmentée par l'addition, de temps à autre, de cinq milligrammes de calomel : cette infusion se prend à la dose d'une verrée, trois fois par jour. Lorsque l'acidité prédomine, on doit s'abstenir des substances acides ou facilement acidifiables, comme le sucre, les fruits, les végétaux, le lait, les sirops, etc. On doit user sous leurs formes diverses et par toutes les voies, des alcalins, soit seuls, soit combinés avec les aliments. L'eau de Vichy, et à plus forte raison les eaux de Vals, en raison de la proportion considérable de bicarbonate de soude qu'elles renferment, sont souvent mises en usage avec succès. On peut les donner pures ou les couper avec une infusion amère ou aromatique ; on les mêle aussi au vin, au lait, dont elles neutralisent les acides. La magnésie décarbonatée, la poudre d'yeux d'écrevisse, la craie, le bismuth, peuvent s'employer dans le même but, en choisissant parmi ces substances celles dont l'organe s'accommode le mieux.

Dans la dyspepsie qui s'accompagne de dérangement mental, d'excitation nerveuse, d'insomnie, le thé est tout à fait contraire; mais dans les cas ordinaires de digestion lente, surtout si le dernier repas ne contenait pas de substance gélatineuse, on peut retirer un certain avantage de son emploi, pourvu qu'on en use en temps opportun et dans une certaine mesure. C'est ainsi qu'on peut le conseiller trois ou quatre heures après le dîner, alors que presque toute la nourriture contenue dans l'estomac a été convertie en chyme. Il ne faut le prendre dans ces conditions ni en trop grande abondance, ni très-chaud, et avoir soin de ne pas trop le sucrer, surtout si l'estomac a des tendances à produire des acides en excès.

Le choix des aliments mérite une attention particulière. Les substances animales sont moins sujettes à tourner à l'aigre que les bouillons végétaux, les légumes, les fruits. Le pain s'aigrit facilement dans l'estomac; aussi son abstention est-elle quelquefois nécessaire, ou, tout au moins, la quantité doit-elle en être réduite : on doit le choisir rassis et bien levé. C'est surtout dans ces circonstances, où les viandes, bien qu'indiquées, ne peuvent encore être permises, qu'il convient de joindre à des aliments plus acescents, mais d'une digestion plus facile, les différentes substances propres à neutraliser les acides à mesure qu'ils se produisent.

Il arrive parfois que les sucs gastriques s'altèrent par la longueur du travail, ou que leur sécrétion vicieuse les rend inhabiles à parfaire la digestion : on ne doit pas, dans ces circonstances, hésiter à recourir aux digestifs artificiels, dont l'avantage est si bien démontré par les belles recherches de M. L. Corvisart. En effet, lorsqu'un malade souffre de dyspepsie, quel inconvénient peut-il y avoir à fournir un appoint de suc gastrique qui peut-être fait défaut, surtout lorsqu'on a des raisons de soupçonner cette disette, ou tout au moins une sécrétion défectueuse.

L'essai, dans tous les cas, ne saurait produire aucun inconvénient ; tout au plus pourrait-on lui reprocher de faire perdre quelques jours en tâtonnements ; aussi ne pouvons-nous trop le recommander, à cause de son innocuité même, pour le grand bien que nous lui avons vu produire.

Pour obtenir le suc gastrique artificiel, on prend des caillettes de mouton, que l'on retourne ; on les lave par un filet d'eau froide, on racle la membrane muqueuse, qui, de la sorte, se réduit en pulpe ; puis on fait macérer dans de l'eau distillée pendant douze heures, on passe au filtre, et on verse dans la liqueur quantité suffisante d'acétate plombique ; le précipité recueilli, on y fait passer un courant d'hydrogène sulfuré, on filtre de nouveau, et on dessèche rapidement à une température inférieure à $+ 40°$ centigrades. Le produit ainsi obtenu est de la pepsine purifiée. Après l'avoir pulvérisé, on le divise par paquets d'un gramme, qui s'administrent soit seuls, soit combinés avec 12 ou 5 milligrammes de morphine ou de strychnine, suivant l'indication de calmer les douleurs ou de stimuler la membrane musculaire. Ces poudres ainsi préparées se prennent dans du pain azyme, avec la première cuillerée de potage, ou un quart d'heure avant le repas, qui doit être léger et se composer d'aliments de digestion facile.

Mais comme la plus grande partie de la masse de pepsine qui se trouve dans le commerce est absolument inerte, soit que pendant sa préparation on ait poussé la chaleur trop loin, ou pour toute autre cause, il est souvent préférable de la préparer soi-même, et alors 50 centigrammes de bonne pepsine pour 30 grammes d'eau acidulée avec 20 gouttes d'acide chlorhydrique forment un rapport suffisant pour déterminer une action digestive énergique. Si l'on prend un estomac frais, on fait infuser la raclure de la membrane muqueuse, ou la muqueuse elle-même réduite en petits morceaux, dans de l'eau froide ou tiède pendant douze ou vingt-quatre heures. A cette macération filtrée on ajoute un acide dans les proportions que nous venons d'indiquer, et l'on obtient alors un digestif artificiel et liquide de bonne qualité. Mais la membrane muqueuse convenablement desséchée est tout aussi propre à fournir une infusion active, et cette préparation a même l'avantage de se conserver beaucoup plus longtemps et d'être toujours prête pour l'usage. Pour l'obtenir, on prend dans un jeune animal de boucherie, aussitôt qu'il vient d'être tué, l'estomac que l'on ouvre et dont on lave l'intérieur, puis l'on sépare la membrane muqueuse des autres tuniques, et on l'étend sur un léger support. On la fait sécher au feu en prenant soin de l'éloigner assez pour qu'elle n'éprouve qu'un degré de chaleur convenable. En quelques heures, elle est devenue tout à fait sèche ; on peut la pendre ensuite et la conserver indéfiniment dans un endroit à l'abri de l'humidité. Pour s'en servir, on la coupe par tranches que l'on fait infuser dans de l'eau. On peut aussi la réduire en poudre et en user sous cette forme, en la conservant dans un flacon bien bouché. On peut s'assurer de la puissance de ces diverses infusions convenablement acidulées, en y suspendant une patte de grenouille, pendant trois ou quatre heures, à la température de 38° centigrades. Au bout de ce temps, la partie immergée doit être profondément attaquée, sinon dissoute, et ce moyen est même une excellente pierre de touche pour éprouver les pepsines du commerce, car la patte de grenouille, étant d'une digestion facile, indique rapidement la plus petite transformation active. Si, au contraire, la peau en demeure intacte, s'il ne survient aucun ramollissement ou séparation des muscles après une épreuve de quatre à six heures, à la température de 38° centigrades, on peut-être sûr que la pepsine est de mauvaise qualité.

Quand, après quelques essais de pepsine, l'amélioration tarde à paraître, ou qu'une double dose n'a pas produit de meilleur résultat, il est probable que le vice de la digestion ne tient pas à l'imperfection de la sécrétion gastrique, et il faut renoncer à ces préparations. Pendant leur usage, le malade doit être sobre de boisson, et surtout ne pas prendre d'alcalins pendant les deux heures qui suivent le repas. Les poudres sont préférables aux sirops à la pepsine, parce qu'elles se décomposent moins vite que ces derniers.

Dans les dyspepsies graves et dans les affections organiques de l'estomac, ulcère ou cancer, on peut faire plus encore pour soulager les malades, en leur donnant des poudres nutrimentives presque complétement digérées, et qui se préparent de la manière suivante :

On prend 50 centigrammes de pepsine, à laquelle on ajoute 15 grammes d'eau acidulée par 10 gouttes d'acide chlorhydrique ; on y joint 15 grammes de fibrine de veau fraîche et finement coupée ; le tout est mis dans un vase que l'on agite par intervalles, en le maintenant à la température de $+$ 38° centigrades, et, pour donner de la consistance, on ajoute plus ou moins de gomme ou d'amidon. C'est ainsi que l'on obtient la poudre nutrimentive. Sous son influence, il est arrivé à des malades de digérer de nouveau facilement, lorsqu'ils en avaient presque entièrement perdu la faculté.

Dans les deux ou trois premiers jours du traitement, la digestion se fait mieux : pour les uns, c'est un changement complet de sensation ; le poids, le gonflement, la gêne ont disparu ; pour d'autres, c'est un simple soulagement. Lorsque, dans les cas chroniques, on en continue l'usage

pendant quelque temps, le mal semble rester stationnaire, quelquefois même, après le premier soulagement,
on pourrait croire à une recrudescence des symptômes ;
cependant, le retour des forces, l'embonpoint qui renaît,
indiquent que le médicament n'est pas resté inefficace : les
malades osent manger, parce qu'ils digèrent ; n'est-ce pas
là une grande amélioration ? et n'est-on pas en droit d'en
attendre, dans la dyspepsie, une guérison prochaine ?

Dans la dyspepsie qui s'accompagne de troubles fonctionnels du foie, complication très-fréquente, il y a diminution de la sécrétion biliaire, comme le témoigne la décoloration des selles, qui généralement sont semi-liquides et
d'une odeur très-forte ; l'appétit est variable, l'abdomen est
distendu par des gaz, la débilité est générale, le sommeil
est interrompu et fatigant : ce qui convient le mieux pour
combattre cet état, ce sont de petites doses de mercure. On
en renouvelle l'usage toutes les deux ou trois nuits ; quand
il y a de la tendance à la diarrhée, on ajoute de la craie
au remède, on a soin d'examiner régulièrement les évacuations, et, dès qu'elles sont redevenues normales, on
suspend l'emploi du mercure que l'on remplace par les
acides minéraux. S'il convient alors de régler les fonctions
du ventre, il faut soigneusement éviter les purgatifs violents. Dans quelques cas, l'huile de foie de morue est très-
utile, et les évacuations alvines, sous son influence, prennent
une apparence meilleure, peu d'heures après qu'on en a
commencé l'usage. L'iode, le fer et les autres toniques sont
généralement réclamés dans la suite du traitement. Des
frictions avec la teinture d'iode et le mercure sur les régions hépatique et épigastrique, sont très-utiles ; on doit
prendre soin aussi d'entretenir autour de l'abdomen une

douce chaleur à l'aide de la flanelle. Pour tenir le ventre libre, on a recours aux sels purgatifs, au séné, à la rhubarbe, et quand les douleurs sont amendées, on emploie les alcalins que l'on combine avec le taraxacum, la chicorée, le columbo. Dans les cas les plus graves, la diète consiste principalement en farineux; mais si la débilité du patient ne le permet pas, on donne du bouillon de bœuf. Il faut éviter tout ce qui est graisse ou nourriture trop riche et défendre aussi les alcooliques. On doit recommander un exercice régulier : l'équitation est alors excellente; mais, dans tous les cas où c'est possible, le malade devra surtout marcher, ce qui est un des meilleurs moyens d'éviter la congestion du foie; car, lorsqu'elle se produit, elle développe à la longue la gastrite chronique, ou facilite l'obstruction plus ou moins complète et soudaine de la circulation de la veine porte, ce qui entraîne encore des accidents beaucoup plus graves.

Lorsqu'il coexiste quelque diathèse morbide ou quelque affection chronique, indépendamment des remèdes que nous venons de signaler, on doit recourir aux moyens propres à combattre ces complications : c'est ainsi que l'on combine les toniques avec l'iode et les antiscrofuleux, qu'on y ajoute au besoin les antihystériques, comme la valériane, l'asa fœtida et le castoréum. A propos de la complication hystérique, nous ferons remarquer que lorsqu'elle domine, on peut voir tout à coup l'irritation gastrique prendre un aspect formidable, la nourriture la plus douce provoquer de vives douleurs et même des vomissements, tandis que, le jour qui suit, l'estomac se trouve en état de supporter et digère même facilement les substances les plus lourdes et les plus indigestes.

On ne doit pas oublier non plus que l'irritabilité, dans

la dyspepsie véritable, s'établit avec lenteur, tandis que celle qui accompagne les accidents hystériques, devient parfois intense presque subitement, et cède de même sans que l'on ait eu besoin de recourir à des remèdes bien énergiques.

Il est rare, dans la dyspepsie hystérique, que l'apparence générale du malade soit beaucoup altérée, malgré la violence des accidents; dans la dyspepsie simple, au contraire, qui s'accompagne de symptômes beaucoup moins prononcés, la constitution et la santé générale sont bien plus sérieusement atteintes. Cela vient de la source des souffrances qui, dans l'hystérie, ne dépendent que d'un état du cerveau dont la texture ou les fonctions ne se trouvent que passagèrement modifiées.

Dans ces derniers temps, la créosote a joui d'une certaine vogue dans le traitement de la dyspepsie; mais son action est trop stimulante pour que l'on puisse en user dès le début. A une période plus avancée, on lui trouve quelque avantage, surtout dans les complications hystériques ou cachectiques, lorsqu'elles s'accompagnent de névralgies ou d'une grande débilité. Dans ces circonstances, le docteur Child recommande plus particulièrement l'esprit de bois de Pereira; il en signale l'emploi dans environ quatre-vingts cas où il en a presque toujours retiré un excellent effet. L'action de ce remède est à la fois antispasmodique, substituante et tonique.

L'arsenic à la dose d'un milligramme, matin et soir, pour commencer, est encore un médicament qui jouit parfois d'une grande efficacité, quand il y a, par exemple, complication herpétique, névralgique ou rhumatismale. Il agit alors sur les vaisseaux capillaires comme antivariqueux et devient reconstituant en excitant l'appétit et en activant les diverses sécrétions : aussi est-il probable que c'est à sa présence et à ces précieuses qualités que beaucoup d'eaux minérales doivent leurs vertus.

Nous dirons peu de chose de l'électricité, dont les avantages ne compensent pas suffisamment l'irritabilité nerveuse qu'elle réveille parfois chez certaines personnes. Tout au plus doit-on y recourir dans l'atonie musculaire ou chez les rhumatisants ; elle n'offre du reste, comme révulsive, aucune supériorité bien manifeste et n'est pas toujours sans innocuité.

Lorsque la dyspepsie s'accompagne de chlorose, d'aménorrhée ou d'anémie, il convient, vers la fin du traitement, de prescrire les ferrugineux sous la forme la plus soluble possible. C'est ainsi que l'on peut donner le tartrate ferrico-potassique, le lactate de fer, ou bien encore des pilules de fer et de manganèse.

Plus la dyspepsie est ancienne, plus elle est rebelle ; aussi ne peut-on promettre de guérir en quelques semaines un mal qui remonte souvent à plusieurs années, surtout lorsque le désordre des digestions est arrivé à ce point, que la nourriture ne peut plus être prise qu'en quantité très-minime, et que les forces et l'embonpoint se trouvent considérablement diminués.

Quand la dyspepsie reconnaît pour cause une faiblesse congéniale ou acquise des organes digestifs, elle offre plus de résistance, exige un traitement plus long, un concours plus complet de tous les moyens hygiéniques, un régime plus sévère, et une progression plus lente dans le retour à l'alimentation. Il est alors nécessaire de joindre au régime l'usage des stomachiques, des infusions ou des extraits amers, pris quelques minutes avant de manger ; de couper un peu de vin vieux avec quelque eau gazeuse ou légèrement alcaline, ou bien d'en donner une petite quantité pure, au milieu des repas, de façon que son mélange avec les aliments en adoucisse l'action sur l'estomac.

Une des causes les plus contraires au succès du traitement, est la ténacité de certaines personnes à faire passer, les unes leurs travaux et leurs devoirs, le plus grand nombre leurs intérêts, avant la santé ; de se mettre à table quand elles le peuvent, et quand elles se sentent exténuées par le besoin ; puis, de manger avec une sorte de gloutonnerie, sans presque mâcher ni insaliver leurs aliments. Il faut signaler encore l'indocilité des malades, et leur tendance à tromper le médecin : beaucoup d'entre eux mangent plus et autre chose que ce qui leur a été permis, et se plaignent ensuite de l'inefficacité d'un traitement qu'en réalité ils n'ont pas suivi.

Quand la dyspepsie est le résultat de l'ingestion, à chaque repas, d'une nourriture trop copieuse ou de mauvaise qualité, la première indication est évidemment de faire disparaître ces causes ; et il n'est pas rare de voir les souffrances céder rapidement à cette simple prescription. Le laitage, les œufs, les potages, les soupes, quelques poissons, comme le merlan, le carrelet, le goujon, ont l'avantage d'être à la fois d'un très-bas prix, d'une digestion facile, et, pour ces motifs, sont à la portée et à la convenance de tout le monde. Les purées de légumes bien dépouillés de leurs écorces offrent également ces deux avantages.

Il faut que les aliments soient simplement préparés, que les viandes soient assez mortifiées pour être tendres, et pas assez pour sentir.

Il est bon d'indiquer les choses permises, sans entrer

dans l'énumération de celles qui sont défendues ; pourtant on doit signaler, comme essentiellement indigestes, le pain frais et mal cuit, les rognons, la charcuterie, les ragoûts, les homards, les champignons, les truffes, les pâtisseries grasses et les viandes fumées et salées.

L'espèce de pâtisserie très-poreuse, qu'on nomme échaudé, les diverses variétés de biscuits secs, sont souvent acceptés par des estomacs qui ne peuvent digérer aucune espèce de pain.

Les boissons constituent, dans beaucoup de cas, l'unique, ou tout au moins le principal aliment : le lait, et en particulier celui d'ânesse, quand il y a constipation ; celui de chèvre, quand il y a diarrhée ; la bouillie au lait, les bouillons animaux divers, les gelées, les bouillons végétaux variés, les décoctions de fruits, combinés suivant les goûts du malade et les dispositions du viscère, fournissent, dans les dyspepsies intenses, des ressources précieuses ; ils suffisent souvent pendant des semaines, jusqu'à ce que la diminution du mal permette d'y associer des fécules, des pâtes, et de revenir graduellement à l'alimentation ordinaire.

L'usage exclusif de certains fruits a été conseillé quelquefois avec succès. C'est ainsi que les raisins surtout, et les fruits rouges, pris le matin à jeun en quantité considérable, une à deux livres par exemple, ont produit parfois des cures merveilleuses.

Il est un grand nombre de dyspeptiques, et même de personnes bien portantes, surtout parmi les femmes et les enfants, qui ont la fâcheuse habitude de sucer presque continuellement des sucreries ; on ne peut douter que cette action incessante des glandes salivaires, en dehors des repas, ne soit une chose mauvaise et une des causes productrices de la dyspepsie. Dans de telles conditions, la salive ne présente plus au contact de la nourriture les mêmes qualités, sous le rapport de l'élaboration et de l'abondance, qu'elle aurait eues, si elle n'avait pas coulé incessammeut, par une provocation intempestive et toute factice. C'est pourquoi on ne saurait proscrire trop sévèrement l'usage presque incessant des bonbons pendant plusieurs heures après les repas, et plus encore dans les heures qui les précèdent, et, sans les condamner d'une manière absolue, on peut dire qu'ils sont plus nuisibles qu'utiles et qu'on ne doit les tolérer que presque en sortant de table.

La manière dont les repas sont distribués mérite tout particulièrement notre attention. C'est ainsi que, chez l'adulte bien portant, l'intervalle doit être au moins de six à huit heures, et subordonné à la nature des aliments, moindre quand ils sont légers, plus considérable quand ils sont solides ; mais toujours le malade doit rester sur son appétit, et ne reprendre de la nourriture que lorsque la faim se fait convenablement sentir, et non pas, comme beaucoup de dyspeptiques le font, parce que l'heure est venue de se remettre à table.

Le défaut d'intervalle suffisant, est surtout nuisible aux personnes dont la vie est sédentaire, dont les occupations sont intellectuelles et dont les organes digestifs ne sont pas aidés par un exercice convenable. En effet, l'exercice modéré est indispensable pour les bonnes digestions, et c'est un des points les plus importants à considérer dans le traitement de la dyspepsie. Ce besoin de mouvement est d'autant plus nécessaire que l'habitude en est contractée depuis plus longtemps. En général, chez l'homme malade, autant un exercice pris à propos et avec mesure est salutaire, autant un excès de fatigue devient nuisible.

Dans la dyspepsie grave, pendant le faible travail de l'estomac, le besoin de repos peut s'étendre à tous les organes et être porté à un tel degré, que parler, lire, écouter, regarder, réfléchir deviennent une fatigue, et que le malade, surtout s'il est doué d'une grande sensibilité nerveuse, ne veuille ni ne puisse rien faire de tout cela, à plus forte raison ne peut-il alors se livrer au moindre exercice.

L'occupation sérieuse de l'esprit est une des circonstances les plus propres à entraver la digestion, même chez les sujets bien portants, et à plus forte raison chez les dyspeptiques ; plus la tension de l'esprit est forte et prolongée, plus aussi est grande son influence nuisible, lorsque l'habitude n'en a pas amoindri l'effet et que, par ses propres observations, le malade n'a pas été conduit à vivre sobrement. On doit borner alors les travaux intellectuels aux heures où l'estomac est en repos, depuis le lever, par exemple, jusqu'au déjeuner. Quant aux hommes que des devoirs obligent à s'occuper de choses sérieuses, dans les heures mêmes qui suivent le premier repas, il faut qu'ils s'astreignent à un déjeuner léger, dussent-ils plus tard prendre un peu de nourriture avant le dîner.

Si la tension excessive de l'esprit trouble presque inévitablement les digestions, les conditions tout opposées ne leur sont pas plus favorables. C'est surtout à l'inoccupation habituelle de l'intelligence que se rattachent ces dyspepsies hypochondriaques, qu'on voit survenir si fréquemment chez les sujets qui abandonnent de bonne heure leur profession, lorsqu'ils conservent encore une activité qui n'a plus d'emploi ; et rien n'est plus vrai que cet axiome médical, que l'homme oisif est moins bien portant et moins heureux que l'homme occupé. Pour celui qui est sans profession aucune ou qui, après avoir quitté volontairement celle qu'il a exercée pendant une partie de sa vie, ne sait pas se créer des occupations nouvelles, la médecine devient trop souvent impuissante.

CHAPITRE XV

Constipation. — Il est une constipation naturelle à laquelle, par tempérament, certaines personnes sont sujettes, sans qu'il en résulte d'accident particulier, et qu'elles peuvent garder sans inconvénient.

Dans la dyspepsie, il n'en est plus de même, et bien que, dans certaines circonstances, le resserrement habituel du ventre puisse faire croire à une affection gastrique, la douleur, l'oppression, la gêne précordiale, la flatulence ne tiennent alors qu'à la présence des matières accumulées dans les côlons. Ce serait aller trop loin que de confondre cette indisposition passagère, qui cède au rétablissement des fonctions intestinales, avec ce qui se passe dans la dyspepsie où l'on a tour à tour à combattre la constipation et la diarrhée. On le sait, l'effet ordinaire d'un accès d'indigestion est de constiper; c'est le résultat dans le canal alimentaire de l'arrêt des sécrétions, qu'occasionne le mouvement fébrile qui accompagne les troubles gastriques.

Lorsque des substances indigestes passent à travers le pylore, elles glissent souvent tout le long du canal sans déterminer aucune irritation; cela se remarque surtout pour les matières complétement réfractaires, comme des noyaux, des pepins, des corps métalliques; mais, quand ce sont simplement des matières mal digérées, elles irritent la membrane muqueuse et produisent la diarrhée, en provoquant une décharge abondante de fluides et des contractions péristaltiques désordonnées.

Néanmoins, dans la plupart des cas de dyspepsie chronique, le ventre est habituellement resserré à cause de l'insuffisance des sécrétions intestinales. Cela tient au léger mouvement fébrile qui d'ordinaire accompagne les repas. Diverses circonstances viennent encore favoriser cet état chez les dyspeptiques : nous signalerons entre autres les occupations sédentaires, le manque d'exercice, la faiblesse musculaire et celle de l'innervation C'est ainsi que l'on voit la torpeur alterner avec le relâchement; les intestins se chargent lentement de matières qui à la fin déterminent de l'irritation et de la diarrhée; puis, en conséquence de l'hyperstimulation et de la fièvre, la constipation reparaît de nouveau.

La constipation résulte quelquefois d'une faiblesse générale à laquelle le canal alimentaire participe; cela se présente surtout dans les cas très-anciens, ou lorsque la dyspepsie est née sous des influences propres à épuiser la vigueur du corps.

La flatulence est aussi une cause commune de constipation, par la distension trop grande qu'elle fait éprouver aux intestins qui perdent, de la sorte, une partie de leurs propriétés contractiles. Dans de telles circonstances, on peut faire prendre chaque jour, avec avantage, une pilule composée de 15 centigrammes de rhubarbe, de 5 centigrammes de capsicum ou de gingembre et d'une goutte d'huile de carvi. Quand l'estomac est irritable et que le côlon, par le relâchement de ses parois, se trouve distendu par des matières solides et gazeuses, il est plus convenable de prescrire, de temps à autre, un lavement d'huile essentielle de térébenthine, que d'avoir recours à des doses fortes et répétées de purgatif drastique.

Quelques personnes, par une inattention blâmable, laissent passer le temps régulier des évacuations sans y satisfaire, et déterminent de la sorte une constipation habituelle. Parmi les inconvénients de cette négligence, il faut signaler la fréquence des maux de tête, l'augmentation de volume, la gêne du ventre et des organes voisins, l'odeur forte de la transpiration, l'apparence visqueuse et sale de l'enveloppe cutanée qui se charge, en partie, d'une excrétion que le canal alimentaire ne remplit plus que d'une façon imparfaite.

Il arrive fréquemment que l'on soulage une constipation habituelle en prenant, le matin au lever, un grand verre d'eau froide. Des personnes, obligées depuis longtemps de prendre presque continuellement des médecines, ont pu, par ce simple moyen, se débarrasser de ces inconvénients.

L'eau froide employée de cette manière possède une propriété laxative et peut aussi, par sa température, agir comme tonique et fortifier les contractions péristaltiques des intestins. Chez certains individus l'usage du café au lait, pour déjeuner, suffit pour amener des garde-robes; chez d'autres, cet effet est encore provoqué par la bière lorsqu'on n'y est pas habitué.

La farine d'avoine, sous la forme de potage ou de gruau, est aussi un moyen général de combattre la constipation: elle doit ses propriétés laxatives à l'action de la partie insoluble de l'enveloppe de sa graine, sur la membrane muqueuse; cependant son emploi, dans la dyspepsie, n'est pas toujours admissible, à cause des tendances de cette farine à produire des acidités : 8 grammes de fleur de soufre dans une cuillerée de miel, ou bien l'eau mère de Friedrichshall, un petit verre à bordeaux le matin en se levant, sont encore de très-bons moyens pour combattre le resserrement du ventre.

Lorsque l'on combine l'aloès avec une résine, cette dernière agit comme tonique et empêche une exsudation trop abondante de sérum et de mucus. Dix centigrammes d'aloès et de myrrhe, pris chaque soir en se couchant, produisent au bout d'une semaine, plus d'effet durable qu'une forte purgation, dont la suite ordinaire est de constiper davantage.

La graine de moutarde blanche facilite la digestion, stimule doucement le canal intestinal et, comme nous l'avons vu déjà, est un antifermentatif des plus puissants. Elle réussit souvent très-bien contre la constipation, et se recommande surtout chez les hémorrhoïdaires, dans les affections cutanées anciennes et contre les rhumatismes chroniques. Il est reconnu que l'on peut en continuer l'usage pendant fort longtemps, sans qu'il en résulte aucun inconvénient appréciable.

A quoi tiennent les propriétés médicinales de la moutarde blanche? Dans l'état actuel de la science, il serait assez difficile de le préciser d'une manière absolue, car l'analyse chimique de cette graine laisse encore beaucoup à désirer. Il est toutefois permis d'admettre qu'une partie du soufre qu'elle contient, se trouve à un état tel, qu'il se transforme facilement en acide sulfocyanique, acide que l'on rencontre normalement dans la salive de l'homme et qui, dans la moutarde blanche en fermentation, se combine à la sinapisine, base qui ne se trouve pas dans la moutarde noire, où elle est remplacée par la myrosine.

Si l'on fait macérer de la graine de moutarde blanche dans de l'eau simple, on s'aperçoit bien vite qu'elle abandonne avec facilité un mucilage extrêmement abondant et comparable à celui que, dans les mêmes conditions, la graine de lin laisse transsuder : c'est que la pénétration des liquides au travers du périsperme de la graine, est facile et qu'il se fait, par endosmose, un échange rapide entre les liqui-- des du dehors et ceux de son intérieur qui sont chargés des substances solubles qu'elle contient. On sait de plus que, par les lois de la dialyse, les membranes laissent exsuder les cristalloïdes dont la sinapisine fait partie, tandis qu'elles retiennent les colloïdes comme la myrosine. Il est donc possible que la sinapisine soit rapidement enlevée de l'intérieur de la graine qui reste intacte en apparence, tandis qu'en réalité la partie active serait absorbée par les liquides du canal digestif, qui la porteraient dans tout l'organisme. Que l'absorption ait lieu sous forme de sinapisine ou de sulfocyanure, peu importe, le soufre n'en est pas moins absorbé, et cela, sous une forme qui n'est pas irritante comme le serait le sulfocyanure d'allyle de la moutarde noire.

En voilà assurément plus qu'il n'en faut pour expliquer, au moins en partie, les propriétés dépuratives, désobstruantes et anodines que de grands médecins se sont plu à reconnaître à la graine de moutarde blanche, et qu'un usage populaire tend chaque jour à confirmer davantage.

Dans les cas rebelles qui se rencontrent avec une sorte d'engourdissement de l'influx nerveux, il est parfois utile de recourir chaque jour à l'électricité ; on doit faire passer le courant à travers l'abdomen, dans différentes directions ; des frictions sur le ventre à l'aide des mains et dans le sens du trajet que doivent suivre les matières, sont encore un moyen simple et facile pour réveiller les contractions péristaltiques du canal, lorsqu'on y a recours avec assez de persévérance.

Un exercice modéré est aussi très-utile ; mais, porté au delà de certaines limites, il devient lui-même une cause de constipation, les sécrétions internes devenant d'autant plus rares et épaisses que la perspiration cutanée est plus abondante.

Quand la constipation tient à une diminution dans la sécrétion biliaire, dont le produit est le laxatif naturel des intestins, on doit chercher à en rendre l'écoulement plus actif par les remèdes que nous avons signalés. Lorsque cette sécrétion est insuffisante, on lui substitue avec avantage le fiel de bœuf, pourvu que le malade ne soit pas sous l'influence d'une rétention de bile ou de son défaut d'excrétion du sang. Dans ce dernier cas, le remède serait plus nuisible qu'utile, puisque le principal objet doit être alors bien moins de procurer aux intestins un substituant de la bile que de provoquer son élimination du sang.

Lorsqu'on prescrit des pilules de fiel de bœuf, on doit les donner en nombre suffisant pour atteindre la dose d'un demi-gramme à un gramme à chaque repas; on y associe, contre la constipation, un dixième de savon médicinal ou de scammonée diagrède, et quand il y a paresse ou relâchement des organes digestifs, il est bon d'y joindre quelque extrait amer, comme ceux de taraxacum ou de gentiane.

Il faut également se précautionner contre une suspension trop brusque des purgatifs, aussi bien que contre leur usage trop longtemps continué; quand leur abus a détruit en quelque sorte la spontanéité des fonctions du ventre, on la rétablit par l'usage d'un mélange de rhubarbe, d'aloès et de noix vomique. En général, il vaut mieux donner de petites quantités et les renouveler plusieurs fois par jour, que de donner d'un coup une forte dose.

Indépendamment de ce moyen, pour restituer aux intestins presque paralysés leurs fonctions perdues, on peut encore recourir aux laxatifs huileux et aux lavements. Quand la pilule ne suffit pas, on en facilite l'effet par un peu d'huile de ricin: certaines personnes ne peuvent souffrir cette dernière et en éprouvent beaucoup de nausées et de fatigue; alors on la remplace par de bonne huile à salade. On en fait prendre d'une demi-once à une once au moment de se mettre au lit, et on peut la continuer pendant fort longtemps, ce que l'huile de ricin ne saurait permettre. L'huile convient surtout aux individus secs, anémiés ou strumeux. Les lavements, à la longue, peuvent augmenter la torpeur de l'intestin : ce n'est qu'occasionnellement qu'on peut les prendre très-chauds; car si on les continue à une haute température , ils relâchent et débilitent le côlon descendant et le rectum. En général, on doit simplement dégourdir l'eau, quand le malade n'est pas habitué à leur emploi, ou quand il faut injecter une grande quantité d'eau ; mais quand il n'y a pas contre-indication, et en particulier chez les gens robustes, on doit les administrer parfaitement froids ; alors ils agissent comme toniques. Quand il y a une pléthore bien marquée ou un engorgement du système vasculaire, on ajoute à l'eau une infusion de casse ou de tamarin avec addition de sulfate de magnésie.

L'eau oxygénée, dans un état de légère effervescence, est un auxiliaire utile pour faciliter les fonctions du ventre : elle convient surtout aux personnes sédentaires ; elle est très-agréable au goût pendant les grandes chaleurs.

Dans la constipation rebelle qui accompagne les dérangements hépatiques et biliaires, le gaz oxygène est un remède aussi puissant qu'agréable et qui, dans aucun cas, ne saurait être dangereux ; convenablement employé, il détermine une action presque immédiate sur la constipation qui tient à un engourdissement du foie congestionné. Dans quelques cas on peut substituer l'eau oxygénée aux inhalations, tandis qu'il y a avantage à employer conjointement les deux formes lorsqu'on le peut. Quelquefois l'eau oxygénée augmente la flatulence sans avantage correspondant, tandis que les inhalations sont toujours bien supportées. L'eau oxygénée convient mieux aux personnes dont le sang est chaud ; qu'à celles qui sont sensibles au froid, cette eau est aussi moins agréable pendant l'hiver que durant les grandes chaleurs.

Quand on a à traiter la constipation par suite de dérangement des fonctions du foie : chez les personnes riches, on doit surtout se mettre en garde contre une alimentation trop succulente, tandis que chez le pauvre, nous devons principalement tâcher d'obtenir une alimentation plus saine et de meilleure qualité. Chez le riche, il faut diminuer l'usage du sucre, des boissons alcooliques, du beurre et des matières grasses en général ; ce que l'on en peut permettre doit se régler surtout d'après l'exercice à l'air libre, ou le degré d'efforts musculaires mis en jeu. Les personnes qui engraissent facilement et qui prennent peu d'exercice, doivent proscrire de leur régime tout ce qui est sucre, graisse ou liqueurs fermentées ; on doit être moins sévère pour les personnes maigres qui, bien que se livrant à des exercices soutenus, n'en sont pas moins sujettes à des dérangements hépatiques et à la constipation.

Certaines personnes s'imaginent qu'elles sont échauffées, parce qu'elles ne vont que rarement et avec difficulté à la garde-robe ; elles ne veulent alors se nourrir que de choses rafraîchissantes, à leur idée, et c'est ainsi qu'elles s'alimentent presque exclusivement de légumes, de poissons, de fruits, sans obtenir de résultat bien actif. Ce qu'il convient de leur conseiller, quand on peut vaincre leur résistance ou leur préjugé, c'est de prendre de la viande, des potages gras et du bon vin, car on sait que les carnivores sont loin de rendre du crottin, comme le mouton, le lapin, la chèvre ou le cheval ; la viande loin d'échauffer ne fait alors que régulariser les fonctions.

La plupart des toniques, mais particulièrement le quinquina et le fer, sont connus pour occasionner la constipation, quand ils sont administrés à des doses trop fortes ou trop souvent répétées. Il y a dans ce fait une grande analogie avec ce qui se passe dans l'emploi des liqueurs alcooliques; à petite dose, elles fortifient et provoquent la gaieté, tandis que l'excès en devient nuisible. Pour corriger l'astringence du quinquina et du fer, il est bon de leur adjoindre quelque minoratif, comme l'aloès ou la rhubarbe.

En général, une diète trop stimulante n'est pas seulement contre-indiquée chez les vieilles personnes, mais on remarque qu'elle tend à accroître la constipation; l'usage modéré, dans la saison, de fruits frais et mûres; les compotes de poires, de prunes, de dattes, etc., ne doivent pas être oubliés comme adjuvants tout à la fois agréables et utiles. Pour combattre la constipation que l'on rencontre fréquemment dans l'âge avancé, les fruits, comme là pomme, la poire, la prune, etc., sont beaucoup mieux tolérés par l'estomac, quand on les a fait passer par la cuisson, que si on les donne à l'état de crudité. Dans la constipation par inertie, la noix vomique est peut-être le tonique le plus utile, en augmentant l'action péristaltique et les contractions de l'intestin. On peut l'accompagner ou la faire suivre de tout autre tonique. Quelquefois l'action de fumer est très-utile en réveillant les contractions péristaltiques, surtout chez les personnes excitables et d'un tempérament sanguin-nerveux. Quand on emploie la belladone, il faut la donner à petite dose, et la meilleure preuve qu'elle est utile, c'est de produire de l'effet dans les deux ou trois jours qui suivent son usage.

Chez les gens d'un grand âge, de temps en temps et pour désobstruer, on peut employer l'extrait de coloquinte composé de 25 à 40 centigr., en y ajoutant 10 centigr. d'extrait de jusquiame. Cependant, quand le ventre est très-sensible, que la quantité des aliments est judicieusement proportionnée aux besoins du corps, il ne faut pas toujours combattre la tendance à la constipation, par l'extrait de coloquinte

composé; son effet pourrait devenir trop fort et finir par occasionner une diarrhée qui est souvent dangereuse dans le
grand âge. Ce qui réussit le mieux alors, en ajoutant à ses
propriétés laxatives une influence stomachique et tonique,
c'est l'extrait d'aloès bien combiné avec le savon d'Espagne;
la teinture de rhubarbe composée, de 4 à 8 grammes dans
un verre d'eau froide, au moment de se mettre au lit, ou le
matin en se levant. Dans tous les cas de torpeur intestinale
et lorsque le malade prend peu d'exercice, ce qui réussit le
mieux, c'est de prendre de temps à autre une petite dose de
noix vomique en se couchant. Ce remède est particulièrement indiqué par la distension flatulente, le malaise qui la
suit et qui accompagne la constipation.

Si les moyens que nous venons de passer en revue demeurent inefficaces, comme les purgatifs très-énergiques
n'ont qu'une action momentanée, suivie bientôt d'un effet
contraire et que du reste très-souvent ils sont contre-indiqués, on doit recourir à l'emploi de suppositoires, ou de
mèches que l'on introduit dans le rectum, enduits soit de
cérat simple, soit de cérat auquel on a incorporé un cinquième ou un sixième d'extrait de belladone. On a vu, dans
plusieurs cas de constipation opiniâtre, cette pratique être
couronnée d'un plein succès et, au bout d'un temps qui
n'a pas dépassé vingt jours, amener une guérison durable.

Des eaux digestives et minérales. — Dans les dyspepsies
rebelles, on a souvent occasion de recourir aux eaux minérales qui, prises aux sources, ont une action puissante et
incontestée sur les voies digestives. Elles agissent alors sur
tout l'organisme par leur composition, par les sécrétions
diverses qu'elles provoquent et par un changement complet
qu'elles amènent dans toutes les habitudes de la vie.

En général, il est bon de choisir celles que l'on prend en bains, en douches et qui, par conséquent, n'imposent aucun travail aux organes en souffrance. On doit, autant que possible, sauf indications particulières, s'abstenir de celles qui sont administrées en boisson : rarement en effet, dans la dyspepsie, l'estomac peut recevoir et digérer sans fatigue une grande quantité de liquide. Il faut aussi tenir compte de l'air vif et pur des stations thermales, du changement dans les habitudes de la vie, dans le régime, des distractions de toute espèce qui concourent, avec les qualités des eaux minérales, aux excellents résultats que la plupart des dyspeptiques en obtiennent.

Pour bien se rendre compte de la nature des eaux minérales, il est utile de les ramener à un point de comparaison et nous avons choisi à cet effet l'eau de la Seine, prise avant son entrée et à sa sortie de Paris. Une analyse parfaite de n'importe quelle eau, est une chose absolument impossible, les plus habiles n'arrivent jamais qu'à une approximation plus ou moins délicate ; aussi croyons-nous que, sauf pour les substances extrêmement actives, on doit négliger tout ce qui est au-dessous du cent millième, c'est-à-dire un centigramme par litre ; et cela nous paraît d'autant plus convenable, qu'il s'agit de substances que nous retrouvons en bien plus grande abondance dans nos aliments. Du reste nous passerons en revue les sels que l'on rencontre habituellement dans les eaux, et nous pourrons de la sorte nous mettre en garde contre la fantasmagorie des analyses miroitantes.

Chez l'homme dans le travail de nutrition qui s'accomplit sans relâche pour sustenter et entretenir les organes, les liquides ne sont pas moins indispensables que les aliments solides, et, sans conteste, l'eau joue ici le premier rôle. Il n est donc pas inutile, dans un ouvrage particulièrement consacré à l'estomac, de passer en revue les eaux potables d'un usage général et journalier, que l'on connaît plus particulièrement sous le nom d'eaux douces, et qui renferment les eaux de pluie, de sources, de rivières et de puits.

L'eau de pluie, même au moment où elle vient d'être recueillie, n'est pas parfaitement pure, elle contient toujours une petite quantité d'acide azotique libre ou combiné à l'ammoniaque. En passant sur les toits et dans les gouttières, elle se charge de guano, de poussière, de débris d'insectes, d'infusoires, de cryptogames, et c'est dans cet état qu'elle arrive dans les citernes, où elle dissout les substances solubles des parois avec lesquelles elle se trouve en contact, et bientôt, sans être très-chargée de sels, elle décompose les matières organiques qu'elle a entraînées dans son cours, si bien que cette putréfaction la rend bien vite et absolument impotable.

La meilleure eau est celle qui est claire et limpide en tout temps, inodore et suffisamment aérée, d'une saveur fraîche en été et tempérée en hiver, qui dissout le savon sans former de grumeaux, et qui peut cuire les légumes, les herbes et les viandes sans les durcir. Une faible quantité d'acide carbonique lui donne une légère sapidité et la rend plus agréable, en même temps que ce gaz facilite les fonctions digestives, en déterminant une légère excitation sur la muqueuse de l'estomac.

Tels sont en général les caractères des eaux de sources, notamment celles de la Dhuys et de la Vannes prises à leur origine ; tandis que celles de rivières, surtout lorsqu'elles viennent de traverser de grands centres de population, contiennent une proportion notable de matières organiques qui se putréfient vite, et qui donnent naissance à des dyssenteries,

21

à des diarrhées et à d'autres maladies non moins redoutables. Quant aux eaux d'un canal livré à la batellerie, comme par exemple celles du canal de l'Ourque, il suffira de signaler le fait suivant pour indiquer ce que doit être cette boisson. Il y a quelques années, un tonneau contenant de l'orseille toute préparée pour la teinture, tombe à l'eau et se crève, le lendemain, la moitié de Paris était en émoi, partout de l'eau rouge et des suppositions à n'en plus finir ; or, si certaines excrétions avaient la même couleur, que ne dirait-on pas tous les jours des produits liquides et solides de quinze cents mariniers qui fonctionnent journellement sur le canal, sans compter les bateaux de lessive ; mais, les commentaires sont inutiles, revenons à notre sujet et concluons que moins une eau potable contient de matières organiques, et mieux cela vaut.

Les eaux qui contiennent des proportions élevées de matières fixes en dissolution, ont presque toutes une saveur désagréable, une action purgative prononcée ou un effet altérant nuisible sur l'ensemble de la nutrition ; c'est en général ce que l'on peut reprocher aux eaux de puits qui ont de plus l'inconvénient de ne pas être suffisamment aérées. Mais, parmi ces dernières eaux il existe beaucoup d'exceptions, c'est pourquoi, sans nous occuper davantage de la provenance, nous dirons simplement qu'une eau peut contenir cinquante centigrammes par litre (comme dans la suite de ce chapitre, le rapport proportionnel de la substance indiquée sera toujours relativement au litre, nous demandons qu'on nous pardonne de ne pas répéter sans cesse ce dernier terme), c'est-à-dire un demi-millième environ de certaines matières fixes, sans cesser d'être pour cela une eau potable de bonne qualité. C'est du reste à peu près la limite d'impureté qu'une eau peut atteindre sans inconvénient. La plupart des eaux propres aux usages domestiques, et en particulier celles de fleuves et de rivières, contiennent généralement de dix à vingt centigrammes de matières fixes par litre, elles seraient donc toujours excellentes pour la boisson, si elles ne devenaient par trop tièdes en été et si, surtout au moment des grandes chaleurs, elles ne concentraient davantage les sels et les matières organiques qu'elles charrient habituellement.

Sels calcaires. — Quand une eau contient plus de 50 centigrammes de sel calcaire par litre, elle n'est plus propre au savonnage, ce que l'on reconnaît aisémement au moyen de l'hydrotimètre ; dans ces conditions ; elle peut exercer à la longue une action nuisible sur l'économie, car si d'un côté les carbonates terreux ne sont solubles qu'à la faveur d'un excès d'acide carbonique, d'un autre côté, ce n'est pas toujour un avantage que le carbonate de chaux s'empare par exemple de l'acide du suc gastrique ; et quant au sulfate de chaux, s'il dégage de l'acide sulfhydrique dans l'intestin, il est bien évident que cela ne peut être que nuisible pour l'organisme. Aussi quand une eau contient par litre un gramme, c'est-à-dire un millième de sel calcaire en dissolution, on la regarde avec raison comme impropre aux usages ordinaires de la vie, et on la range parmi les eaux dures et crues.

Tous les sels calcaires ne sont pas également nuisibles, c'est ainsi que le carbonate de chaux, au demi-millième, n'est pas défavorable ; on le regarde même comme constituant, à faible dose, un élément utile des bonnes eaux. On lui trouve un effet avantageux dans certaines conditions de la digestion, où il est besoin de saturer un excès d'acide du suc gastrique ; il arrive alors que l'acide carbonique qui se dégage, peut favoriser la digestion stomacale, si bien que le bicarbonate de chaux, sous ce rapport, rendrait un service analogue à celui qui est obtenu par l'emploi du bicarbonate de soude des eaux alcalines. Néanmoins, il est une remarque très-importante à faire, c'est que dans les pays où les sels calcaires sont très-abondants dans les eaux, on observe très-fréquemment des maladies du foie, des cancers, des écrouelles, des calculs, des dépôts tophacés qui incrustent les articulations et produisent des douleurs rhumatoïdes.

Sels magnésiens. — Il faut ranger ceux qui sont solubles parmi les produits inorganiques qui peuvent entrer dans notre économie, en proportion élevée, sans déterminer d'accident notable. A forte dose, ils sont purgatifs comme le sulfate de magnésie, le bicarbonate et le carbonate neutre; ces deux derniers sont anti-acides, et se trouvent rarement dans les sources en proportion considérable.

Sulfates. — Le sulfate de chaux n'agit plus comme le bicarbonate calcique, il ne dégage pas comme ce dernier un gaz favorable à l'action digestive. Il ne fournit pas non plus, par sa décomposition, un élément basique propre à neutraliser un excès d'acide. L'eau peut en dissoudre une quantité assez grande pour acquérir une saveur douceâtre, fort désagréable, comme celle de tous les sulfates. Ce sel est susceptible de se décomposer sous l'influence d'une matière organique, en produisant du gaz sulfhydrique, ce qui le rend pernicieux pour les eaux stagnantes. Il décompose le savon et a des propriétés incrustantes; d'où il faut conclure que sa présence en quantité notable dans n'importe quelle eau est une circonstance fâcheuse.

L'azotate de chaux qui se trouve en quantité heureusement minime dans presque toutes les eaux potables, agit sur l'économie et dans les usages domestiques, d'une manière analogue à celle du sulfate de chaux.

Phosphates. — Le phosphate de soude se trouve naturellement dans le sérum du sang et s'emploie en médecine comme purgatif, à la dose de cinquante grammes. Le phosphate de magnésie se rencontre dans quelques graines céréales, dans les os et dans l'urine ; c'est dire qu'il n'est pas bien dangereux. Quant au phosphate de chaux, il constitue presque toute notre charpente osseuse et, sous le nom de corne de cerf, est très-fréquemment employé en médecine.

Chlorures. — La faible quantité de sel ordinaire ou chlorure de sodium, un milligramme à peine, qu'on rencontre dans beaucoup d'eaux potables, n'exerce sur l'économie qu'une action indifférente, plutôt utile que nuisible, en donnant au liquide un peu de sapidité. Du reste, nous absorbons par jour dix grammes environ de chlorure de sodium dans nos aliments ; et on ne saurait en conclure qu'une eau qui renferme de 25 à 30 centigrammes, par litre, et même plus, soit dangereuse à boire et redoutable dans ses effets. Quelques chimistes pourtant pensent que l'absorption d'une grande quantité de ce sel conduit à l'anémie ; mais il faut remarquer que les chlorures que l'on trouve naturellement en dissolution dans les eaux sont constamment accompagnés d'iodures et de bromures qui, bien qu'à faible dose, mais administrés continuellement, peuvent à la longue agir d'une manière notable sur l'économie.

Iodures. — L'iode existe à des proportions différentes, dans toutes les eaux qui sortent de la terre ; celles de la Seine en contiennent des traces très-sensibles, celles qui lavent des terrains riches en fer sont iodées en proportion du fer qu'elles renferment, celles qui traversent des terrains calcaires en présentent moins, et celles des terres schisteuses et magnésiennes n'en offrent plus que des traces à peines sensibles.

Un échange continuel d'iode se fait entre l'air et l'eau ; cette dernière en sortant de la terre laisse l'iode se volatiliser, mais la pluie le ramène sur la terre, et de toutes les eaux douces, c'est même celle qui en contient le plus. L'air des bassins de la Seine, de la Tamise, de la Somme, de l'Oise et de l'Yonne est très-chargé de ce corps simple, qui diminue à mesure que l'on approche des montagnes, et qui finit même par disparaître à leur sommet. La nature de l'air correspond donc à celle de l'eau ; et quand cette dernière est fortement iodée, l'air l'est également, ce qui présente une des conditions les plus favorables pour l'existence de l'homme. Les corps simples, bien qu'ils soient qualifiés ainsi, contiennent une notable quantité d'iode ; le soufre, le phosphore, la potasse même la plus pure que l'on emploie comme réactif, en renferment toujours des traces sensibles ; l'iode se trouve aussi dans le cresson, le raifort, etc. C'est, d'après les travaux de monsieur Chatin, à son absence et à celle des iodures que se rattache la manifestation du goître, contrairement à l'opinion qui attribuait le développement de cette infirmité, à la présence dans les eaux d'une trop forte proportion de sels de magnésie.

Brôme. — On peut considérer ce métal comme un succédané de l'iode et plus actif que lui. C'est un médicament à peine usité contre la scrofule et le goître. Dans ces derniers temps on a beaucoup recommandé le bromure de potassium à l'intérieur, pour combattre les affections nerveuses les plus rebelles, espérons que le temps consacrera cette heureuse innovation, on prescrit ce médicament de la manière suivante :

℞ Eau...................... 100 gr.
Sirop d'écorces d'orange....... 30 gr.
Bromure de potassium........ 10 centigr.

à prendre une cuillerée le soir en se couchant, ce qui représente à peu près 1 centigramme et demi par dose.

Bore. — Ce corps simple s'emploie tous les jours en médecine, sous forme de borate de soude et, à haute dose, comme fondant et sédatif; on le donne même, parfois, aux femmes en travail pour faciliter l'accouchement.

Strontiane. — Ce métal est inerte et mérite à peine d'être mentionné, on en trouve des masses opaques, sous forme de sulfate, dans les terrains de Montmartre et de Ménilmontant.

Lithium. — Ce corps n'a pas d'usage en médecine; mais, dans ces derniers temps, on l'a regardé comme un bon remède contre l'acide urique avec lequel il forme un urate très-soluble.

Silice et alumine. — La silice plus connue sous le nom d'acide silicique sert à la formation de tous les tissus végétaux et se trouve principalement dans l'épiderme des plantes. Autrefois, la liqueur de cailloux qui est un silicate de potasse était employée contre les affections articulaires; peut-être la présence de ce sel dans les eaux de Plombières pourrait-elle expliquer, jusqu'à un certain point, leur grande efficacité balnéatoire, malgré leur peu de minéralisation.

Quant aux faibles quantités d'acide silicique et d'alumine que l'on rencontre dans toutes les eaux, il faut les considérer comme à peu près indifférentes. On sait que l'alumine entre pour une très-grande partie dans la formation des terrains argileux, aussi bien que dans les différentes espèces de poteries et porcelaines; ce qui décèle de suite son innocuité au point de vue des usages domestiques.

Fluor ou *phtore* dont on trouve des traces dans quelques eaux, serait à l'état simple un corps redoutable, si la nature n'y avait pourvu en ne nous le laissant jamais voir qu'à l'état de combinaison; car il faut savoir que tous les phtorures solubles, qui ne sont que des produits de laboratoire, décomposent tous les sels calcaires, et précipitent du phtorure de calcium qui est inerte, tandis que de toutes les préparations délétères qui proviennent des essais chimiques sur le fluor, pas une seule n'a encore été rencontrée à l'état de nature.

Arsenic ou mieux acide arsénieux, on emploie en médecine ce médicament à la dose de 2 milligrammes répétés plusieurs fois dans la journée; or de toutes les sources que nous passons en revue, deux seulement contiennent plus de 2 milligrammes par litre, ce sont les sources Mesdames et Lardy de Vichy qui contiennent chacune 3 milligrammes: Il ressort de là un enseignement, c'est de n'en pas faire prendre à la fois plus de deux tiers de litre. Quant aux autres sources comme celles des Célestins, de l'hôpital, d'Hauterive à Vichy, la source d'en bas à Bussang, il sera toujours bon de se rappeler qu'elles contiennent 2 milligrammes par litre, ce qui doit apporter une certaine réserve dans leur emploi comme boisson. Du reste, l'arsenic à faible dose augmente la chaleur dans le trajet de l'œsophage et dans l'estomac; sous son influence, l'appétit augmente ainsi que la soif, une chaleur sèche se fait sentir partout le corps, l'excitation nerveuse est plus notable, il y a de l'insomnie, les urines deviennent plus abondantes, et cela coïncide avec la sécheresse de la peau, parfois on voit même survenir la salivation. C'est surtout contre les fièvres intermittentes rebelles, les céphalées opiniâtres, les névralgies tenaces qui ont résisté au sulfate de quinine, les affections cutanées, que les préparations arsenicales sont employées avec plus ou moins de succès.

Fer. — Ce minéral, ainsi que la chaux et la magnésie, ne peut se trouver dissous en quantité notable qu'à l'état de bicarbonate et, de toutes nos eaux ferrugineuses, la plus riche n'en contient que 17 centigrammes par litre, ce qui ne représente pas la valeur de deux de ces pilules ferrugineuses dont on fait prendre, en médecine, jusqu'à dix par jour.

Nous passons maintenant à l'étude comparative des eaux minérales, nous ne nous occuperons que de celles dont on fait usage dans les affections de l'estomac; il ne faudrait pas croire que ces agents thérapeutiques sont d'autant plus efficaces qu'ils sont plus chargés de certains sels. Loin de là, car si l'étude des eaux minérales, tant pour leur classification que pour leur composition exacte et surtout pour leur application spéciale, laisse encore beaucoup à désirer, il est bien certain, en ce qui concerne les affections gastriques, que les eaux très-minéralisées leur sont contraires, et que les sources qui réussissent le mieux, sont celles où les proportions salines se balancent en quelque sorte ou ne prédominent que faiblement. Nous ne nous occuperons du reste que de celles qui offrent quelque intérêt réel, car il en existe une multitude qui sont absolument inconnues en dehors de leur localité, et dont l'existence même, comme eau minérale, est douteuse.

La médication par les eaux, indépendamment de son action locale, provoque des crises par les urines, les selles ou les sueurs; de là le devoir de surveiller, de doser suivant les susceptibilités de chaque malade et les exigences de son tempérament. Le moment le plus favorable pour les prendre en boisson est le matin ; leur usage doit être lent et progressif, car leur abus est dangereux en excitant trop vivement l'organe en souffrance. Il est bon que le buveur d'eau tienne compte de l'action physiologique de la température sur les nerfs gastriques. De petites quantités prises froides, agissent comme le bain de pluie en hydrothérapie et font disparaître la congestion locale. Tandis que si l'on boit beaucoup à la fois, il s'ensuit une grande dépression de la vitalité. Il faut donc que les doses froides soient petites, mais exactement pour les mêmes raisons, l'eau des sources chaudes ou tièdes peut être prise en quantité plus grande, et on éprouve alors un renouvellement de vitalité ; c'est ainsi que dans l'Amérique centrale, les Indiens porteurs se préparent à de longues et fatigantes journées de marche, en avalant plusieurs litres d'eau tout à fait chaude.

Nous croyons que l'on doit considérer comme froides toutes les sources dont la température est inférieure à 20° c. par la raison que c'est, en médecine, le degré au-dessus duquel le bain n'est plus considéré comme froid. Pour le même motif, nous pensons que l'on doit appeler thermales toutes les eaux dont la chaleur naturelle est supérieure à ce point, c'est ainsi que de 20 à 30° elles sont tièdes ; chaudes de 31 à 35° et très-chaudes de 36 à 45°, au-dessus de 45° la température doit être considérée comme excessive.

Un phénomène très-important à noter, c'est que, dans un bain au-dessus de 30 à 35°, l'absorption s'arrête, et à une température plus élevée il y a même exhalation. L'eau fraîche est plus facilement absorbée que l'eau modérément chaude, l'eau froide plus que l'eau fraîche. L'absorption ne se fait pas en proportion des sels que le bain renferme. On a remarqué au contraire que des eaux moins minéralisées introduisent plus de sels dans l'économie que celles qui sont plus fortement chargées. Ce fait a été signalé par M. Henry fils et mérite une sérieuse attention. Les bains un peu chauds conviennent aux vieillards, les bains moins chauds sont préférables pour les habitants des villes, pour les personnes chez lesquelles prédomine une grande sensibilité. Les frictions et les massages donnent à la peau plus de tonicité, en excitant la circulation capillaire ; on les emploie avec avantage dans les gastralgies et les affections intestinales.

Il faut qu'il se soit au moins écoulé deux heures depuis le dernier repas, avant que l'on se mette dans un bain, autrement on risque une indigestion, qui, produite par l'eau chaude ou par l'eau froide, est déterminée, dans chaque cas, par le même principe, bien que pour des raisons différentes. On sait par exemple que la congestion de l'estomac est défavorable à la sécrétion du suc gastrique ; or, le saisissement produit par un bain froid détermine la congestion gastrique en chassant le sang de la périphérie vers les viscères ; d'un autre côté, la présence d'une certaine quantité de sang dans l'estomac est également indispensable, ce qui est brusquement interrompu par un bain chaud qui ramène tout à coup le sang vers l'enveloppe cutanée. La perte de sang, aussitôt après un repas, s'accompagne d'ordinaire de vomissements, et c'est un autre exemple de l'effet que produit la diminution soudaine du sang dans les organes digestifs.

Au lieu de traiter de chaque eau minérale séparément, nous avons cru mieux faire, en rapprochant par groupe les sources qui n'offrent que des différences proportionnelles dans leur composition.

Un tableau qui permet de saisir l'ensemble et les variétés nous a semblé devoir dire plus, par lui-même, que toutes les répétitions auxquelles nous aurait nécessairement astreint, l'étude séparée de chaque source.

Il nous a paru préférable de donner le caractère du groupe, sauf à revenir sur quelques eaux dont la faible minéralisation n'explique pas la puissance et qui, par cela même, méritaient une mention toute spéciale.

Le lecteur a déjà compris que nous voulons parler des eaux de Plombières et de Néris. Existe-t-il encore quelque substance inconnue qui ait échappé jusqu'ici dans leur analyse? C'est très-possible, l'essentiel c'est que l'on puisse constater chaque jour la puissance de leurs effets.

Nous diviserons les eaux minérales d'un emploi utile contre les affections de l'estomac : 1° en digestives, 2° digestives ferrugineuses, 3° alcalines, 4° alcalines ferrugineuses, 5° salines et 6° en sulfureuses.

Nous placerons à la suite de chaque groupe les eaux thermales se rattachant à chacune de ces divisions.

1° Les eaux digestives sont froides et acidulées par le gaz acide carbonique, elles renferment surtout des carbonates terreux. L'eau de seltz artificielle se range aussi dans cette classe, et quand l'eau que l'on charge d'acide carbonique est de bonne qualité, le produit artificiel que l'on en obtient est certainement un bon digestif, qui ne le cède en rien à la plupart des eaux de table en réputation.

Les eaux acidules gazeuses calment très-bien la soif, et forment une boisson rafraîchissante très-salubre, surtout pendant les grandes chaleurs de l'été. Les individus sains n'en éprouvent qu'un redoublement d'appétit et parfois un léger sentiment d'ivresse. Dans l'état pathologique elles produisent une excitation lente, elles calment et régularisent la circulation, stimulent légèrement les organes digestifs, provoquent des évacuations par les selles et plus ordinairement par les urines. On sait que l'acide carbonique exerce une action sédative sur le système nerveux, elles conviennent donc dans les irritations de l'estomac et contre les vomissements nerveux. On les recommande surtout aux tempéraments secs et bilieux. On en use avec avantage dans le traitement de toutes les affections qui requièrent des boissons rafraîchissantes acidules, dans les fièvres d'été avec caractère bilieux ou muqueux, dans la production anormale de la bile, dans les irritations de l'estomac chez les savants, les hommes d'affaire, dont la santé commence à souffrir par suite des fatigues de l'esprit et d'une vie sédentaire. Elles relèvent le ton des organes digestifs affaiblis par des veilles prolongées et par la fatigue de l'exercice intellectuel; elles sont aussi très-bonnes pour les reins et la vessie, contre les affections cutanées qui tiennent à une phlogose lente des voies digestives; l'impétigo, l'urticaire, les dartres légères, qui sont un symptôme d'une affection intestinale, sont améliorés et dissipés par l'usage de ces eaux. On les prend mêlées à une certaine proportion de vin, un quart, un tiers par exemple, elles sont agréables au goût et n'altèrent pas les qualités du vin auquel on les ajoute ; certains estomacs se trouvent bien d'une petite addition de sucre à ces boissons, principalement lorsqu'il existe quelque tendance au dévoiement. Il faut les interdire aux personnes prédisposées aux congestions cérébrales ; les eaux thermales de cette classe sont celles de Lamalou, de Néris et de Plombières. Les eaux de Lamalou sont *chaudes*, de 30 à 35° c. Aux sources mêmes, il y a des piscines et des buvettes ; on conseille surtout ces

eaux contre les névropathies, les rhumatismes, et dans les
convalescences difficiles. Les proportions de fer assez grandes
qu'elles renferment, les recommandent aussi dans la chlorose et l'anémie.

Les eaux de Néris sont sédatives, leur température est
de 48 à 52°. L'installation des bains y est des plus com-
plètes. Le traitement est exclusivement externe, on les emploie surtout contre les névroses, les rhumatismes, dans
l'urticaire, le prurigo, l'eczéma. Les conferves dont on se
sert alors en applications ou en frictions sont plutôt réso-
lutives que sédatives.

Les eaux de Plombières sont peu minéralisées. Il s'y
trouve des sources froides, tièdes, chaudes et d'une chaleur
excessive de 65 à 70° ; elles sont silicatées à base de soude,
de potasse, de chaux et de magnésie, elles contiennent 6 dix-
millièmes d'arséniate de soude par litre, c'est-à-dire que
quatre litres n'en contiennent pas tout à fait deux milligrammes et demi et qu'elles en renferment cinq fois moins
que les eaux les plus chargées de Vichy.

L'installation à Plombières est très-complète, le traitement
y est surtout externe ; c'est principalement dans les gastralgies et les entéralgies qu'elles se recommandent contre les
phénomènes douloureux, les souffrances rhumatismales et
névropathiques. Malgré leur très-faible minéralisation, on
voit parfois ces eaux aggraver l'état des malades ; peut-être
faut-il en accuser l'usage abusif de la thermalité ou la présence de quelque substance encore inconnue. Dans tous les
cas on doit s'en abstenir quand il existe une grande susceptibilité nerveuse, ou une irritation des organes digestifs ;
bonnes pour les constitutions faibles et délicates, elles sont
salutaires quand le système vasculaire et sensitif n'est pas

trop irrité ; dans les névroses les affections lentes et faiblement aiguës, les rhumatismes récents, les dermatoses avec prurit et chaleur locale, il convient alors de les prendre de 33 à 34° c., car de 40 à 41° ces bains deviennent très-excitants, accélèrent le pouls, la transpiration et provoquent des sueurs abondantes qui ne laissent pas que d'avoir parfois leurs inconvénients.

2° *Digestives ferrugineuses*. — On sait que le fer augmente la plasticité du sang et sa coloration. Les eaux ferrugineuses très-limpides, sans odeur, d'une saveur acidule et légèrement astringente, sont ordinairement bien supportées par l'estomac sain. Elles réveillent l'appétit, sous leur influence le pouls devient plus fort, elles ramènent un teint plus clair plus vif, plus coloré et augmentent l'énergie musculaire ; elles sont très-efficaces dans les dyspepsies et les gastralgies qui dépendent de l'atonie des voies digestives ; elles sont au contraire funestes et hâtives dans le squirrhe ou le cancer de l'estomac ; elles ne conviennent pas non plus aux personnes pléthoriques ni aux malades qui sont sujets à l'éréthisme vasculaire. On les boit le matin ou aux repas, coupées avec le vin ; les eaux crénatées et carbonatées passent mieux que les sulfatées. C'est ainsi que les eaux de Cransac, en supposant qu'elles contiennent 1 gramme de sulfate de fer et autant de sulfate de manganèse par litre, ce qui est bien loin d'être prouvé par les dernières analyses, sont d'une digestion très-difficile pour un estomac bien portant. La même remarque s'applique aux eaux ferrugineuses d'Auteuil et de Passy, qui sont très-lourdes, dures et crues à cause de l'énorme proportion de sulfate de chaux qu'elles contiennent.

3° *Alcalines*. — Les eaux de cette division sont altérantes, c'est-à-dire qu'elles changent la constitution des liquides et des solides de l'économie ; elles diminuent la plasticité du sang, rendent nos humeurs plus fluides, tendent à délayer la lymphe, la bile, et à résoudre leur engorgement. On les prescrit avec avantage contre les aigreurs, les flatuosités, certaines dyspepsies et les causes prochaines de la goutte. Quand le malade éprouve des aigreurs très-marquées, les eaux fortement alcalines de Vals, de Vichy, méritent généralement la préférence, et alors le sucre doit être interdit.

Les eaux alcalines peuvent tenir en solution des sulfates et des chlorures alcalins, les bi-carbonates de chaux et de magnésie et de l'acide silicique, mais pas de sulfate de chaux qui serait décomposé par les carbonates alcalins.

Quand on emploie les eaux alcalines, il faut se rappeler que non-seulement l'estomac sain neutralise rapidement une solution de carbonate de potasse, mais que, peu d'instants après, il présente une acidité supérieure à celle qui existait avant le contact alcalin. Les eaux alcalines étant excitantes sont contre-indiquées quand il existe une exaltation vasculaire ou nerveuse. Elles sont nuisibles dans les maladies thoraciques, et comme elles diminuent la plasticité du sang, on doit les interdire dans les hydropisies et dans toutes les affections lentes qui s'accompagnent de dissolution progressive du sang, comme cela arrive par exemple dans le cancer. Dans les cas où elles sont utiles, peu à peu, on arrive à en prendre de trois à quatre verres le matin. Elles ne provoquent ordinairement aucune crise par les selles, les urines ou les sueurs. Les bains alcalins conviennent aux éruptions sèches avec démangeaison.

Les eaux thermales de ce groupe, sont celles d'Ems et de Vichy, source de l'hôpital.

A Ems les sources sont nombreuses et leur température s'élève de 29 à 47° C., elles sont plutôt sédatives qu'excitantes et sont surtout indiquées quand les alcalines fortes, comme celles de Vichy sont trop actives ; ce qui doit être très-souvent le cas si nous pouvons nous en rapporter aux travaux du docteur Durand, médecin de l'hôpital militaire de Vichy, qui constate que, sur 219 malades atteints de gastralgie et de dyspepsie, 47 seulement sont partis en bon état après l'emploi des eaux alcalines, tandis que 117 ont éprouvé à Vichy même des affections plus ou moins sérieuses, parmi lesquelles il signale principalement des névralgies, des rhumatismes, des fièvres intermittentes, etc.

Du reste, les eaux de Vichy ne conviennent pas dans les gastralgies avec douleur habituelle ; et on ne doit les recommander que dans les gastralgies qui s'accompagnent d'accès de crampes qui reviennent à des intervalles éloignés. Les eaux de Vals, quoique froides, mais mieux proportionnées dans leurs doses alcalines, sont peut-être préférables à cause du grand excès d'acide carbonique libre qu'elles contiennent, et qui devient un adjuvant fort utile pour ranimer les forces digestives.

4° Les eaux alcalines ferrugineuses ne sont qu'une variété du groupe précédent, elles empruntent leurs propriétés spéciales au fer qui s'y ajoute en proportion plus notable, comme il est facile de s'en convaincre par un coup d'œil jeté sur notre tableau. Ici nous aurons trois sources thermales : Châteauneuf, Vic–le–Comte et la source Lardy de Vichy.

Les sources de Châteauneuf ont jusqu'à 37° C. de température. On les emploie surtout sous forme externe, il y a plusieurs établissements, elles conviennent dans la dyspepsie, la gastralgie et l'anémie. Vic-le-Comte ou Saint-Maurice a des sources nombreuses dont la température s'élève jusqu'à 34° C. La forte proportion de chlorure de sodium qu'elles contiennent, leur donne des propriétés spéciales qui conviennent aux scrofuleux, aux rachitiques et dans la chlorose de ces tempéraments.

La source Lardy, 23° C., convient aux estomacs affaiblis, mais il faut se rappeler que ses eaux contiennent 5 grammes et demi de bicarbonate de soude et de potasse, 3 milligrammes d'arséniate de soude, et qu'une constitution détériorée ne saurait supporter longtemps, à pareille dose, des altérants aussi actifs.

5° Les eaux salines sont surtout caractérisées par la présence du chlorure de sodium. C'est dans ce groupe qu'il faut faire entrer les eaux de mer, ce qui indique qu'elles représentent surtout des agents propres au traitement externe. Les bains de cette variété sont excitants et déterminent par la suite des effets toniques. Leur action sur la peau est en rapport avec leur degré de minéralisation. Ces eaux ne sont pas facilement tolérées par l'estomac, aussi sont-elles purgatives. Elles conviennent surtout aux constitutions lymphatiques et strumeuses qui doivent principalement en faire un usage externe.

Nous signalerons dans ce groupe une seule station thermale, celle de Wiesbaden avec ses treize sources dont la température varie de 37 à 67° C. Elles sont purgatives, à la dose d'un à deux litres, mais ici les bains jouent le premier rôle; elles conviennent aux lymphatiques et aux rhumatisants.

6° Nous ne parlerons que pour mémoire des eaux sulfureuses, celles qui ne renferment que très-peu de substances salines sont généralement les plus estimées. Elles conviennent dans les complications herpétiques ; mais elles sont contraires dans tout état inflammatoire, dans les maladies du cœur ou des gros vaisseaux, dans le ramollissement de l'encéphale, et dans le cancer. Il faut. les interdire aux enfants, aux personnes sanguines et irritables ; on peut faire une exception pour les sources qui sont très-faibles, comme Saint-Sauveur, par exemple, dont la minéralisation totale est de 0,250 et le sulfure de sodium seulement 0,021 par litre : celles qui se recommandent plus particulièrement sont les eaux thermales de Cauterets, source Mahourat, dont la température est de 49° C., la minéralisation totale 0,182, le sulfure de sodium 0,018, et qui contient un peu de silicate de soude et ne présente aucune trace de fer.

Les eaux d'Olette, dont la température, pour les sources nombreuses, se gradue de 27 à 78° C., leur minéralisation totale est de 0,431 dans laquelle le sulfure de sodium entre pour 0,028.

Sylvanes, dont la température varie de 32 à 38° C., tandis que la minéralisation totale est de 0,690 et l'acide sulfhydrique 0,050.

Bagnols (Orne), température 27° C. Les eaux de cette station thermale ont une faible odeur d'acide sulfhydrique, elles sont onctueuses au toucher, dissolvent le savon, contiennent du fer et des chlorures de sodium, de calcium et de magnésium.

Parmi les eaux froides de cette division, les sources Dominique et Saint-Louis à Vals, contiennent la première, 1,31 d'acide sulfurique libre et la seconde 0,10 du même acide ; toutes deux renferment de l'arsenic, des silicates, du fer à l'état de sulfate de protoxyde, de sesquioxyde et de silicate, et cela en forte proportion 0,13, tandis que leur minéralisation totale est pour la Dominique 0,44, et pour la source Saint-Louis 0,46.

Les bains de mer, nous l'avons déjà dit, sont un précieux agent dans les dyspepsies qui tiennent à la faiblesse ou à l'épuisement.

Leur effet tonique est surtout remarquable chez les femmes atteintes de flueurs blanches ou d'écoulements chroniques, quand les pertes sont entretenues par un état de débilité générale. Le séjour au bord de la mer, dans la belle saison, et l'usage de ces bains sont de puissants modificateurs de l'anémie et combattent victorieusement l'atonie des organes. C'est ainsi qu'on les oppose avec succès aux divers accidents nerveux qui, dans ces conditions, accompagnent la dyspepsie.

Nous avons vu combien est grande la sympathie qui relie l'estomac au système cutané; cela nous explique comment la réaction, qui s'opère sur toute la peau à la suite d'un bain de mer, peut agir avec tant de puissance sur l'organe digestif lui-même; et on comprend dès lors comment une révulsion, qui se manifeste sur une aussi grande surface, peut devenir si salutaire. A la sortie du bain de mer, qui n'a duré que quelques minutes, on se sent plus fort, plus dispos, l'appétit s'en accroît et la digestion en devient plus facile. C'est que les sels et les principes spéciaux, que contient l'eau de mer, déterminent sur l'enveloppe cutanée une irritation particulière, parfois même assez marquée, que l'on pourrait comparer à une sorte de contre-irritation et à laquelle ces bains doivent une grande partie de leur efficacité. De là naît leur effet tonique sur tous les organes, et l'activité qu'ils ramènent dans toutes les fonctions et particulièrement dans celles de l'estomac.

L'emploi des bains de mer est surtout utile aux dyspeptiques à constitution strumeuse, aux chlorotiques, aux anémiés et à ces personnes à peau fine et blanche, à chevelure blonde, dont le teint pâle et décoloré indique un état de langueur dans toutes les fonctions.

Il est bon, après chaque bain de mer, de prendre un exercice modéré pour aider à la réaction ; le massage, les frictions sont aussi des adjuvants fort utiles. Chez les personnes délicates et débiles, quand la réaction tarde à venir, il faut la provoquer par l'usage d'un léger cordial à l'intérieur, d'un bouillon gras ou d'une tasse d'une infusion légèrement aromatique. Dans aucun cas il ne convient, surtout aux dyspeptiques, de prendre, immédiatement après le bain, un repas substantiel ; une heure au moins devra s'écouler avant, sous peine de s'exposer à une indigestion ; l'estomac, tant que la réaction n'a pas eu lieu, se trouvant à peu près dans les conditions qui accompagnent la prise d'un bain froid.

L'air de la mer semble porter avec lui l'appétit. Il n'est donc pas inutile de recommander aux malades qui vont le respirer, de se mettre en garde contre cette faim quelquefois impérieuse ; car, la satisfaire comme elle se produit, serait s'exposer à fatiguer incessamment des organes déjà malades. Le meilleur est de savoir résister sagement à ces premières impressions ; de ne rien changer aux heures des repas et à continuer de les faire avec sobriété, en augmentant graduellement les rations, suivant que le mieux se fait sentir davantage dans l'ensemble des fonctions digestives.

Pour les malades qui ne peuvent fréquenter les eaux et

qui, atteints de troubles digestifs contractés dans les villes sous l'influence d'une profession sédentaire, voient échouer contre leurs souffrances les moyens ordinaires, il faut regarder le retour au pays comme le moyen le plus efficace. Un séjour de quelques mois dans la famille, au milieu des souvenirs de la jeunesse, des amitiés de l'enfance, les douces sympathies qu'on y rencontre, les habitudes frugales et saines de la vie des champs, l'air natal enfin ne tardent pas, en général, à produire sur l'organisme une influence assez puissante pour remonter le moral, et rendre leur énergie aux organes de la digestion.

CHAPITRE XVI

Définition. — Causes prédisposantes. — Prédilections phlegmasiques pour l'estomac. — Dans les affections de l'utérus. — Causes directes. — Choléra asiatique. — Infusoires et cryptogames. — Expériences diverses. — Chlorate de potasse contre le croup. — Acide sulfurique insecticide. — Gouttes russes. — Causes occasionnelles de la gastrite aiguë. — Symptômes variés. — Pronostic. — Traitement. — Régime.

On appelle gastrite l'inflammation de l'estomac; c'est une maladie qui se déclare assez souvent dans le cours d'un grand nombre d'affections, mais qu'il est assez rare de rencontrer à l'état de simplicité.

Par gastrite aiguë, on doit entendre l'inflammation subite de la membrane muqueuse ou villoso-muqueuse de l'estomac. Les tissus musculaires, fibreux et cellulaires peuvent participer à cette inflammation, mais ils en sont rarement le siége primitif; c'est sans doute pour cela que les auteurs, sous le nom de gastrite, ne traitent que de l'inflammation de la muqueuse. Quant à la séreuse, lorsqu'elle se trouve prise, la maladie rentre alors dans les péritonites.

Les causes qui peuvent produire la gastrite sont nombreuses : parmi les prédisposantes on signale les tempérament nerveux, irascible et sanguin; les professions qui exposent aux intempéries de l'atmosphère, surtout la nuit, par un temps humide, tantôt chaud, tantôt froid; les métastases des affections cutanées; l'usage habituel d'une nourriture trop stimulante, d'aliments âcres, épicés, de viandes noires, de boissons spiritueuses, fortes ; cette manière de vivre entretient dans le viscère une excitation perpétuelle, et de plus elle peut déterminer la pléthore.

L'observation prouve que les personnes sanguines et irritables, qui mangent et digèrent beaucoup, sont plus exposées que d'autres aux phlegmasies aiguës ; c'est que le sang est le premier stimulant des organes, et que, lorsqu'il s'y trouve accumulé en trop grande abondance, il tend à les amener à l'état inflammatoire. C'est ainsi qu'une irritabilité excessive du cœur, la suppression des règles, des hémorrhoïdes ou d'une évacuation habituelle peuvent, en activant la circulation ou en augmentant la masse sanguine, et sous des influences qui se relient directement à l'estomac, déterminer dans cet organe une inflammation aiguë. Dans de telles circonstances, beaucoup de gastrites succèdent à des indigestions et sont provoquées par elles.

On doit sans doute au régime stimulant, dont on fait tant abus dans les pays chauds, d'y rencontrer si fréquemment des phlegmasies gastriques ; puisque la chaleur, jusqu'à un certain point, semble les prévenir quand elle est modérée, en fournissant aux fluides sanguins la facilité de se porter vers l'extérieur, et d'y passer dans l'appareil sécréteur destiné à les dépouiller de leurs matières superflues. Mais, quand cette chaleur est considérable et qu'elle donne lieu à des sueurs abondantes, elle fait boire davantage ; le premier effet en est rendu sensible par la soif, qui annonce que le canal digestif s'échauffe et que son mucus devient plus rare ; les liquides sont alors absorbés plus promptement que de coutume ; et, si cette ardeur continue, l'état inflammatoire ne tarde pas à survenir, surtout quand on a essayé préalablement de ranimer l'énergie et de secouer l'accablement,

par une nourriture stimulante ou par des boissons cor-
diales, trop fortes ou trop copieuses.

Une grande débilité prédispose également à la gastrite,
par l'impuissance où se trouve l'estomac de remplir ses fonctions, lorsqu'il est tant soit peu trop chargé ; c'est ainsi
que les personnes faibles et convalescentes, qui prennent
plus d'aliments qu'elles n'en peuvent digérer, succombent
d'ordinaire avec les symptômes d'une gastrite, et en offrent
presque toujours des traces à l'autopsie. Mais si la pléthore
et la faiblesse sont des causes prédisposantes, il est certain
que, dans ces conditions, les impressions morales vives
peuvent devenir des causes déterminantes ; à en juger par
les troubles que produisent des affections morales, réflé-
chies du cerveau sur des organes creux, comme, par exemple,
l'excrétion plus abondante ou l'expulsion involontaire de
l'urine. Bien que ces effets ne dépendent pas toujours de
l'afflux sanguin, il n'en est pas moins vrai que si un estomac
chargé se trouve soumis aux impressions qui parfois déterminent l'hémoptysie, l'apoplexie, l'ictère, elles n'auront pas
besoin d'être bien fortes pour qu'une phlegmasie se déclare
dans un organe que des excès antérieurs, un mauvais régime, y auront tout particulièrement préparé. Ces causes se
font encore plus vivement sentir, si déjà il existe ailleurs
une inflammation assez forte pour qu'elle ait pu réagir sur
l'état général, en raison de son intensité. Cette prédilection
morbide pour l'estomac tient, sans doute, à l'énorme développement de son système nerveux qui sympathise si intimement avec tous les grands appareils de l'économie. En
effet, recouvert en partie et même environné de plusieurs
organes essentiels, avec lesquels il a des connexions plus ou
moins immédiates ; se trouvant en relation directe ou sympa-

thique avec la plupart des principaux viscères, l'estomac est presque toujours primitivement ou secondairement affecté, dans un grand nombre de maladies aiguës ou chroniques. C'est ainsi qu'une phlegmasie développée sur un point quelconque se répercute très-souvent sur cet organe, et lui communique même une inflammation secondaire, pour peu qu'il y soit prédisposé. Dans la plupart des cas qui se présentent chez les femmes, Fenwick prétend que les règles font défaut. En effet, dans différentes affections de l'utérus, on rencontre une inflammation subaiguë de l'estomac, mais les cas les plus marqués sont ceux où l'on trouve chez les malades un rétrécissement du canal du col de l'utérus, qui empêche la libre excrétion du flux menstruel.

Une jeune femme se plaignait de douleurs à l'épigastre, vomissait toute sa nourriture et présentait d'autres symptômes de gastrite subaiguë grave ; elle était très-faible et émaciée, les symptômes redoublaient pendant la période cataméniale, et la menstruation était très-lente et douloureuse. En examinant le col de l'utérus, on le trouva si étroit que c'est à peine si on pouvait y introduire une sonde du plus petit calibre ; on incisa franchement le canal du col et, presque sans aucun autre traitement, le désordre gastrique disparut et la patiente recouvra sa santé et sa force. Mais il faut prendre bien soin de s'assurer que la gastrite dépend réellement de l'anomalie utérine, car ces affections peuvent coexister sans aucune connexion entre elles. C'est pourquoi, avant de commencer le traitement, on doit bien constater que les symptômes gastriques sont grandement aggravés pendant la période menstruelle, et qu'il existe réellement une condition de l'utérus qui réclame l'intervention chirurgicale.

Parmi les causes prochaines, on remarque encore les professions dans lesquelles le ventre est comprimé, soit par la position courbée que prend le corps pendant le travail, soit par l'application directe, sur la région de l'estomac, de certains instruments que l'on emploie dans les arts ; il en est de même des constrictions trop fortes ou permanentes, comme celles que produisent, chez les femmes, des corsets trop serrés.

Parmi les causes directes, les poisons forment une classe à part. L'inflammation qu'ils déterminent ne constitue pas, à beaucoup près, toute la maladie. C'est pourquoi nous renvoyons, pour son étude, aux traités de toxicologie.

Nous ne ferons d'exception que pour le choléra asiatique, à cause surtout de la gravité de ses symptômes et de la rapidité de sa marche. Il est parfaitement inutile de se demander si cette terrible maladie est contagieuse. Nous avons recueilli des observations trop patentes pour qu'il soit permis d'en douter. Ce qui nous a frappé surtout dans le développement de ces épidémies, ce sont les cas nombreux qui se produisent chez les personnes qui se sont, d'une manière ou d'une autre, trouvées plus particulièrement en contact avec les excrétions des malades.

Comme jusqu'ici la science est demeurée impuissante à trouver la cause réelle de ce fléau, nous en sommes toujours aux conjectures, et cela n'a rien de bien étonnant, quand on songe que ce n'est qu'en 1822 que Renucci, voyant une vieille femme de son pays, picoter avec une épingle la peau d'un de ses petits enfants, pour le débarrasser des animalcules cachés sous son épiderme, fut mis à même de pouvoir révéler au monde étonné, que la gale n'était due qu'à la présence d'un acarus, dont la dimension est à celle des infusoires à peu près ce que l'éléphant est à la souris. Il n'y a donc rien d'étonnant que des êtres microscopiques de nature animale ou végétale, qui très-probablement entretiennent et propagent le choléra, aient pu échapper aux investigations si dangereuses et si difficiles qu'on a vainement tenté, jusqu'ici, pour constater leur présence.

Quoi qu'il en soit, et sans nous perdre dans des hypothèses inutiles, nous dirons simplement qu'une foule de circonstances et d'observations qui nous sont propres, nous conduisent à penser que le choléra se développe très-probablement par la présence d'êtres animés qui doivent se reproduire indéfiniment, sous certaines conditions favorisées par des matières convenablement disposées pour les recevoir, comme cela arrive pour la reproduction des moisissures ou des infusoires, lorsque les sporules qui voltigent dans l'air, rencontrent des substances aptes à faciliter leur repullulation.

Chacun sait que la présence de la suie est un puissant obstacle à la reproduction des cryptogames, comme cela peut se constater dans toutes les cheminées où l'on a fait du feu ; d'une autre part, nous avons maintes fois été importuné, pendant que nous habitions sur les rives de la Seine, par des myriades d'insectes ailés, qui venaient le soir tourbillonner sous l'abat-jour de notre lampe, alors que la chaleur nous engageait à laisser notre fenêtre ouverte. Nous n'avions pas trouvé de meilleure manière de nous en mettre à l'abri, que de leur lancer quelques bouffées rapides de fumée de tabac, ce qui les asphyxiait et les tuait presque instantanément. Nous en avons conclu qu'il devait y avoir quelque chose de vrai et de bon dans la pratique de ces médecins, dont l'habitude était de fumer immédiatement en sortant de chez leurs malades, et de passer au vinaigre tout ce qui était soupçonné d'avoir subi un contact suspect, lors de la peste qui ravagea une grande partie de l'Europe, au siècle dernier. Nous nous sommes demandé si l'on ne pouvait pas creuser un peu plus cette voie de recherches, et c'est dans cet ordre d'idées que nous nous sommes livré à une série d'expériences sur l'action que produisent des doses, plus ou moins minimes, de certaines substances mises en contact avec des infusoires de grande dimension, comme les plesconia patella et les plesconia sentum, dont le diamètre atteignait, dans nos recherches, de un dix-millimètre à onze cent millièmes de longueur, et même davantage. En opérant sur ces infusoires, beaucoup n'étaient pas de cette taille, et nous avons toujours remarqué que les plus petits résistaient moins bien que les gros, aux agents auxquels nous les soumettions.

Voici, du reste, le résultat de quelques-unes de ces expériences qui n'ont de mérite que la déduction pratique que l'on peut en tirer :

1° Alcool, 1 partie d'alcool du commerce pour 5 parties d'eau, les infusoires ne meurent pas, ils sont grisés.

1 partie pour eau 4, les petits infusoires seulement sont tués, les gros résistent.

1 partie pour eau 3, les gros infusoires résistent encore.

1 partie pour eau 2 1/2, résultat instantané.

2° Éther sulfurique, 1 partie pour eau 100, pas de résultat insecticide, tout danse et se porte bien.

Comme on ne peut guère prescrire plus d'un gramme d'éther pour 100 grammes de potion, et que cette dose est inhabile à détruire les infusoires, nous n'avons pas cru devoir pousser plus loin nos investigations insecticides sur cette substance.

3° Laudanum Sydenham, 1 partie pour eau 35, aucun effet.

1 partie pour eau 30, engourdissement très-lent à se produire, les gros infusoires résistent.

1 partie pour eau 25, engourdissement progressif au bout de quelques minutes.

1 partie pour eau 20, effet insecticide au bout d'une minute.

1 partie pour eau 15, effet instantané.

4° Eau de laurier-cerise, pure elle tue immédiatement, excepté les gros infusoires.

Le mélange avec eau, parties égales, détermine immédiatement du ralentissement dans l'activité des infusoires et les tue au bout d'une minute.

1 partie pour eau 2 ne tue pas au bout de cinq minutes.

5° Phénate de soude, 1 partie pour eau 80 ne produit aucun effet.

6° Ammoniaque, 1 partie pour eau 400, effet insecticide complet au bout d'une minute.

7° Vinaigre, 1 partie pour eau 200, pas d'effet.

1 partie pour eau 125, engourdissement.

1 partie pour eau 100, effet insecticide au bout d'une demi-minute.

1 partie pour eau 80 tue roide les infusoires de toute taille.

8° Acide acétique, 1 partie pour eau 400, très-peu d'effet.

1 partie pour eau 200, effet incomplet au bout de cinq minutes.

1 partie pour eau 125, effet insecticide complet au bout d'une demi-minute.

9° Acide nitrique, 1 partie pour eau 400, pas d'effet.

1 partie pour eau 200, effet incomplet au bout de cinq minutes.

1 partie pour eau 125, effet incomplet au bout de deux minutes.

1 partie pour eau 100, effet insecticide instantané.

10° Acide chlorhydrique fumant, 1 partie pour eau 400, effet incomplet au bout de trois minutes.

1 partie pour eau 200, effet incomplet au bout de deux minutes.

1 partie pour eau 125, effet insecticide complet au bout d'une demi-minute.

11° Acide phénique pur, 1 partie pour eau 1000 donne un résultat incomplet, l'odeur fait que ce mélange n'est guère propre que pour l'usage externe.

12° Acide sulfurique pur, 1 partie pour eau 800, effet insecticide instantané. C'est donc à ce dernier que nous donnons la préférence pour détruire, à l'intérieur de l'homme, les infusoires que l'on y peut rencontrer. Mais nous avons encore à parler de deux expériences.

13° Chlorate de potasse, 1 gramme pour eau 50 grammes, il y a oscillement sur place des infusoires qui continuent à vivre.

1 gramme et demi pour eau 50 grammes, effet insecticide assez rapide.

2 grammes pour eau 50 grammes, les infusoires sont tués roides.

14° Chlorure de sodium, 40 centigrammes pour eau 50 grammes, les gros infusoires seuls résistent.

1 gramme pour eau 50 grammes, effet insecticide instantané.

Chaussier dans son ouvrage des contre-poisons, publié en 1819, recommande tout particulièrement le chlorate de potasse contre le croup, et déclare que par ce moyen il n'a jamais perdu d'enfant atteint de cette terrible maladie ; ce que nous pouvons admettre facilement, si nous nous en rapportons à notre pratique particulière. Nous avons toutefois voulu comparer les effets de ce sel avec ceux du chlorure de sodium, et, bien que le sel commun paraisse lui être supérieur en présence des infusoires d'eau douce, cela ne veut pas dire que le chlorate de potasse ne reprenne pas ses avantages, vis-à-vis des champignons cryptogames qui composent les fausses membranes, dans l'angine couenneuse. C'est une question qu'il serait très-utile d'élucider, et que les circonstances ne nous ont pas mis à même de faire jusqu'à ce jour. Mais pour revenir au choléra, nous dirons que nous avons été une seule fois en position de faire l'essai de notre manière de voir, et cela s'est présenté en face du dernier cas très-grave de choléra asiatique que nous ayons eu à traiter. Il s'agissait d'un malade abandonné, chez lequel on avait employé tous les antivomitifs et cholériques d'usage, et bien entendu sans aucun succès. Comme le malade ne cessait de se vider par le haut et par le bas, que nous étions arrivés à la période algide et cyanosique, en désespoir de cause, nous crûmes devoir prescrire un demi-lavement additionné de deux grammes d'acide sulfurique, et des fumigations de vinaigre dans la chambre. C'était, suivant nous, pour le malade une dernière planche de salut, et nous comptions si peu sur la réussite, dans des circonstances aussi défavorables, que deux heures après la prescription du remède, retournant chez le malade, par devoir et avec la conviction presque certaine qu'il avait dû succomber dans l'intervalle, nous ne fûmes pas peu étonné d'apprendre que la diarrhée avait été coupée net par le demi-lavement, que les vomissements aussi avaient cessé, et nous en éprouvâmes une joie

que comprendront seuls, ceux de nos confrères qui ont passé
par ces terribles épreuves ; car notre malade, en effet, était
sauvé et arraché à une mort que nous avions cru certaine.
Ce qui nous avait conduit à prescrire l'acide sulfurique,
c'est qu'il est un astringent de premier ordre, et en même
temps un excellent insecticide ; nous avions observé aussi
que dans le voisinage des fabriques de vitriole, la végéta-
tion souffre énormément, que les gros arbres eux-mêmes
languissent, tandis que leur feuillage jaunit et se meurt en
même temps que le tronc s'étiole ; or, avec nos idées sur les
causes probables du choléra, nous devions arriver à considérer l'acide sulfurique comme l'un des meilleurs moyens à
lui opposer. Nous ne saurions regretter que les circonstances ne nous aient pas permis d'en faire l'emploi sur une
plus grande échelle, mais nous espérons que nos confrères
tiendront compte de notre succès inespéré, et nous souhai-
tons qu'ils puissent en renouveler l'épreuve avec autant
de bonheur.

Nous possédons contre le choléra une excellente recette
que nous avons reçu, à Moscou même, de l'illustre professeur
Inoziemself, le père des pauvres dans son pays, en même
temps qu'il est le père des gouttes russes, dont la réputation
est aujourd'hui universelle. Voici cette formule :

Teinture de rhubarbe......................	60 grammes.
Teinture de valériane......................	⎫
— thébaïque......................	⎪
— de castoréum......................	⎬ āā 8 gr.
Liqueur anodine d'Hoffmann..............	⎪
Alcoolat de menthe anglaise..............	⎭

Extrait alcoolique de noix vomique 5 centigrammes. Huile
essentielle de menthe poivrée, 12 gouttes, mêlez.

On en prend d'abord 15 gouttes dans un quart de verre

d'eau ; une heure après, 20 gouttes ; deux heures après, 25 gouttes ; trois heures après, 30 gouttes, qui est la dose que l'on ne doit pas dépasser.

En temps d'épidémie, il n'y a pas de Russe en voyage qui ne porte avec soi un petit flacon de ces précieuses gouttes. Nous avons eu plusieurs fois l'occasion de les employer, non contre le choléra, mais dans la cholérine commençante, et nous devons dire que nous en avons obtenu de très-bons résultats.

Mais, pour revenir à la gastrite simple, nous signalerons, parmi les causes occasionnelles de son acuité, l'action des corps étrangers, les écarts de régime, les excès de boissons alcooliques, l'abus des purgatifs drastiques et des vomitifs. L'ingestion des boissons froides ou glacées, pendant que le corps est en sueur, peut aussi donner lieu à l'invasion d'une gastrite aiguë. C'est surtout lorsque règne une température élevée que l'on observe de tels faits. Il y a quelques années beaucoup de personnes, pendant les grandes chaleurs, ayant pris des glaces au Palais-Royal, furent atteintes de gastrites très-aiguës ; l'autorité fit des perquisitions, et ces recherches ne permirent d'admettre, pour causes de ces accidents, que le contact de boissons froides sur la muqueuse gastrique pendant que le corps était en sueur. Du reste, l'air froid seul, quand il a prise sur la peau, peut déterminer, dans certaines conditions, des phlegmasies internes par la diminution considérable de la circulation des fluides qui se produit à l'extérieur du corps, au moment où nous nous refroidissons. Le sang se trouve alors repoussé vers les viscères et tend à les congestionner. Il faut distinguer, du reste, l'impulsion générale de l'effet particulier qu'elle peut produire, et qui varie suivant les prédispositions individuelles. Quand elle se fait sentir chez une personne pourvue de bons organes digestifs avec une muqueuse pulmonaire délicate, il est tout naturel que cette dernière se prenne de préférence, et qu'un rhume ou qu'une bronchite se déclare; mais, si c'est au contraire le canal intestinal qui est le plus impressionnable, c'est sur lui que l'action du froid viendra réagir.

Aux causes physiques que nous venons d'énumérer, il faut joindre les coups, les chutes sur la région épigastrique, les secousses violentes comme celles produites par le cahot d'une voiture pendant un long voyage; mais, dans ce dernier cas, il arrive d'ordinaire que la gastrite se trouve débordée par une péritonite.

La gastrite offre rarement cette simplicité abstraite qu'on ne trouve guère que dans les livres. De même que toutes les inflammations, elle se présente sous deux aspects différents, tantôt avec des symptômes qui se dessinent d'une manière rapide et aiguë, tantôt, au contraire, la maladie se développe peu à peu, sa marche alors est plus lente et moins grave. On rencontre en effet dans la pratique des degrés insensibles entre la gastrique sans fièvre, sans vomissement et la gastrite portée à son plus haut degré. On voit aussi cette phlegmasie aiguë dégénérer en chronique, et dans d'autres circonstances, on rencontre certaines formes insidieuses et lentes qui passent subitement, d'un état chronique apparent, à un état sub-aigu, sous l'influence d'un simple écart de régime.

La gastrite aiguë s'annonce par des signes plus ou moins fâcheux, suivant les causes qui la produisent et suivant aussi qu'elle est plus ou moins grave. Quelquefois elle débute brusquement ou bien elle est précédée des prodromes ordinaires aux maladies aiguës. Quand la gastrite n'offre aucun signe précurseur, elle commence par de la fièvre ordinairement sans frissons bien marqués, et par une douleur très-vive à l'épigastre. Cette douleur s'augmente très-sensiblement à la pression et devient plus intense, lorsque des aliments ou des boissons sont ingérés. Elle offre des caractères différents suivant les sujets ; les uns se plaignent d'élancements à l'épigastre, d'autres d'une sensation de brûlure. On observe fréquemment de l'inappétence, du dégoût pour les aliments, une soif vive et un désir marqué de prendre des boissons rafraîchissantes. Les tisanes, et surtout les aliments solides, sont mal supportés ; presque toujours ils provoquent des vomissements qui se déclarent avec d'autant plus de promptitude après l'ingestion, que la phlegmasie est plus intense. Les nausées sont fréquentes et fatiguent beaucoup les malades, les matières vomies, dans les premiers temps, renferment de la bile en abondance; plus tard, elles ne contiennent guère que des boissons ; le plus souvent les évacuations alvines sont rares ou peu copieuses, à moins que la gastrite ne s'accompagne d'embarras bilieux. Il faut se souvenir que dans un estomac phlogosé, la chymification se fait mal ou ne se fait pas du tout; de là l'inappétence et l'absence des matières propres à entretenir la diarrhée ; mais parfois, la partie malade sécrète des mucosités épaisses, jaunâtres, puriformes, et si les vomissements n'en débarrassent pas complétement l'estomac, elles passent dans l'intestin où, à cause même de leur nature et de leur abondance, elles provoquent des évacuations plus ou moins répétées.

Dans la grande majorité des cas, le mouvement fébrile est d'une intensité médiocre, et s'accompagne parfois de quelques légers frissons; en général, la respiration est gênée à cause de la douleur épigastrique qui rend pénible l'abaissement du diaphragme, ce qui engage le malade à faire des inspirations courtes et à les répéter plus souvent, à tenir la bouche ouverte surtout pendant le sommeil. De là, naissent sur la langue des enduits divers, qui indiquent plutôt la gêne de la respiration que la violence de l'inflammation elle-même; l'intensité de la douleur n'étant pas toujours en rapport avec l'état phlegmasique de la muqueuse, comme nous l'avons vu précédemment.

Dans la gastrite aiguë, la céphalalgie n'est pas constante; elle semble, dans tous les cas, se lier intimement à l'état fébrile. Les malades se plaignent de courbatures dans les membres, et, dans les cas graves, ils éprouvent de violentes agitations.

Toutes les fois que la terminaison doit être funeste, le pouls, dans les derniers temps, est petit, intermittent et irrégulier.

La chaleur de la peau, sèche ou humide au début, devient froide et visqueuse, surtout aux extrémités, vers le déclin de la maladie, quand elle est mortelle. La respiration suit l'état du pouls; dans quelques cas, elle s'accompagne d'une petite toux sèche qui d'ordinaire précède les vomissements.

Les urines, comme dans toutes les phlegmasies, sont rouges et peu abondantes; quand la fièvre est intense, elles sont même quelquefois nulles; mais elles coulent mieux quand les symptômes s'améliorent, et que l'affection marche vers une terminaison favorable.

On guérit presque toujours de la gastrite aiguë; sa durée est variable, et pour peu que les symptômes soient prononcés, il est rare qu'elle ne se prolonge pas au moins pendant deux septenaires ; la convalescence est parfois beaucoup plus longue ; du reste, le traitement a une très-grande influence sur la marche de l'affection qui est d'autant plus rebelle, qu'on a tardé davantage à la combattre par une médication appropriée. Quelquefois la maladie dure indéfiniment et passe à l'état chronique. La mort ne survient le plus souvent, qu'autant que l'inflammation a eu pour effet de détruire une grande partie de la muqueuse, ou de produire des ulcérations qui, en pénétrant jusqu'au péritoine, l'enflamment ou le perforent ; mais, hâtons nous de le dire, cette terminaison est exceptionnelle et ne survient guère que dans les cas de cause toxique, ou dans certaines formes de gastrites chroniques que nous étudierons plus loin.

Traitement. — Le traitement doit être proportionné à la gravité des symptômes. Pour peu que la gastrite soit intense, il faut recourir tout d'abord à une application de quinze à vingt sangsues sur l'épigastre ; ce moyen ne tarde pas d'ordinaire à produire un soulagement bien marqué. On peut suppléer aux sangsues par huit ou dix ventouses scarifiées sur la région épigastrique. S'il est bon quelquefois de pratiquer une saignée, lorsque la phlegmasie locale est très-vive, qu'il y a une pléthore coïncidente et que l'état fébrile est très-prononcé, en général, on doit s'en abstenir quand l'inflammation est légère, et que l'étude attentive des symptômes et de la marche de la maladie, porte à penser qu'elle se dissipera facilement sous l'influence, soit de l'éloignement des causes productrices, soit de quelques précautions de régime.

Dans certains cas, lorsque l'estomac par exemple se trouve embarrassé par des aliments, on peut employer l'émétique ou l'ipécacuanha à dose vomitive, mais on doit le faire avec beaucoup de circonspection, et il vaut mieux alors solliciter les vomissements, simplement par de l'eau tiède, ou tenant en dissoltion des quantités minimes de vomitif, que d'y avoir recours avec les doses ordinaires.

La constipation qui existe dans cette maladie, doit nécessairement porter à prescrire quelques purgatifs ; on ne les emploie qu'à l'époque où les principaux symptômes se sont améliorés ; on donne alors la préférence à l'huile de ricin, aux sels neutres que l'estomac accepte sans trop de répugnance.

Les boissons doivent être, autant que possible, aqueuses, mucilagineuses, très-légèrement acidulées ; dans bien des cas, on voit les personnes atteintes de gastrite rejeter les boissons tièdes et fades, et cela, à l'instant où les liquides parviennent dans l'estomac. Il faut, dans de telles circonstances, donner à de courts intervalles des boissons fraîches ou froides, en petite quantité à la fois ; car si l'on fait prendre beaucoup de boisson d'un seul coup, on distend l'organe, on augmente les douleurs et l'on provoque presque toujours des vomissements.

Quand on traite une inflammation aiguë de la peau, on applique sur cette membrane des fomentations avec de l'eau de guimauve, des cataplasmes émollients, on fait prendre des bains généraux et locaux ; or il est bon de faire pour la peau interne, représentée par la muqueuse, précisément ce qui serait convenable pour l'enveloppe cutanée. La pratique nous en démontre tous les jours l'utilité et la convenance ; mais le poids des applications extérieures lorsqu'elles sont épaisses, a parfois l'inconvénient de ne pouvoir être supporté ; on doit renoncer alors aux cataplasmes et les remplacer tout uniment par des compresses, trempées dans de l'eau tiède ou dans une décoction émolliente, que l'on recouvre ensuite de taffetas gommé pour en conserver l'humidité et la chaleur. Dans les cas graves, on se trouve bien de renouveler les grands bains tièdes et prolongés, deux fois le jour. Lorsque, après l'emploi des antiphlogistiques, le malade éprouve encore une chaleur incommode et brûlante dans l'estomac, on peut recourir, avec beaucoup d'avantage, aux fomentations froides et même à l'application de la glace sur l'épigastre, à l'aide d'une vessie; ce moyen est surtout très-utile quand les vomissements persistent; et, dans ce cas, les médicaments qui rendent le plus de services à l'intérieur sont : la teinture d'aconit, le mucilage d'acacia, la teinture de jusquiame, quelquefois l'opium et la morphine; mais le plus efficace, sans contredit, est l'acide hydrocyanique; on doit le donner à petites doses très-souvent répétées. Quand l'estomac peut supporter d'autres médicaments, on prescrit le nitrate ou le citrate de potasse pour calmer la muqueuse et hâter la cure du mal.

Tant que l'estomac est en souffrance, il convient d'éviter l'ingestion de substances irritantes, et dans tous les cas, on doit prendre soin d'entretenir la liberté du ventre, par des lavements émollients ou légèrement minoratifs. Un moyen très-bon encore de combattre une vive irritabilité gastrique, est de recourir à des suppositoires opiacés.

Presque toujours dans la gastrite, les malades se soumettent d'eux-mêmes à une diète sévère. Lorsque les accidents sont calmés, qu'il n'y a plus de douleur épigastrique et que les vomissements bilieux ont disparu, on commence l'alimentation, d'abord par de très-faibles doses; on choisit de préférence les substances végétales les plus douces,

telles que les fécules, les crèmes de riz, etc., par la raison
que la digestion des substances animales se fait principalement dans l'estomac, tandis que celle des végétaux s'opère
surtout dans les parties plus profondes du canal alimentaire.

Dans les gastrites qui ne sont pas assez aiguës pour qu'on
soit obligé de soumettre les sujets à une abstinence complète, les aliments à une température basse réussissent
parfois très-bien; c'est ainsi qu'on peut donner avec avantage des bouillons froids, et s'ils sont bien supportés, on
passe bientôt à l'usage du lait, des potages légers, du poisson, des gelées de viande, puis on augmente les rations en
raison directe de la tolérance et du retour des forces digestives; quelquefois on ranime doucement ces dernières par
des eaux gazeuses, des boissons amères et des révulsifs sur
l'épigastre, tels que les vésicatoires, les pommades stibiées
ou ammoniacales.

Les malades ne doivent prendre du vin pur qu'après que
l'estomac s'est habitué, par degrés, aux aliments substantiels; et, si l'on veut obtenir une guérison solide, il est indispensable d'apporter au régime la plus scrupuleuse attention pendant quelque temps.

CHAPITRE XVII

Dès le début, une inflammation peut être chronique; c'est-à-dire avoir si peu d'intensité qu'elle puisse durer longtemps sans altérer les tissus d'une manière notable. Aussi n'est-il pas surprenant que ce genre d'inflammation soit assez rarement précédé d'accidents aigus.

Il faut entendre, par gastrite chronique, une phlegmasie plus ou moins persistance qui s'accompagne de symptômes généraux moins prononcés que ceux que la forme aiguë présente.

Cette maladie débute souvent d'une manière toute bénigne, et affecte dès les commencements une marche lente; ordinairement elle ne s'accompagne pas de fièvre, ou bien cette dernière est très-légère. Il y a d'abord diminution de l'appétit, des douleurs à l'épigastre, parfois quelques frissons vers le soir et dans la nuit; la soif est variable; chez un grand nombre de patients, les fonctions digestives sont déjà altérées lorsque surviennent les symptômes qui caractérisent le mal. Les nausées se montrent constam-

ment pendant le cours de l'affection ; elles sont quelquefois
fatigantes et se joignent à un dégoût marqué pour la nourriture. Les vomissements sont plus rares et ne surviennent
guère qu'après l'ingestion des boissons et des aliments. Le
plus souvent ils contiennent de la bile, et reviennent à des
intervalles qui n'ont rien de régulier.

La douleur est variable ; parfois les malades ne se plaignent que d'un peu d'embarras à l'épigastre, de picote-
ments, d'une sensation de barre, ou bien c'est une chaleur
plus ou moins forte qu'ils éprouvent. Les douleurs sont toujours notablement exaspérées par la pression, et paraissent
d'autant plus vives que les nausées et les vomissements sont
plus intenses. L'accélération du pouls n'est jamais très-considérable ; pourtant il est utile de la signaler, ne fût-ce que
pour distinguer la gastrique chronique de la dyspepsie et du
cancer de l'estomac.

Quand le mal est intense, sans être porté néanmoins à
l'état fébrile, il y a des sensations d'accablement, de fatigue, de brisement des forces ; puis surviennent la tristesse
et l'amaigrissement.

Au lieu d'être générale, il arrive quelquefois, suivant
Broussais, que la gastrite chronique n'est que partielle :
cela se présente surtout chez les personnes qui ont souffert
déjà de gastrite aiguë incomplétement guérie, ou bien qui
ont rechuté par suite de mauvais régime, d'imprudences,
d'affections morales vives, avant que la phlegmasie fût passée. Dans ces cas, la marche de l'inflammation est très-variable ; tantôt il y a des exaspérations plus marquées dans
certaines parties du viscère, les malades ne peuvent plus
manger, ils se mettent aux adoucissants tant que l'irritation
locale persiste ; puis l'appétit revient, ils mangent de nou-

veau, s'en trouvent bien d'abord pendant quelques jours ou quelques semaines et bientôt, sous l'influence de causes en apparence très-légères, ils se voient obligés de reprendre le régime; et c'est ainsi qu'ils passent une partie de leur existence, avec une gastrite partielle qui envahit de temps à autre les régions saines de l'organe, comme nous voyons certaines affections chroniques de la peau se promener presque indéfiniment, tantôt à droite, tantôt à gauche, et disparaître quelque temps pour reparaître bientôt après. Du reste, cette marche dans l'inflammation chronique de la muqueuse n'appartient pas seulement à l'estomac, mais elle se retrouve à chaque instant chez les catarrheux de toute nature.

Ces inflamations chroniques partielles ont trois points de prédilection, le cardia, la grande courbure et le pylore. Au cardia, elles font éprouver de la douleur à la déglutition, comme si le bol alimentaire, en entrant dans l'estomac, franchissait un anneau douloureux; puis il survient des rots et des mouvements convulsifs de l'organe avec sensation de brûlure; pourtant ces douleurs se calment, la digestion se fait, et ce n'est que vers la fin du travail, quand la chymification s'achève, qu'il se dégage des gaz ou des fluides qui viennent se faire sentir désagréablement sur la partie en souffrance et dans le voisinage. C'est ainsi qu'il y a parfois des palpitations du cœur ou un sentiment d'ardeur dans la gorge. Souvent les malades rendent le matin une grande quantité de fluides âcres et acides; il existe, dans l'arrière-bouche, une sorte de desséchement occasionné par les mucosités épaisses et tenaces qui s'y accumulent; arrivé au plus haut degré, cet état détermine des vomissements, mais cela est assez rare.

Quand l'inflammation prédomine à la grande courbure, les

aliments arrivent dans l'estomac sans douleur ; mais bientôt apparaissent des sensations désagréables, une chaleur pénible, et comme une demi-ceinture douloureuse se fait sentir à la base de la poitrine ; puis surviennent des hoquets et une exacerbation marquée vers la fin de la digestion.

Au pylore, l'inflammation est peut-être plus commune que partout ailleurs ; les malades n'éprouvent aucune douleur lors de l'ingestion des aliments, qui sont pris avec plaisir et même parfois avec un appétit assez vif ; on ne remarque aucun trouble du côté du cœur ; ce n'est que vers la fin de la digestion que les accidents commencent. On voit paraître, dans l'hypochondre droit, et plus ou moins haut, des douleurs qui se propagent à l'épaule, comme celle du foie ou du duodenum, qui sont tous deux animés par des nerfs de même origine que ceux du pylore. Quand l'affection s'étend jusqu'à la petite courbure, il en part souvent des sensations pénibles qui vont frapper dans l'amygdale ; bientôt les souffrances redoublent, il survient des renvois, de la rumination, et les aliments sont rendus par gorgées ; quelquefois le viscère se débarrasse seulement des substances qui lui déplaisent, quelques-uns ne rendent rien, mais souffrent d'autant plus, pendant le passage du chyme de l'estomac dans le duodenum, que la digestion se prolonge davantage.

Ces inflammations partielles, après avoir duré plus ou moins de temps avec des alternatives diverses, finissent presque toujours, lorsqu'elles sont mal soignées ou trop négligées, par revenir à l'état aigu, en produisant des gastrites générales ; ou bien, elles se terminent par des ulcérations, des perforations, des ramollissements ou des dégénérescences organiques trop souvent incurables, et dont nous aurons à nous occuper par la suite.

Nous n'avons pas besoin de faire ressortir l'analogie qui se rencontre dans ces gastrites partielles, avec ce que nous avons dit en traitant des variétés dyspeptiqués. Broussais, rapportant tous les phénomènes gastriques à l'irritation et à l'état inflammatoire, devait naturellement comprendre dans la gastrite chronique, tous les accidents de douleur, de pyrosis, de faiblesse musculaire et de troubles de l'innervation. Il est facile de voir combien ces idées sont exagérées, sans que l'on puisse nier néanmoins la possibilité et la réalité même quelquefois d'une gastrite chronique partielle, puisque nous voyons tous les jours des phlegmasies chroniques se localiser avec prédilection sur certains endroits, dans d'autres muqueuses. C'est là le motif qui nous a déterminé à reproduire, en partie, les symptômes que le grand physiologiste attribuait à ces accidents, dont on juge mieux du reste par l'efficacité du traitement qu'on leur oppose, que par les longues digressions dont on pourrait les entourer.

La turgescence sanguine et la congestion, lorsqu'elles s'accompagnent d'épanchement de lymphe, sont considérées toutes deux comme un état inflammatoire, bien que diamétralement opposées dans leur essence et dans le traitement qu'elles réclament. En effet, tandis que les moyens à employer contre la turgescence sanguine, se tirent des antiphlogistiques ; dans la congestion simple, c'est aux toniques qu'il faut recourir ; mais de la circonstance que ces états se transforment insensiblement de l'un en l'autre, il arrive qu'à un moment donné de la plupart des inflammations locales, la médication se trouve mieux de la suspension de tout traitement, puisque les indications qui jusqu'à ce moment avaient été évidentes et bien marquées, cessent tout à coup et ne montrent plus la route à suivre. Cela tient à ce que l'affection passe de l'état de phlogose à l'état congestif ou réciproquement, et que les indications de déprimer ou de fortifier ne redeviennent manifestes que lorsque la transition est bien tranchée.

Après une surexcitation et une distension prolongées, les vaisseaux perdent une partie de leur pouvoir contractile, de manière qu'on remarque bientôt sur leur trajet une teinte foncée que l'on retrouve encore, même après la mort. Témoin la peau qui entoure ces vieux ulcères, où la circulation a été longtemps altérée et languissante ; il est vrai que le mal a souvent commencé par un état inflammatoire, on ne saurait pourtant considérer la coloration bleuâtre qui les environne comme son effet direct, puisqu'elle ne s'y fait remarquer que longtemps après que toute trace de phlegmasie locale a disparu. L'état congestif seul a donc déterminé cette marche particulière. On pourrait citer encore la coloration brune ou noirâtre de la peau, au-dessus de la malléole interne, lorsque les veines de la jambe sont variqueuses. Dans beaucoup de cas, il n'y a pas, il n'y a jamais eu d'inflammation ; et en réalité, si nous considérions l'action franchement inflammatoire sur les parties extérieures du corps, nous aurions bien rarement à y constater des changements de couleur de cette nature.

La fréquence de l'état congestif dans la dyspepsie, par exemple, la période presque indéfinie pendant laquelle cet état peut se prolonger dans la muqueuse gastrique, dispose tout particulièrement cette membrane à revêtir la couleur que nous venons de signaler. En effet, tant que la congestion persiste, les vaisseaux dilatés contiennent habituellement un sang plus noir qu'à l'état normal ; il semble que la lenteur avec laquelle il circule, favorise le dépôt, dans la muqueuse, d'une partie de sa matière colorante ; on peut donc en conclure que cette coloration noirâtre ou gris ardoisé est le produit direct d'une congestion longtemps entretenue et que, comme ce dernier état est une manifestation de la débilité, ce sont les fortifiants qu'il faut lui opposer, et non les antiphlogistiques.

La couleur foncée de la muqueuse gastrique peut aussi tenir à l'action des acides ou des gaz, à travers les parois des vaisseaux, sur le sang que ces derniers contiennent ; ce changement toutefois n'est pas organique comme celui que nous venons de signaler, et il n'est, dans la plupart des cas, qu'un effet entièrement chimique survenu après la mort.

La congestion de la muqueuse de l'estomac est le plus souvent déterminée par l'obstruction de la circulation veineuse. Cela arrive parfois lorsque le retour du sang se trouve retardé par une maladie du cœur ou des poumons, mais principalemeut par une affection du foie. Ce qui s'explique fort bien, si l'on se rappelle, que c'est par la veine-porte que tout le sang qui vient de l'estomac doit passer pour se rendre au cœur. Quand la congestion est très-prononcée, la muqueuse gastrique laisse facilement se produire une exsudation sanguine par sa surface si vasculaire, et c'est ainsi que, dans les obstructions du foie, il n'est pas rare de voir survenir des vomissements sanguinolents aussi bien que chez les malades atteints de maladies du cœur ou des poumons, qui produisent aussi la congestion gastrique. Cet état congestif détermine une perte d'appétit et dérange lēs digestions par la suspension ou le trouble apporté dans les fonctions sécrétoires du foie, et puis la congestion de la mu-

queuse de l'estomac détermine des désordres dans la fermentation peptique en arrêtant ou en pervertissant la sécrétion du suc gastrique, tandis qu'elle amène dans l'organe
la présence d'un mucus de mauvaise qualité, absolument
comme la congestion des poumons détermine un flux muqueux anormal dans l'intérieur des bronches.

Hypertrophie. — L'hypertrophie, ou épaississement de
la membrane muqueuse, est-elle le produit d'une gastrite
chronique? Voilà une question fort douteuse, et comme
nous ne croyons pas utile d'en faire un chapitre séparé,
nous en dirons ici quelques mots.

Il faut entendre par cette hypertrophie, l'effusion interstitielle de la lymphe, et son organisation subséquente dans
la membrane elle-même. Comme pour les dépôts analogues formés partout ailleurs, ses caractères sont très-va-
riés. Dans les circonstances favorables, l'effusion est de
bonne nature, ou susceptible d'une organisation comparativement saine, de façon que la membrane, quoique épaissie, paraît peu altérée dans ses propriétés essentielles.
Quelquefois au contraire, par la prédominance des principes
albumineux, l'effusion est de mauvaise nature et incapable
d'une organisation supérieure à ce que l'on trouve dans les
tissus durs et blancs que l'on nomme squirrhes. Entre ces
deux extrêmes, il existe de grandes variétés dans les caractères propres de l'hypertrophie.

Les personnes qui en sont atteintes racontent d'ordinaire
qu'elles ont été longtemps sujettes aux dyspepsies, d'où l'on
peut conclure aux congestions ou à de petits intervalles d'inflammation alternant avec de longues périodes congestives.
Les symptômes du mal néanmoins peuvent avoir été de nature bénigne, et il arrive même quelquefois que l'on trouve

la membrane muqueuse épaissie ou granuleuse chez des personnes qui, pendant la vie, n'avaient jamais ressenti ni souffrances ni désordres de l'estomac. Qu'en conclure ? si ce n'est que la circulation avait été longtemps faible et congestive, sans aucun rapport avec la gastrite chronique.

Atrophie. — L'atrophie, ou amincissement de la muqueuse gastrique, est regardée, avec raison, comme un phénomène très-grave ; on est aussi dans l'habitude de la considérer comme une production de la gastrite chronique ; il conviendrait peut-être d'ajouter, et d'une altération nutritive. On peut en effet distinguer deux espèces d'atrophie : l'une, suite naturelle d'une nutrition insuffisante, peu dangereuse par elle-même, présente un amincissement à peine induré, par la disparition proportionnelle des constituants de la membrane ; tandis que l'autre, produite sans doute par une hypertrophie antérieure, n'offre plus qu'une muqueuse condensée et dure dans toutes ses parties, plus blanche que dans l'état naturel et dépourvue de son velouté ordinaire.

Arrivée à ce point, la transformation est sans ressources, par les changements de structure qu'elle entraîne dans les parties sécrétoires de l'organe ; de là l'importance de découvrir de bonne heure, et de traiter énergiquement l'état morbide qui peut la déterminer. Les circonstances qui précèdent immédiatement cette forme de l'atrophie sont très-probablement l'hypertrophie par effusion de lymphe ; et le dépérissement de la membrane tient ensuite à la contraction de la matière épanchée. On comprendra facilement cette action, si on la compare aux changements que la lymphe organisée détermine, à la suite de vastes brûlures, dans les cicatrices qui étreignent et resserrent toutes les parties qu'elles envahissent. Nous en trouvons aussi des exemples dans les organes internes ; c'est surtout dans le foie qu'on les a particulièrement observés.

Dans la première période du développement de la cirrhose, qui correspond à la période hypertrophique de la muqueuse de l'estomac, une effusion de lymphe organisable s'établit dans le tissu cellulaire qui enveloppe les vaisseaux hépatiques et les glandules sécrétoires, dans toute l'étendue du foie qui se trouve ainsi augmenté de volume ; et ici, de même que dans l'estomac, on peut remarquer que les effusions ne sont pas le produit d'une inflammation active, mais tiennent plutôt à un état congestif général, obscur et de longue durée. Il arrive un moment où la seconde période de la cirrhose se manifeste, correspondant en cela au retrait de la muqueuse gastrique ; la lymphe organisée, en se contractant peu à peu sur les vaisseaux et les cellules sécrétoires, les resserre et finit par les étrangler. Telle est la série des changements morbides, qui semble amener l'atrophie incurable de la muqueuse de l'estomac.

On ne saurait donc trop s'arrêter à l'état congestif comme cause sérieuse de changement de structure ; et pourtant, tandis que le seul terme d'inflammation fait naître des craintes vives, et engage tout de suite à recourir à un traitement énergique ; l'état congestif, au contraire, en éveillant trop peu d'appréhensions, reste pour ainsi dire dans l'oubli. C'est que, malheureusement, les symptômes qui l'accompagnent ne se font pas assez vivement sentir, et que les changements de structure sont déjà fort avancés lorsqu'on en constate la présence.

Le danger est en général très-éloigné, aussi lorsqu'il se manifeste, est-il bien difficile de remonter aux causes productrices ; et, si un traitement soutenu arrête presque toujours les progrès de l'inflammation, nous ne connaissons aucun remède que l'on puisse opposer avec autant d'efficacité au resserrement des organes internes, quand il est produit par le retrait d'une effusion de lymphe.

Néanmoins, dans ces circonstances, si l'on soupçonne l'état congestif, ce que l'on peut toujours inférer des causes d'irritation qui ont agi longtemps sur un même point, on doit apporter au traitement toute la persévérance et toute la perspicacité qui seules peuvent arrêter la marche des accidents. On devra user alors des toniques avec mesure, et des révulsifs sur une grande échelle. Nous renvoyons, pour les détails, à ce que nous avons dit déjà au traitement de l'état congestif dans la dyspepsie.

Il est rare que la gastrite chronique dure moins de deux à trois mois, sa marche n'est pas uniforme, parfois stationnaire, elle est sujette à de nombreuses exacerbations. En général, ce n'est pas une affection très-grave, bien qu'elle puisse avoir une issue funeste. Comme souvent elle se produit pendant l'évolution de certaines affections chroniques et principalement dans celles des poumons et du cœur; presque toujours alors, la mort n'est que l'effet de la maladie intercurrente. La voit-on survenir au contraire chez des personnes d'une constitution saine ou qui n'a pas eu à souffrir de maladies antérieures, on doit conserver tout espoir de les en débarrasser assez rapidement, par une médication et un régime convenables.

Traitement. — On peut traiter et guérir de plusieurs manières la gastrite chronique; par les antiphlogistiques, les révulsifs, les adoucissants, la diète, et cela suivant les formes qu'elle revêt. On ne doit avoir recours aux émissions sanguines que lorsque l'affection présente un certain degré d'intensité; dans ce cas, les sangsues appliquées à l'épigastre enlèvent d'ordinaire presque subitement la douleur. Pour un adulte, on en met une vingtaine, de dix à quinze pour une femme, et une, deux ou trois suffisent pour un enfant suivant son âge. Lorsque l'on craint de les employer à cause de la faiblesse du malade, on peut leur substituer les ventouses sèches, les sinapismes, les vésicatoires. Quand le malade digère encore, on lui prescrit un régime léger ; on use en même temps de cataplasmes émollients, narcotiques et de boissons adoucissantes ; on choisit ces dernières, suivant le goût de chacun, parmi celles qui sont légèrement acides, mucilagineuses, féculentes ou gommeuses. Quelques-uns ne veulent que de l'eau et préfèrent boire froid ; en général les boissons chaudes sont plus avantageuses.

Les bons effets que l'on obtient du calomel pour combattre une congestion de l'estomac entretenue par l'insuffisance de la sécrétion biliaire qu'occasionne la torpeur du foie ne doivent pas être attribués au simple éloignement de l'accumulation de bile, mais bien plutôt à la plus grande liberté que la circulation en éprouve dans le foie et au retour plus facile vers le cœur du sang veineux qui sort de l'estomac. On peut comparer l'état catarrhal de la muqueuse de l'estomac à celui qui affecte les bronches à la suite d'un refroidissement. C'est une espèce d'irritation ou d'inflammation chronique qui succède à la congestion, et qui, par l'abondante sécrétion d'un mucus aqueux, occasionne souvent des envies de vomir, voire même des vomissements. Cette affection est très-commune et se présente sous les mêmes influences que le catarrhe des voies respiratoires.

Quelquefois la majeure partie de l'organe est en voie de guérison, qu'un reste d'inflammation persiste avec ténacité dans certains endroits ; pour en venir à bout, il faut mettre le malade à la diète, prescrire des émollients, puis une alimentation douce, des fécules au lait, des bouillons légers, des topiques calmants, des bains généraux jusqu'à ce que l'on puisse recourir aux fortifiants. Quand la sensibilité locale a disparu, que le malade se trouve plus disposé à prendre des aliments, il ne faut permettre leur accroissement qu'avec prudence, et en même temps provoquer des révulsions extérieures au moyen de frictions, de pommades épispastiques, émétisées et plus ou moins irritantes, pour déterminer des éruptions ou même la suppuration. On prescrit concurremment de l'exercice au grand air, des bains, la flanelle sur la peau, la chaleur aux extrémités et quelques distractions douces.

Si, malgré le traitement antiphlogistique, la sensibilité locale persiste, on a recours aux narcotiques par la méthode endermique, on saupoudre la plaie d'un vésicatoire appliqué sur l'épigatre de 2 centigrammes, par exemple, d'hydrochlorate de morphine, renouvelés chaque matin pendant quelques jours. Lorsque ces moyens demeurent sans succès, on peut craindre quelque complication fâcheuse dans l'organe lui-même, il est alors permis de tenter un dernier effort, en multipliant sur la région de l'estomac les vésicatoires volants, les cautères et les sétons.

On sait que les vésicatoires font d'ordinaire disparaître tès-rapidement les vomissements opiniâtres, nous ne saurions rien ajouter ici à ce que nous avons dit déjà de la douleur et des vomissements ; c'est pourquoi nous renvoyons aux deux chapitres où nous avons particulièrement traité de ces symptômes.

Il est rare, dans la gastrite chronique, que l'on soit obligé de recourir aux purgatifs. Lorsqu'il existe de la diarrhée, elle est ordinairement produite par l'affection concomitante, et dans ce cas, les purgatifs ne sont pas toujours indiqués. Pourtant la constipation peut se montrer dans les cas simples, lorsqu'ils s'accompagnent de mouvement fébrile, et il convient alors, comme dans la gastrite aiguë, de combattre le resserrement du ventre par de légers minoratifs.

Il peut se faire, lorsque l'état phlegmasique a disparu, que l'estomac tarde à reprendre ses fonctions, comme s'il était frappé d'une sorte d'atonie. C'est dans ces conditions, que l'on doit essayer avec prudence une nourriture légèrement stimulante, que l'on peut conseiller les préparations amères, les ferrugineux, les eaux de Seltz, de Spa, de Bussang, de Condillac. Parfois aussi la digestion reste paresseuse; il convient alors de faire prendre, deux heures après les repas, quelques gorgées d'eau sucrée. Ce liquide frais calme l'estomac et favorise la digestion; tandis qu'il produirait un effet contraire s'il était pris en trop grande quantité à la fois, de façon à trop délayer les sucs gastriques.

Dans la gastrite chronique, le mouton et le poulet sont dans la plupart des cas graves, la seule nourriture animale que l'on puisse digérer sans trop de peine. A mesure que l'état des malades s'améliore, on essaye du bœuf bien tendre; quant au veau et au porc, on doit s'en abstenir, il faut éviter toute espèce de sauces et de condiments. Les farineux dans la majorité des cas et dans les formes les plus actives d e la maladie, doivent composer la plus grande partie de l'alimentation, et s'ils accroissent d'abord l'acidité gastrique, ce symptôme ne tarde pas à disparaître à mesure que l'estomac se trouve relevé de la tâche de digérer les substances stimulantes auxquelles il était préalablement accoutumé. Au lieu de prendre alors du café ou du thé, le malade ferait mieux de se contenter d'eau d'orge ou de lait coupé avec de l'eau de chaux.

CHAPITRE XVIII

C'est bien à propos de cette dégénérescence, que l'on
peut reprocher aux auteurs modernes d'avoir insisté beaucoup plus sur des notions générales d'anatomie pathologique et sur l'étude du cadavre, que sur des déductions pratiques. Car, si après la mort on en trouve des traces
incontestables, il est à peu près impossible d'en affirmer
l'existence pendant la vie, tellement les symptômes de l'affection, comme la tension épigastrique, la douleur au toucher, les vomissements de matières acides, brûlantes chez
l'adulte ; les évacuations bilieuses, verdâtres, couleur her-
bacée dans l'enfance, lui sont peu propres, en réalité ;
pourtant il faut reconnaître à ces symptômes une certaine
valeur lorsqu'ils se réunissent aux phénomènes fonctionnels
dont nous parlerons plus loin ; mais jusqu'ici, jamais on
n'a rencontré le ramollissement de l'estomac à l'état de
simplicité ; toujours au contraire on l'a vu s'accompagner
d'une affection aiguë ou chronique. Du reste, cette maladie,
assez rare dans l'enfance, l'est bien davantage encore chez
l'adulte, et comme dans ces deux âges, elle se développe

chez des sujets de constitution très-dissemblable, dont les organes n'ont pas la même consistance et ne sont pas soumis à l'influence des mêmes aliments, cela suffit pour expliquer comment on doit rencontrer des différences aussi variables dans les altérations pathologiques qui l'accompagnent. Or, chez l'adulte, on décrit un ramollissement blanc, pultacé ; et chez l'enfant un ramollissement gélatiniforme ; on a bien décrit encore des variétés qui tiendraient à l'état rouge inflammatoire, à l'amincisssement ou à l'épaississement des parties malades, suivant l'époque du mal. Mais l'étude cadavérique, chez des personnes qui n'avaient jamais souffert de l'estomac, ou sur des animaux soumis à l'expérimentation, est venue démontrer qu'il suffisait que la mort survînt subitement pendant le travail digestif, ou après quelques heures de maladie, l'estomac se trouvant chargé de nourriture, pour qu'on y rencontrât des ramollissements manifestes avec des bandes blanchâtres, plus prononcées sur certains points correspondants aux saillies de la cavité gastrique, et qui, pour cette raison, s'étaient trouvés davantage en contact avec les fluides. Tous ces ramollissements, avec des teintes diverses dans leur voisinage, n'affectent le plus souvent que la muqueuse ; parfois aussi les autres tissus de l'organe, soit par imbibition, soit par infiltration, semblent participer à cette dégénérescence qui peut aller, dans certains cas, jusqu'à la perforation.

Certainement, les ramollissements de l'estomac ne sont pas toujours et exclusivement un effet cadavérique ; mais, si nous constatons qu'il n'existe aucun signe physique propre à les faire reconnaître pendant la vie, nous nous demandons à quoi bon en décrire autant de variétés distinctes.

Le zèle très-louable qui a fait chercher dans l'étude des lésions organiques, sinon la source et la cause de toutes les maladies, du moins les traces indubitables d'un grand nombre d'entre elles, a ses excès comme toutes les bonnes choses. On en est arrivé à distinguer, à subtiliser, et l'on ajourne ainsi un perfectionnement ayant pour gage de la vérité tout à la fois l'observation et l'expérimentation ; c'est-à-dire les seules bases possibles de toute vérité.

Pour nous, qui tenons avant tout à l'utilité pratique, nous admettons que, pendant la vie et sous l'influence de certaines conditions morbides encore mal connues, le ramollissement de l'estomac est produit, soit par l'altération des sucs gastriques et leur action subséquente sur des tissus sains, soit au contraire par l'action des sucs normaux sur des tissus qui ont perdu de leur vitalité, à la suite d'une inflammation violente.

Nous constaterons en outre que les boissons aqueuses, longtemps contenues dans l'organe, pendant un diète prolongée, peuvent le macérer et le ramollir ; que la salive, les mucus acides ont encore une action plus puissante ; que l'amaigrissement, la faiblesse, le coucher sur le dos, toujours dans la même position, sont des circonstances très-favorables à son développement, aussi bien que la marche de certaines affections aiguës ou chroniques comme la pneumonie, la phthisie, les fièvres éruptives, la coqueluche, le muguet, la diarrhée, la gastrite chronique et l'état puerpéral.

Nous croyons à la même origine des ramollissements gélatiniforme et pultacé, et nous pensons que, s'ils offrent des apparences diverses, c'est que les sujets chez lesquels on les rencontre ne présentent pas la même densité dans les organes, et n'ont pas été soumis à la même alimentation. Il existe, sans nul doute, des ramollissements inflammatoires ; mais comme ils s'accompagnent, pendant la vie, de phénomènes de gastrite aiguë ou chronique, nous n'avons rien à ajouter ici au traitement de ces affections. Enfin, l'action de certaines substances acides, délétères ou corrosives, peut également produire le ramollissement, et celui qui tient au développement du cancer, trouve naturellement sa place dans l'étude de cette dernière affection.

M. Cruveilhier a observé le ramollissement de l'estomac dans l'enfance, sous forme épidémique, pendant les chaleurs humides de l'été ou de l'automne, sous l'influence de certaines maladies fébriles et cutanées. Les causes qui semblent en favoriser la marche, sont toutes celles qui sont capables d'irriter plus ou moins les viscères ; les garçons semblent y être plus prédisposés que les filles, et on rencontre le ramollissement gastrique du troisième au dix-huitième mois, plus souvent qu'à toute autre époque de la vie. Il faut noter parmi les circonstances qui le déterminent une faiblesse native de l'organisation, la dentition, l'allaitement artificiel, le sevrage prématuré, des écarts de régime chez la nourrice et une alimentation trop hâtive, par la déplorable habitude où l'on est, surtout dans le peuple, de faire manger aux enfants de trois à quinze mois des choses qu'ils ne peuvent encore digérer.

Chez l'adulte, indépendamment des états morbides qui peuvent y prédisposer plus particulièrement, comme la phthisie, la gastrite chronique, *il faut dire que l'on rencontre le ramollissement de l'estomac surtout chez les individus des deux sexes qui, par suite de privations, ont été soumis longtemps à un mauvais régime, ou qui se sont trop

abreuvés de boissons sucrées ou acides ; car il semble que
ce soit surtout les gens prédisposés aux aigreurs, qui aient
plus particulièrement à en souffrir. On signale encore
comme cause déterminante l'abus des amers et des purgatifs
drastiques.

Comme le ramollissement n'est qu'un phénomène secondaire, il est très-difficile, pour ne pas dire impossible, de
détacher nettement les symptômes qui lui sont propres,
d'autant plus qu'on peut les retrouver tous dans d'autres
affections gastriques. C'est pourquoi nous n'en parlerons
que d'une manière générale, sans pouvoir affirmer que leur
présence soit le cortége obligé de son développement. Suivant M. Cruveilhier, d'abord la digestion se trouble ; l'enfant est pris de diarrhée qui augmente rapidement, le petit
malade dépérit à vue d'œil, devient difficile, capricieux,
morose ; il veut toujours teter, et repousse les aliments qu'il
recherchait le plus. Ces symptômes, on doit le reconnaître,
sont communs au début de beaucoup d'affections, et peuvent
durer quelques semaines ; puis on voit paraître les signes
de la gastrite aiguë : tension à l'épigastre, douleur au toucher, vomissements soit de lait ou de boissons, soit de matières jaunes ou vertes, immédiatement ou longtemps après
les repas. Les vomissements sont parfois précédés de nausées
ou se produisent à la suite des accès de toux, comme dans
la coqueluche. La diarrhée varie et reparaît d'ordinaire
après avoir cessé un jour ou deux ; les selles sont vertes et
ressemblent à de l'herbe hachée, elles exhalent une odeur
très-forte ; la soif est vive, et à mesure que la maladie fait
des progrès, la figure, de pâle qu'elle était au début, devient
blême, couleur de cire ; les yeux se cavent et la face prend
une teinte cadavéreuse.

L'émaciation est quelquefois portée au plus haut degré dans l'espace de vingt-quatre à quarante-huit heures. La respiration est faible et accélérée, le pouls irrégulier ne présente rien de constant. La langue est pâteuse et couverte d'un enduit blanchâtre ; on rencontre parfois des aphthes dans la bouche ; on entend des grincements de dents ; les yeux sont à demi fermés et tournés en haut ; il y a des cris pénibles, de l'agitation, une insomnie persistante qui souvent ferait croire à une affection cérébrale.

Au milieu de ces désordres, il se manifeste à peine de la fièvre, la température du corps est peu changée, pourtant, la tendance au refroidissement des extrémités est remarquable.

A mesure que le mal fait des progrès, l'agitation et les crises sont remplacées par un demi-coma, par des gémissements sourds, le pouls et la respiration deviennent imperceptibles ; parfois la mort est précédée de convulsions ou de rigidité générale ; il arrive aussi, vers la fin, que l'anasarque s'empare des pieds et des jambes. La marche de ces symptômes est tantôt aiguë, tantôt lente et irrégulière. La diarrhée n'est pas constante non plus, et la terminaison n'est pas nécessairement fatale ; mais, dans le plus grand nombre de cas, une quinzaine de jours suffisent pour amener la mort, qui survient parfois beaucoup plus rapidement.

Chez l'adulte, le ramollissement pultacé de l'estomac s'accompagne de douleurs épigastriques presque constantes, soit obtuses, soit aiguës ou brûlantes ; de diminution dans l'appétit, d'aigreurs ; puis surviennent l'inappétence, la soif, la fièvre, les nausées, les vomissements ; ces derniers, souvent très-opiniâtres, sont provoqués rapidement par l'ingestion des liquides même les plus doux ; quand ces symptômes se déclarent pendant la marche d'une affection chronique, comme la phthisie par exemple, on peut penser, presque à coup sûr, qu'il se développe un ramollissement de la muqueuse gartrique qui ne tardera pas à enlever le malade.

Traitement. — Nous commencerons par écarter tout ce qui se rapporte aux phlegmasies intenses bien caractérisées; leur traitement étant le même que celui de la gastrite aiguë, pour ne nous occuper que des cas où le caractère inflammatoire est douteux, et se rapporte à un état plus ou moins chronique.

On ne doit pas oublier que les acides ou les liquides dissolvants que l'estomac renferme sont très-probablement la cause principale du ramollissement, et que leur présence seule suffirait pour expliquer la plupart des phénomènes de douleur et de dissolution qui se passent dans les parois du viscère en l'absence de toute phlegmasie. De là naît l'indication de remédier avant toute chose à la présence de ces liquides qui se trouvent sans cesse en contact avec les parties malades; pour cela, c'est sur les moyens hygiéniques et sur le régime qu'il faut particulièrement concentrer son attention; l'abstinence et les boissons adoucissantes seraient ici plus nuisibles qu'utiles, à moins de symptômes inflammatoires bien marqués.

Chez les enfants, on devra s'enquérir de l'alimentation habituelle, rechercher si on ne leur donnait pas à manger des soupes trop épaisses, du pain, des viandes, alors que l'absence des dents indiquait une alimentation plus naturelle; sans doute il est des enfants robustes qui, avant la dentition, peuvent se nourrir de substances plus ou moins dures; mais c'est là l'exception, et il ne faut jamais l'oublier, surtout en face des symptômes que nous venons de passer en revue. Dans ces circonstances, le lait naturel, le lait d'une bonne nourrice est le premier de tous les médicaments. La diète à cet âge serait désastreuse, et si alors l'inflammation de l'estomac est possible, le lait est encore un topique très-utile pour la combattre. Il arrive parfois que l'enfant rend d'abord tout ce qu'on lui donne, que le lait ressort en grumeaux ou en caillots, c'est une raison de plus pour y revenir de suite, et en voici les motifs : Dans le ramollissement de l'estomac, les sucs gastriques sont trop abondants, altérés ou trop acides ; dans ce cas, l'excès nuisible de ces sucs peut s'épuiser sur le caséum qu'il coagule, et si ce premier lait est rejeté, il est possible que celui qu'on fera prendre ensuite soit mieux supporté, et c'est même ce qui arrive d'ordinaire.

Lorsque l'enfant est sevré depuis longtemps, et qu'on se trouve dans l'impossibilité de recourir à l'allaitement naturel, à défaut de lait de femme, on donne du lait d'ânesse, puis viennent le lait de vache et celui de chèvre, en y ajoutant au besoin un peu d'eau de chaux, et en prenant la précaution de ne donner à l'enfant que du lait récemment trait et conservant encore sa chaleur naturelle.

Quand les dents sont assez poussées pour que l'on puisse ajouter au lait des aliments solides, il ne faut donner ces derniers qu'avec la plus grande réserve, dans la crainte de voir reparaître les accidents. On a vu des nourrissons de cinq à six mois, exténués par des consommés, des potages de toute espèce, recouvrer la santé sous l'influence d'une lactation abondante, continuée jusqu'à dix-huit mois et redevenir très-robustes par ce simple régime.

Néanmoins il est des enfants qui, dans la première année de leur vie, ne peuvent supporter le lait et le vomissent,

bien qu'ils digèrent parfaitement des bouillons, des viandes; mais, ne l'oublions pas, ce ne sont là que des exceptions rares dont il faut pourtant tenir compte. Le meilleur
indice, du reste, que l'enfant est soumis à une alimentation
convenable se trouve dans les effets nutritifs plus ou moins
favorables, qu'on a lieu d'observer; et le moyen préventif le
plus efficace du ramollissement de l'estomac est de ne pas
sevrer avant l'âge d'un an. Quand les enfants sont très-
forts, on peut le faire deux ou trois mois plus tôt; mais
alors, il faut être beaucoup plus sévère sur le choix des
aliments; on doit donner du bouillon de viande coupé
de lait, habituer l'enfant à de petits repas pris à des heures
régulières, ne pas le sevrer brusquement, ne pas lui donner
des fruits d'automne, éviter l'abus des purgatifs, et soigner
convenablement la diarrhée dès qu'elle paraît.

Chez l'adulte, l'état inflammatoire bien manifeste réclame le traitement de la gastrite aiguë; mais si le ramollissement se liait à une phlegmasie subaiguë et que cette
dernière ne fût pas assez tranchée pour que l'indication des
antiphlogistiques, des émollients et de l'abstinence fût bien
évidente; à en juger par ce qui se passe à la peau lentement
et légèrement enflammée, à la conjonctive atteinte de rougeurs chroniques, et qui reviennent mieux à leur état normal sous l'influence des astringents et des toniques, qu'on
ne l'obtiendrait par l'emploi continu des émollients, il est
possible et même probable que, sous des influences pareilles, l'estomac se trouverait mieux des astringents, des toniques légers, d'une alimentation médiocrement excitante en
les administrant avec précaution, et en suivant leur effet
journalier pour juger de leur convenance.

Les substances animales, les jus ou les purées de viande,

les crèmes, les échaudés et même les viandes rôties ou grillées sont utiles dans la plupart des cas; souvent les aliments solides sont mieux retenus que ceux qui sont liquides; parfois le lait, si utile pour les enfants, ne l'est pas moins pour les adultes; mais, en général, on doit éviter les aliments aqueux, les boissons chaudes, le sucre qui, chez certaines personnes, devient si facilement acide. Quand les malades gardent le lit, il est bon de leur faire changer souvent de position, de manière que les sécrétions gastriques ne restent pas toujours en contact avec les mêmes points du viscère. L'opium, à petites doses, un centigramme répété trois ou quatre fois par jour, peut avoir ici l'avantage, non-seulement de calmer les douleurs et de s'opposer aux vomissements, mais encore d'arrêter en partie la sécrétion exagérée des sucs gastriques, dont il est si essentiel de prévenir l'action désastreuse sur les parois de l'estomac. C'est encore dans ce but que l'on fait prendre aux malades des bouillons froids, à petites doses souvent répétées, non-seulement pour soutenir les forces, mais aussi pour rendre l'action des liquides moins active sur la muqueuse. On comprend du reste que dans une pareille dégénérescence la nutrition soit parfois impossible et la digestion presque toujours très-laborieuse; c'est pour parer à ces obstacles que l'on conseille les poudres nutrimentives, qui n'exigent aucun travail de l'estomac, qui peuvent se passer de ses sucs, et qui sont si propres à rendre à l'économie les forces dont elle a besoin pour réparer et guérir les désordres gastriques.

Il faut, autant que possible, dans le cours de cette affection, éviter les boissons acidifiables, chercher à neutraliser la production des acides par des eaux minérales ou des poudres appropriées, ne pas donner de vomitifs, dans la crainte de déterminer un déchirement ou une perforation, être très-réservé sur l'emploi des purgatifs et des émissions sanguines, à moins que des complications inflammatoires ne soient bien manifestes; on conseille encore les bains chauds pour provoquer la transpiration; lorsqu'on y a recours, on y ajoute d'abord des décoctions mucilagineuses que l'on remplace, plus tard, par des infusions toniques.

CHAPITRE XIX

Ulcération. — En général, l'ulcère est une affection chronique produite et entretenue par une cause interne qui retarde plus ou moins sa cicatrisation ; ordinairement, l'ulcère est le résultat de certains vices de la nutrition et d'une disposition morbifique de la partie sur laquelle il établit son siége. Tandis que la plaie est essentiellement portée à guérir aussitôt que la cause efficiente a disparu, l'ulcère au contraire tend à s'agrandir par la persistance de la cause productrice souvent insaisissable.

Dans la grande majorité des cas, les malades souffraient de quelque affection du cœur, du foie ou des reins, maladies qui sont généralement accompagnées de congestion ou d'inflammation chronique de l'estomac. On sait que des altérations morbides dans les vaisseaux sanguins, sont les causes les plus fréquentes de l'ulcère chronique des jambes, et que la difficulté de leur guérison gît surtout dans cette origine comme nous l'avons vu déjà. Les vaisseaux sont constamment malades dans l'ulcère gastrique, tel est le point de départ de l'ulcération, et de la difficulté que l'on éprouve à s'en rendre maître.

La prédisposition à l'ulcère gastrique augmente avec l'âge, c'est ce que l'on observe aussi pour les dégénérescences. Mais il n'en est pas de même pour la gastrite, car l'inflammation de l'estomac est bien plus commune dans le jeune âge, tandis que plus tard c'est la faiblesse digestive ou dyspeptique qui devient plus fréquente. La tendance à la perforation diminue avec l'âge, malgré que la fréquence de l'ulcère gastrique augmente en proportion des années. Sa plus grande tendance à la perforation se remarque chez les jeunes gens; et il en est alors de même de la marche des ulcères dans les autres parties du canal digestif, quelle que soit la cause qui les ait déterminés.

Tous les ulcères ne portent pas avec eux les mêmes caractères. C'est ainsi que dans la forme la plus simple, dans ces petits aphthes superficiels et blanchâtres de la bouche, si quelques jours suffisent pour les produire sans cause appréciable, quelques jours aussi les voient disparaître sans que l'on ait besoin de recourir à des moyens bien énergiques. Mais ces ulcérations dans les muqueuses ne sont pas toujours de nature aussi bénigne, et bien que leur début soit à peu près le même, par l'apparition de petites pustules, comme à la conjonctive, dans la bouche, autour du gland; il n'est pas rare, pour des motifs le plus souvent inconnus, de les voir récidiver avec une grande persistance sans occasionner de douleur notable. La maladie peut rester longtemps stationnaire et disparaître spontanément sans aucune espèce de médication; tandis que si on la soumet à un traitement trop actif, ou si, tout simplement, des corps étrangers y déterminent de temps à autre une irritation même légère, l'inflammation peut s'en emparer, et on voit alors ces ulcérations croître en largeur et en profondeur.

L'absence de douleur est notable dans presque tous les cas ; cela prouverait que la muqueuse, dépourvue de son épithélium, se trouve toujours atteinte dans une certaine profondeur ; puisque, si les extrémités des fibrilles nerveuses étaient simplement dénudées, la douleur serait extrêmement vive et qu'il n'en est rien. Faisant application de ces données aux ulcérations simples de l'estomac, nous dirons qu'elles ne sont pas rares, mais qu'on ne les soupçonne guère pendant la vie que lorsque déjà elles ont dû exister pendant longtemps, puisqu'il est nécessaire qu'elles soient arrivées à un certain degré de développement pour révéler leur présence. En effet, ce n'est que lorsqu'on rencontre, dans les vomissements, des matières sanguines d'un brun noirâtre, et en l'absence de toute cachexie cancéreuse, que l'on peut croire à leur existence. Or, la marche des ulcérations est lente, leur début sur la muqueuse de l'estomac est insaisissable. Admettons par exemple que des aphthes simples s'y produisent comme dans la bouche, sans autres symptômes que ceux qui leur sont propres ; dans l'estomac ils seront tout à fait inappréciables, et ce n'est qu'après que l'alimentation journalière, par son contact irritant et souvent répété, aura favorisé le développement de ces ulcères, qu'à un certain moment, la muqueuse boursouflée et enflammée dans le voisinage, produira des accidents aigus. Parfois il n'y aura qu'une douleur obtuse, dans d'autres cas, elle sera vive et s'étendra jusqu'au rachis, puis surviendront les vomissements dans lesquels on retrouvera des signes encore plus probables ; nous disons propables, parce que, en réalité, la douleur, le vomissement noir, la perte d'appétit, les digestions laborieuses ne sont pas des signes caractéristiques, et seulement propres à l'ulcération ; qu'ils ne prouvent qu'une chose, l'état de souffrance de l'estomac. Nous savons, en effet, que les affections les plus graves peuvent se produire et se développer dans cet organe, sans qu'aucun symptôme bien marqué en vienne révéler la présence pendant la vie; tandis qu'au contraire, l'absence de l'épithélium, sur une partie, même restreinte de la muqueuse, peut y déterminer des douleurs excessivement pénibles, et faire croire aux complications les plus formidables. Que résulte-t-il de tout ceci? sinon la nécessité de recourir de bonne heure à un traitement efficace, dans toutes les affections gastriques douteuses, quelque légères qu'elles puissent paraître tout d'abord, sous peine de voir survenir, par exception il est vrai, mais trop souvent encore, des perforations redoutables que la bénignité des premiers symptômes était loin de faire prévoir. Dans ces cas perplexes, les vésicatoires, les révulsifs au creux de l'estomac, parfois des ventouses, l'usage d'un mélange de magnésie et d'extrait de jusquiame, l'acide hydrocyanique, en même temps qu'un régime convenable parviendront mieux à prévenir les suites fâcheuses, que ne le ferait un traitement beaucoup plus actif, dans une période plus avancée.

Les recherches cadavériques ont démontré que l'ulcère a fréquemment son siége à la région pylorique, plus souvent sur la paroi postérieure et toujours près de la petite courbure.

Si la maladie est grave par elle-même, le nombre assez considérable de cicatrices qu'on a trouvées dans l'estomac après la mort, prouve qu'elle n'est pas au-dessus des ressources de l'art, ou du moins, qu'en prenant certaines précautions, on peut favoriser les tendances de la nature vers la cicatrisation. Cette dernière se produit au moyen d'une couche fibreuse dont se couvre la surface de l'ulcère, et qui demeure blanche, lisse et déprimée.

Perforation. — Les traces retrouvées sur le cadavre indiquent incontestablement la curabilité de l'ulcération ; mais les choses ne se passent pas toujours ainsi ; à mesure que le mal fait des progrès en profondeur, les parties sous-jacentes s'enflamment, et, suivant la position de l'ulcère, l'estomac peut contracter des adhérences avec les parties voisines ; puis l'ulcération perfore, passe dans l'organe voisin ou se fait jour à la peau, et établit ainsi une ouverture fistuleuse qui peut s'entretenir fort longtemps, sans occasionner une incommodité bien notable, comme on en a vu des exemples durer pendant de nombreuses années. Le plus souvent c'est à la rate ou au foie que la perforation aboutit ; on voit alors se produire des douleurs extrêmement violentes, des syncopes, des vomissements de sang noirâtre, le mélæna, des évacuations alvines de même nature, et la maladie, presque latente jusque-là, revêtir tout à coup des caractères formidables, sans avoir pourtant toute la gravité qu'on lui connaît lorsque la perforation communique directement avec le péritoine. Dans ce dernier cas, toute destruction de la continuité des parois du canal alimentaire est facile à signaler par les symptômes de l'épanchement des matières, et par l'inflammation qui en est la suite. Partout où la destruction de la continuité des organes n'a point été suivie de ces accidents terribles et des traces évidentes de phlegmasie, au moins de la membrane séreuse, on peut assurer que le phénomène est cadavérique. Car, pendant la vie, la perforation du péritoine est immédiatement annoncée par les symptômes les plus alarmants de la péritonite suraiguë ; la mort semble devoir en être une conséquence inévitable; les faits prouvent néanmoins que, même dans ce dernier cas, si l'épanchement est peu abondant, il peut se limiter par de fausses membranes; mais cette terminaison favorable n'est malheureusement qu'exceptionnelle; pourtant il ne faut jamais désespérer, et deux exemples bien curieux et fort instructifs nous feront voir quelle est la meilleure conduite à tenir en pareille occurrence.

Traitement. — Lorsqu'on soupçonne la présence d'un ulcère dans l'estomac à la suite de vomissements d'un sang noirâtre, de douleur térébrante partant du creux épigastrique et s'étendant jusqu'au rachis; la première indication est d'arrêter l'hémorrhagie entretenue, dans ces circonstances, par une foule de petits orifices vasculaires, érodés et béants à la surface de l'ulcération. On y parvient en usant des moyens que nous indiquerons au chapitre de l'hémorrhagie gastrique.

Quand le sang est arrêté, on soumet le malade à une abstinence complète pendant vingt-quatre heures; s'il y a une douleur aiguë franchement inflammatoire, on applique des sangsues à l'épigastre. Le jour suivant, on commence la diète lactée, quelques cuillerées toutes les quatre heures, et même à un plus grand intervalle, s'il n'y a pas d'appétit. Le lait sera pris à sa chaleur naturelle, immédiatement après qu'il vient d'être trait, quand c'est possible. Quelquefois ce traitement réussit tout de suite; mais lorsqu'il est mal supporté, on fait couper le lait avec un peu d'eau de chaux, deux cuillerées pour une tasse, ou bien on y ajoute de 4 à 8 grammes de magnésie; on doit aussi chercher la température qui convient le mieux à l'estomac, et qui est variable suivant les individus. Il arrive encore que le lait bouilli ou écrémé passe mieux que le lait naturel, lorsque l'estomac s'en fatigue, on

donne des bouillons de poulet, de veau, des gelées, des fécules préparées soit au lait, soit au bouillon. Il est bon, dans
ces circonstances, de s'en rapporter un peu à l'instinct des
malades; les bains tièdes, gélatineux, prolongés pendant
quelques heures, sont aussi fort utiles. On pourra en outre
appliquer sur l'épigastre des cautères, des moxas ou bien y
faire des frictions irritantes avec la pommade stibiée, l'huile
de croton, etc. ; plus tard, on aura recours avec avantage
aux infusions de camomille et de menthe, à un régime
substantiel que l'on ne devra augmenter que progressivement.

Quand les hémorrhagies, en l'absence de toute tumeur
dans la région de l'estomac, se répètent à de courts intervalles, que les autres symptômes qui font soupçonner la
présence d'une ulcération, portent à croire à son existence,
on emploie avec avantage le nitrate d'argent associé à l'o-
pium. C'est ainsi qu'on fait prendre chaque jour cinq pilules de 1 centigramme de nitrate d'argent chacune, pour
3 ou 4 centigrammes d'opium en extrait, et, quand les symptômes se sont amendés, que l'hémorrhagie disparaît, que
les douleurs cèdent, que les digestions reprennent de la régularité, peu à peu on diminue les doses, et on finit par ne
plus donner dans les vingt-quatre heures, pendant quelques
semaines, qu'un centigramme de sel d'argent pour autant
d'opium, ce qui n'empêche pas d'employer concurremment,
pour combattre les tendances à la diarrhée, 1 gramme de
sous-nitrate de bismuth, en deux ou trois fois dans la journée.

Lorsque la perforation est bornée par un organe voisin,
on doit combattre l'inflammation plus ou moins violente
qui s'y développe, par les émissions sanguines, les antiphlogistiques, et insister ensuite sur les moyens mis en usage

contre l'ulcère de l'estomac. Dans le cas de perforation du péritoine avec inflammation suraiguë de cette membrane, il faut se hâter de recourir au traitement énergique que l'on oppose d'ordinaire à cette affection.

Delpech, dans son Mémorial, rapporte qu'une dame âgée de quarante ans et bien constituée, ayant avalé pendant longtemps, sans s'en douter, de la poudre de tabac dont elle faisait un usage abusif pour calmer des douleurs dentaires, fut prise de perturbations gastriques qui devinrent rapidement très-graves. Les matières qui accompagnaient les vomissements étaient parfois acides, d'autres fois amères; rarement elles avaient été noires.

Du lait coupé par moitié, à prendre en guise de boisson, fut conseillé plutôt à titre d'aliment que de remède. Ce moyen réussit; les vomissements, les hoquets disparurent, la soif diminua ainsi que la fièvre, et la malade reprit assez de force pour pouvoir sortir. Deux mois de soins avaient produit ce résultat inespéré, lorsqu'un soir, après avoir pris un demi-verre de lait, une vive douleur se fit sentir à l'épigastre, et l'on vit se développer tous les symptômes d'un point de péritonite suraiguë. En tenant compte des précédents, il n'était pas difficile de reconnaître qu'une ulcération venait de perforer les parois de l'estomac, et de permettre un épanchement de matières alimentaires dans la membrane séreuse. A la suite d'une consultation, il fut convenu que la malade ne prendrait rien, ni comme aliment, ni comme médicament, ni même à titre de boisson; que les membres seraient couverts de fomentations chaudes et alcooliques, que l'on ferait des applications sédatives et froides sur l'épigastre, et que dès que le pouls se relèverait, on appliquerait des sangsues sur le point douloureux. Le pouls se re-

leva, les membres se réchauffèrent, dix sangsues furent
appliquées, et après leur chute, la malade fut plongée dans
un bain. Ces soins diminuèrent l'intensité des douleurs
dont le siége demeura très-fixe. On constata dans le côté
droit de l'épigastre une tumeur du volume d'une orange.
Après cinq jours d'une abstinence complète, on permit des
lavements de bouillon réitérés de quatre en quatre heures;
ils furent bien gardés et relevèrent les forces. Pendant trois
jours encore, l'état de la malade s'améliora. Puis on eut la
faiblesse de condescendre à des désirs imprudents, et de
permettre des aliments solides qui déterminèrent bien vite
des vomissements. Les adhérences cédèrent sur le côté
gauche, il y eut un nouvel épanchement suivi d'une péritonite générale qui, au bout de trois jours, faisait succomber la malade.

A l'autopsie, on trouva près du pylore trois ulcérations,
dont deux, superficielles, n'intéressaient que la muqueuse;
la troisième comprenait toute l'épaisseur des tissus gastriques. Au fond était une ouverture de l'étendue de quatre
lignes; elle conduisait dans une cavité distincte, formée par
l'agglomération de la paroi antérieure de l'estomac, du côlon, du foie et d'un point correspondant de l'abdomen, les
adhérences qui les réunissaient étaient solides et de formation nouvelle. Au côté gauche de cette enceinte anormale,
était une ouverture produite manifestement par une déchi-
rure des tissus nouveaux. Là, commençaient les traces de
l'inflammation plus récente qui avait déterminé la mort.

Lors du premier accident, on pouvait espérer que les
épanchements plastiques, que l'inflammation avait provoqués sur les surfaces péritonéales en rapport avec la perforation, confondraient ces mêmes surfaces, et oblitéreraient

ainsi la nouvelle cavité et l'ouverture de communication.
Dans tous les cas , ajoute Delpech , le repos le plus absolu,
l'éloignement de tout corps étranger devaient laisser le
temps aux adhérences d'acquérir toute la solidité désirable.
Non-seulement les violences du vomissement devaient compromettre ce résultat, mais les seuls mouvements inséparables de l'ingestion des substances alimentaires, pouvaient
conduire aux mêmes conséquences. Il suffisait même pour
cela de la distension flatulente de l'organe. De là l'indication de ne rien introduire dans l'estomac, jusqu'à ce que
les adhérences pussent être supposées assez solides pour résister avec avantage à ces divers tiraillements.

Nous croyons ne pouvoir mieux faire, pour bien pénétrer les esprits de l'importance des parties minutieuses du
traitement, dans les perforations gastriques, que de donner
ici, dans tous ses détails, l'observation très-remarquable et
extrêmement instructive du docteur Hughes.

Une servante âgée de vingt-huit ans , après quelques
légers travaux de sa profession , fut soudainement prise,
dans la région de l'estomac, d'une douleur violente, accompagnée d'un affaissement considérable. Appelé presque
aussitôt, vers quatre heures de l'après-midi, M. Ray trouva
que la physionomie de cette fille exprimait une anxiété
très-grande ; les extrémités et la surface du corps, en général, étaient refroidies ; le pouls à peine perceptible ; la malade conservant sa sensibilité , se plaignait d'une douleur
constante dans l'épaule droite ; l'abdomen n'était ni tuméfié
ni sensible à la pression, excepté à la région épigastrique.
On fit prendre, dans un peu d'eau , vingt gouttes de teinture d'opium ; à cinq heures on répéta la même dose, à six
heures il y avait du mieux ; le pouls était plus appréciable,

les extrémités et la peau étaient moins froides, il y avait
bien quelques nausées, mais pas de vomissements; la malade avait uriné un peu ; on lui donna 5 centigrammes d'o-
pium en pilules et, à sept heures et demie , elle en reprit
autant. Alors on la transporta avec beaucoup de soin à l'hôpital de Guy, où elle arriva un peu ranimée. Sa contenance,
lorsqu'on la visita après qu'elle fut mise au lit, était affais-
sée et anxieuse; la figure pâle , les extrémités froides, la
langue humide et chargée, le pouls à 110, petit et faible ;
la respiration à 34, et plutôt embarrassée que libre ; l'abdomen volumineux et tympanique, sans pourtant qu'il le fût
d'une façon très-notable. La douleur avait bien diminué,
et la sensibilité à la pression existait seulement à l'épigastre. On diagnostiqua une perforation de l'estomac. Sous
l'influence du traitement mis en usage, la malade se rétablit peu à peu et quitta l'hôpital comme guérie, cinquante-
deux jours après son admission.

On comprendra la nature du traitement d'après le résumé
qui va suivre : les indications qui furent jugées les plus urgentes consistèrent : 1° à tenir l'estomac presque complète-
ment vide, de façon à prévenir la possibilité d'un épanchement; 2° à administrer l'opium à doses considérables pour
obtenir le repos, prévenir les secousses involontaires et diminuer l'excitation nerveuse et artérielle; 3° à faire garder
à la malade, dans son lit, une position strictement la même,
de manière à favoriser la formation des adhérences, et à
prévenir leur rupture, avant qu'elles eussent eu le temps
d'acquérir un degré de solidité convenable. Le mérite de l'i-
nitiative de ce traitement est dû à M. Ray; car si tout d'a-
bord on avait eu recours aux stimulants ou aux purgatifs, il
est presque certain qu'aucun mode de médication adopté

ensuite, n'aurait pu sauver la malade. L'opium, le repos absolu, l'abstinence furent les trois moyens employés,

On administra l'opium aux doses proportionnées à l'effet que l'on désirait en obtenir. On en restreignit l'usage aussitôt que les symptômes parurent le justifier. Dans les premières vingt-quatre heures, la malade en prit 35 à 40 centigrammes sans qu'il produisît aucun de ses effets ordinaires sur le cerveau ou sur l'iris; ce dont on avait soin, du reste, de s'assurer de temps à autre. Cette circonstance elle-même montre bien qu'il existait un trouble profond dans tout le système. Après les premières vingt-quatre heures, la malade n'en prit plus que 20 centigrammes dans le jour et la nuit qui suivirent, et cette quantité fut bientôt réduite à 15 centigrammes. On ne lui donna aucun autre médicament par la bouche. Profitant de la triste expérience du docteur Stokes, il fut arrêté qu'on n'emploierait aucun apéritif. Le septième jour, les évacuations alvines survinrent spontanément. Pendant dix-huit jours, on ne permit à la malade ni de se mouvoir, ni d'être remuée le moins du monde dans sa position du coucher sur le dos. Quand enfin le lit fut devenu dur et insupportable, on souleva la patiente avec un drap, sans lui permettre aucun changement dans sa position, et on la déposa de cette manière sur un autre lit disposé pour la recevoir. Des lavements lui furent administrés pendant qu'elle reposait sur le dos. Durant quarante-huit heures, toute sa nourriture consista en deux cuillerées à thé d'eau panée toutes les heures; mais elle se plaignit bientôt d'une soif ardente; c'est alors qu'on commença à lui administrer en lavement 150 grammes de fort thé de bœuf, additionné d'un peu de laudanum. La soif se trouva immédiatement diminuée, et jamais elle ne s'en plaignit plus; ces injections fu-

rent ensuite administrées régulièrement trois fois le jour
pendant vingt-sept jours, et ne furent jamais rendues. Ces
trois bouillons, pris de la sorte dans l'espace de vingt-quatre heures, constituèrent sa principale sustentation pendant
sept jours, durant lesquels on ne lui permit en addition et
exceptionnellement que de sucer une cuillerée à thé de
gelée de bouillon de bœuf, et ce n'est que deux jours après
qu'on lui laissa prendre à la fois deux cuillerées de fort
bouillon de mouton. On ne lui accorda ancune nourriture
solide, même ramollie dans du bouillon, jusqu'au ving-
tième jour de sa maladie. En deux occasions, dans la période plus avancée, on prescrivit un lavement avec de l'huile
de ricin pour faciliter les fonctions du ventre; une seule
fois on eut besoin d'y recourir. Deux fois on ajouta avec succès au lavement de bouillon, quelques gouttes de laudanum, pour arrêter une légère tendance à la diarrhée. Enfin,
quand elle sortit de l'hôpital, cinquante-deux jours après
son entrée, il y avait six jours qu'elle mangeait une côtelette
de mouton, chose qu'elle digérait fort bien, sans éprouver
de douleur ni d'embarras.

A quelque temps de là, cette même personne fut prise
d'une douleur très-vive dans l'estomac, et s'évanouit ; avant
d'envoyer chercher M. Ray, on fit prendre à la malade un
mélange d'eau-de-vie et d'eau. A son arrivée, le médecin la
trouva en proie aux symptômes ordinaires d'une perforation
de l'estomac, communiquant avec le péritoine. Le soir suivant, la malade succombait.

Vingt-cinq heures après la mort, on fit l'autopsie. En pra-
tiquant une petite ouverture dans le péritoine, il s'échappa
une grande quantité de gaz. Les viscères abdominaux mis à
nu, on rencontra, dans les espaces qui les séparaient, une

grande quantité de fluides troubles, des débris de groseilles, de cerises et de fraises, avec de nombreuses parcelles de lymphe coagulée. Quelques anciennes adhérences unissaient les parois abdominales aux intestins et à l'estomac. De nombreux flocons, variables en étendue, d'une lymphe récemment exsudée, tapissaient les surfaces du péritoine. L'estomac présentait une légère contracture en sablier ; en ouvrant cet organe, on trouva pour contenu des cerises, des fraises et des groseilles à peine broyées. La membrane muqueuse était saine, excepté au milieu de l'espace qui sépare l'œsophage du pylore et vers la petite courbure ; en cet endroit, la muqueuse paraissait ruginée, avec des radiations qui s'étendaient vers le pylore, et qui semblaient partir d'une petite surface qui avait toute l'apparence de la cicatrice d'un ancien ulcère. Un peu plus bas, se voyait une ulcération récente de la grandeur d'une pièce de cinquante centimes avec des bords irréguliers, inégaux en épaisseur et très-vasculaires. Cette ulcération avait pénétré à travers la muqueuse, le tissu sous-muqueux, la fibreuse jusqu'à la membrane musculaire. En regardant la surface péritonéale de l'estomac, à la partie correspondante à cette ulcération de l'intérieur, on ne découvrait aucune trace manifeste d'inflammation récente ; mais, un demi-pouce à peu près au-dessus de la cicatrice de la muqueuse, se trouvait la base d'un canal conique passant obliquement de haut en bas à travers les parois de l'estomac, ce qui avait permis aux substances contenues dans ce dernier organe de s'échapper en partie dans le péritoine, et avait ainsi déterminé la mort.

La longueur de ce canal paraissait avoir un demi-pouce d'étendue de sa base à son sommet. C'était une espèce de cône creux avec des parois dures et fermes. La forme de la base était ovale dans son contour, mesurait un demi-pouce dans sa longueur, et un quart de pouce dans son plus petit diamètre. La muqueuse était légèrement contractée vers le canal. L'ouverture péritonéale, ou sommet du cône, avait aussi une forme ovale, mais beaucoup plus petite, avec des bords aigus et lisses.

On peut considérer la cicatrice qui ne s'étendait pas à travers toutes les parois de l'estomac et l'ulcération en voie de progrès comme étrangères aux accidents qui amenèrent la mort. Tandis qu'il est à croire que l'ulcère perforant qui la détermina était le même qui avait occasionné la première maladie ; qu'alors l'ouverture péritonéale s'était bouchée par le dépôt sur son coutour d'une lymphe adhésive qui l'avait fixée au foie, organe le plus voisin, et que cette occlusion avait été complète jusqu'à l'apparition des funestes symptômes qui venaient de se produire ; qu'à ce moment, quelques-unes des anciennes adhérences s'étant trouvées détachées ou rompues par la distension de l'organe, à la suite de l'ingestion d'une grande quantité de fruits, ou peut-être par quelque cause mécanique restée inconnue, les substances renfermées dans l'estomac avaient pu se frayer un passage jusque dans le péritoine.

Il faut remarquer l'imprudence fatale qu'il y eut de distendre le viscère dans de pareilles conditions, alors qu'il aurait fallu s'abstenir soigneusement de prendre une notable quantité de nourriture en un seul repas, éviter les aliments indigestes ou capables d'engendrer la flatulence, et se soustraire pendant bien des mois à toute pression inopportune sur l'abdomen, et cela d'autant plus qu'une seule de ces circonstances pouvait conduire à la rupture des adhérences, et déterminer les accidents funestes qui se produisirent chez cette jeune femme.

Nous n'avons pas besoin de signaler combien cette observation est instructive sous tous les rapports ; il suffira de la lire attentivement pour s'en convaincre. On ne peut regretter qu'une seule chose, c'est qu'il n'y soit pas fait mention de l'état et des symptômes qu'avait peut-être éprouvés la malade avant ses deux accès. Il est probable, néanmoins, que l'affection avait eu une marche latente, puisque cette femme avait pu se livrer à ses occupations, jusqu'au moment où les accidents de perforation se développèrent ; qu'elle n'avait guère redouté plus tard d'augmenter ses souffrances gastriques, et que son appétit était peu altéré, pour s'être chargé l'estomac de fruits comme elle l'avait fait immédiatement avant la dernière crise. La conclusion, suivant nous, c'est qu'elle ne devait souffrir que médiocrement de ses digestions, peut-être même pas du tout, et que son appétit s'était conservé. Nous ne voyons pas non plus, dans ce cas, qu'il soit fait mention de vomissements noirs. Tout ceci revient à dire que les souffrances obscures de l'estomac, sans présenter, pendant la vie, de symptômes bien manifestes, peuvent pourtant se dénouer rapidement d'une manière fatale, et que l'on ne doit rien négliger pour prévenir un pareil résultat, toujours possible, en combattant de bonne heure les symptômes douteux dès qu'ils paraissent.

CHAPITRE XX

Dilatation. — En décrivant l'estomac, nous avons vu que cet organe peut acquérir des dimensions considérables chez les personnes qui ont la mauvaise habitude de ne faire qu'un seul repas par jour, et qui mangent en conséquence.

L'augmentation de volume du foie dans certaines maladies, la pression habituelle d'un corset trop serré, non-seulement déplacent le viscère, le refoulent dans l'abdomen, plus ou moins bas ; mais encore le prédisposent à une dilatation toute mécanique. Voici comment les choses se passent alors : chez l'homme sain, dans l'état de vacuité, le cardia se trouve plus élevé que le pylore. Dans l'état de plénitude, cette différence dans le niveau, entre l'entrée et la sortie, est encore plus manifeste, grâce à la mobilité de la partie pylorique de l'organe, si bien qu'à mesure que la chymification s'opère, les substances alimentaires semi-liquides peuvent se diriger naturellement vers le duodenum par le seul effet de la pesanteur ; mais, lorsque l'augmentation de volume du foie, ou qu'une pression mécanique comme celle que détermine un corset trop serré, agit sur le viscère dans l'état de plénitude, il arrive, au bout d'un certain temps,

que les attaches de l'estomac au diaphragme et aux organes
voisins, finissent par céder, que le cardia lui-même s'amiu-
cit, s'allonge, et obéit à la pression qui l'emporte; de manière que l'organe, au lieu de conserver sa direction primitive de haut en bas et de gauche à droite, se trouve placé en
travers, que la grosse tubérosité devient plus déclive que le
pylore et que le croissant de la petite courbure, au lieu de
regarder à gauche, regarde en haut. On comprend ce qui se
passe dans cette nouvelle position du viscère; les aliments
y stationnent, fatiguent les fibres musculaires qui à la fin se
relâchent, et permettent une dilatation d'autant plus grande
et plus rapide, que l'estomac est déjà plus affaibli. Aussi
n'est-il pas rare alors de voir la capacité gastrique augmenter cinq ou six fois de volume, et ne laisser aller son trop
plein, pour ainsi dire, que par régurgitation.

Parmi les causes de cette dilatation considérable, on a
rangé l'atrophie des fibres musculaires, on pourrait dire
avec autant de justesse que cette atrophie est causée par la
dilatation. On a signalé encore la paralysie de l'estomac;
mais la cause incomparablement la plus fréquente, est l'obstruction du pylore, soit par le développement du cancer, soit
par tout autre obstacle obturateur.

On le voit, par ce que nous venons de dire, la dilatation
n'est le plus souvent qu'un symptôme bien secondaire
d'affections très-graves. Néanmoins, comme on pourrait parfois confondre cette accumulation de matières, dans l'organe
énormément distendu, avec quelqu'une des hydropisies du
ventre, il est bon de remarquer que, si l'hydropisie marche
de bas en haut, c'est le contraire pour la dilatation de l'estomac; du reste la percussion, les différents phénomènes de
déplétion que l'on pourra rencontrer, soit à la suite des vo-

missements, soit après des évacuations alvines abondantes, ne permettront jamais, à moins d'une grande légèreté, de confondre la dilatation gastrique avec les hydropisies de l'abdomen.

Les causes que nous venons de signaler indiquent suffisamment que la médication doit surtout porter sur l'affection primitive ; et, si l'on rencontre par hasard dans la pratique, quelque personne qui souffre d'une dilatation de l'estomac, sans complication apparente, comme cet organe a une tendance naturelle à revenir sur lui-même par le seul effet de l'abstinence, que dans le jeûne prolongé, ses dimensions se rapprochent de plus en plus de celles de l'intestin, il suffira d'observer quelques règles de régime, d'user d'une alimentation peu abondante, d'avoir des repas bien distribués, d'employer quelques fortifiants, de porter pendant quelque temps une ceinture abdominale, alors que l'organe a été refoulé par l'abus du corset, pour faire disparaître des symptômes incommodes qui ne se révèlent d'ordinaire que par la difficulté, l'embarras, la lenteur des digestions, les vomissements aqueux, alimentaires, la gêne dans le ventre, les gargouillements et des évacuations accidentelles parfois énormes.

Nous n'avons pu trouver dans la science un seul cas bien authentique de dilatation simple de l'estomac, ayant occasionné la mort. C'est pourquoi nous ne nous étendrons pas davantage sur un phénomène que le simple régime ne peut manquer de guérir, dans l'état de simplicité, et qui se trouve au-dessus de toutes nos ressources, lorsqu'il complique, par exemple, le cancer du pylore.

Rupture. — La rupture de l'estomac est un accident heureusement fort rare ; car, une fois produite, on ne connaît jusqu'à présent aucun moyen d'y remédier. Le plus souvent, elle arrive par suite d'une violence extérieure, d'une chute d'un lieu élevé, d'un coup sur l'épigastre, d'une forte pression, comme celle qui produirait une roue de voiture en passant sur le corps ; ces causes agissent avec d'autant plus d'énergie, que l'estomac est plus distendu par des aliments, des boissons ou des gaz ; on comprend, du reste, que différents états morbides le disposent plus ou moins à cette rupture.

Il est bien connu que cet accident n'est pas rare chez les animaux des races chevaline et bovine, à la suite du développement dans l'estomac, de gaz produits par la fermentation acide des herbes fraîches.

On est à peine autorisé à admettre une cause pareille chez l'homme, malgré qu'on ait pu trouver, à l'autopsie, le péritoine rempli de gaz d'une odeur aigre prononcée ; qu'on ait pu même y rencontrer des liquides effervescents, comme le témoigne une observation fort curieuse du docteur James Carson, dans laquelle on rencontra dans l'abdomen une grande quantité d'écume paraissant avoir été produite par une fermentation rapide en l'absence de tout épanchement de lymphe ou de tout autre signe indicateur d'une inflammation du péritoine. Dans ce même cas, on soumit le contenu de l'estomac et du ventre à l'analyse chimique ; on trouva surtout de l'acide acétique en grande quantité, quelques traces aussi d'arsenic, mais en proportion trop minime pour avoir pu déterminer la mort ; et, en l'absence de toute autre cause manifeste, on crut devoir assigner l'origine des accidents à la production des gaz engendrés par la fermenation acide.

Le sujet de cette observation, marin, âgé de vingt ans, d'habitudes sobres, avait pris en même temps que son patron, qui n'en avait pas été incommodé, un repas copieux, composé de café au lait, de pain et de beurre ; on ne voit guère là les éléments d'une fermentation acide ; néanmoins, l'analyse accusa la présence d'une énorme quantité d'acide acétique. Ce dernier repas avait eu lieu à six heures ; à neuf heures, les souffrances du ventre étaient devenues tellement vives, qu'à onze heures le malade entrait à l'hôpital. A ce moment, les douleurs étaient déchirantes, il y avait des nausées, quelques vomissements composés seulement de matières visqueuses ; enfin, à neuf heures du matin, le malade expirait dans des souffrances atroces. Peu de temps avant la mort, un emphysème s'était déclaré au cou, à la poitrine, et s'étendait même jusqu'à l'abdomen. Tous les remèdes employés, laudanum, laxatifs, térébenthine en lavement, éther, assa fœtida, cannelle, saignée, vésicatoire, calomel, étaient restés sans effet.

A l'autopsie, l'estomac très-dilaté repoussait le diaphragme jusqu'à la hauteur du mamelon ; en soulevant le viscère, il s'échappa beaucoup de gaz, et on aperçut une large ouverture, de trois ou quatre doigts d'étendue, située à la face postérieure et supérieure de la grosse extrémité, à trois pouces de l'œsophage. La muqueuse était injectée d'un rouge foncé, et recouverte d'une couche mince de mucus rougeâtre ; les bords de la plaie étaient réguliers, l'estomac contenait quelques onces de matière pultacée. Les intestins n'étaient pas très-distendus, leur muqueuse, depuis le pylore jusqu'au cœcum, offrait une injection continue d'un rouge foncé, tirant sur le violet ; dans les côlons, cette teinte était disséminée, les intestins grêles renfermaient plusieurs vers, dont quelques-uns vivaient encore.

Ce qui frappe surtout dans cette observation, c'est le développement rapide d'accidents funestes se produisant, en pleine santé, chez un jeune homme sobre, robuste, à la suite d'un repas trop copieux, et sans autre cause bien évidente. Ceci nous mène naturellement à dire que dans toutes les observations connues de rupture de l'estomac, toujours la rupture avait été précédée de l'ingestion d'une quantité d'aliments considérable, et le plus souvent de mauvaise qualité. Ainsi on pourrait dire que, constamment, la cause déterminante a été l'indigestion, en dehors des causes accidentelles que nous avons signalées plus haut. Les symptômes, en effet, sont ceux de l'indigestion exagérée, s'accompagnant d'efforts infructueux pour vomir, ou n'aboutissant qu'à faire rejeter de très-petites quantités de matières visqueuses. L'anxiété et l'agitation sont portées au plus haut point. Les malades se roulent et ne savent quelle position tenir. Tous ces symptômes ont une durée variable, suivant la rapidité avec laquelle s'opère la dilatation du viscère, la violence des efforts pour vomir et la résistance des tissus.

Lors donc que l'on est appelé à traiter une indigestion ordinaire, si les symptômes s'aggravent, sans que les moyens employés aient amené de dégagement, si les efforts pour vomir demeurent impuissants, et que l'anxiété, les douleurs deviennent de plus en plus vives, en même temps que la tension et le gonflement de l'épigastre se prononcent davantage, au lieu de persister dans l'emploi des moyens ordinaires, c'est à la pompe stomacale que l'on doit recourir pour enlever mécaniquement le trop plein de l'organe. A cet effet, on introduit dans l'estomac une sonde œsophagienne ; on adapte à l'extrémité libre une grosse seringue, et ensuite on fait lentement le vide, de façon à aspirer le contenu du viscère ; on peut, de cette manière, remplir plusieurs fois la seringue ; et assurément, cette manœuvre est d'un

emploi aussi facile qu'efficace. Comme l'estomac reprend
facilement ses fonctions, dès qu'il est revenu à ses dimensions
habituelles, la déplétion obtenue, on se comporte comme
dans l'indigestion simple, c'est-à-dire qu'un peu de diète,
un régime léger suffisent pour compléter le rétablissement.

Nous n'avons rien à conseiller pour la rupture une fois
produite; nous signalerons pourtant qu'elle s'accompagne
de tous les symptômes de la péritonite suraiguë, avec impossibilité de vomir. C'est à prévenir un pareil accident qu'il
faut surtout s'attacher, puisque la rupture, par elle-même,
entraîne fatalement la mort.

Hernies. — L'estomac s'engage quelquefois en partie
dans les grandes hernies abdominales, sans fournir d'indications particulières. Il concourt plus souvent à former la
hernie diaphragmatique, et J.-L. Petit nous a laissé deux
observations de cette dernière, dont l'une est d'autant plus
intéressante que l'affection semblait congéniale. Le sujet,
mort à quarante ans, avait pendant toute sa vie souffert, de
temps à autre, de coliques avec étouffements si considérables,
qu'à plusieurs reprises il avait failli en mourir. Ces étouffements n'avaient pas plutôt disparu, qu'il survenait des nausées; le malade rendait à la vérité peu de chose, mais c'était
avec des douleurs très-vives. Cette colique, si l'on peut s'exprimer ainsi, ne paraissait jamais, tant que l'estomac était
plein, et cessait dès que l'organe était rempli d'aliments;
l'explosion se faisait toujours durant l'état de vacuité.

A l'autopsie, on trouva une grande partie du côlon, de
l'épiploon et du fond de l'estomac, passés dans la poitrine,
à travers un écartement des fibres charnues et tendineuses
de ce que l'on appelle le centre nerveux du diaphragme;
quoique la hernie fût fort ancienne, ces parties n'avaient

contracté aucune adhérence, ni entre elles, ni avec les bords de l'ouverture ; ce qui leur permettait de rentrer et de sortir avec facilité.

Dans le second exemple, la hernie était beaucoup plus considérable, l'estomac s'y engageait bien plus avant. Le malade avait été attaqué pendant longtemps d'un prétendu asthme, qui n'avait sans doute d'autre cause que cette hernie, puisqu'il y avait soulagement aussitôt après avoir mangé.

Nous empruntons au docteur Battalia le fait suivant, curieux surtout à cause des motifs qui semblèrent le déterminer.

Un homme, âgé de ving-neuf ans, d'une constitution robuste, bien qu'il fût adonné à la boisson, s'était laissé aller, la veille, à un excès énorme de liqueurs spiritueuses, suivi bientôt après d'un égal excès de plaisirs vénériens. C'est à ces causes que le malade attribuait ses souffrances.

A la première visite, on trouva la face rouge, livide ; la soif très-grande ; la respiration anxieuse ; la langue chargée ; l'haleine fétide ; un hoquet presque continuel ; des nausées insupportables ; des vomissements de substances qui semblaient beaucoup se rapprocher des matières stercorales. Le pouls était fréquent, irrégulier, quelque peu déprimé ; la peau plutôt froide que chaude ; la constipation opiniâtre, avec sensation de chaleur et de douleur dans la région iliaque droite : par tous ces symptômes, on diagnostiqua une hernie étranglée, sans que l'on pût découvrir de tumeur dans aucun point de l'abdomen.

Malgré le traitement le plus énergique, le mal fit des progrès tellement rapides que la mort arriva quarante-huit heures après l'apparition des premiers accidents.

A l'autopsie, on trouva que l'estomac, le côlon transverse

et le tablier du péritoine avaient pénétré dans la poitrine, à travers une fente du diaphragme. Les organes herniés portaient la trace d'une inflammation très-violente qui allait, dans certains endroits, jusqu'à un point voisin de la gangrène. L'étranglement était tel, que ce ne fut qu'après avoir complétement vidé l'estomac, que l'on put, non sans peine, réduire les parties engagées. Peut-être y avait-il, dans ce cas, une hernie diaphragmatique congéniale ; peut-être la rupture a-t-elle été spontanée : ce qu'il y a de certain, c'est que l'accident se produisit pendant les violents efforts du coït ; qu'alors, le diaphragme contracté sur l'estomac, énormément distendu, avait fini par céder ou par s'ouvrir davantage, et que, par les efforts subséquents, le tablier du péritoine et le côlon transverse s'étaient aussi engagés dans l'ouverture, où ils avaient fini par s'étrangler, en amenant tous les accidents qui en furent la suite.

Il est bien évident que, dans tous ces cas, la médecine est complétement impuissante, et que, pour les hernies abdominales dans lesquelles s'engage une portion quelconque de l'estomac, les moyens de réduction, de débridement ou de contention sont les mêmes que pour les hernies en général.

CHAPITRE XXI

La gastrorrhagie est presque toujours très-grave, par la
raison qu'elle n'est, en général, que le phénomène d'une
lésion organique plus ou moins dangereuse. Dans le cas
contraire, l'hémorrhagie est ce que l'on appelle supplémentaire, c'est-à-dire qu'elle remplace une perte sanguine habituelle, comme les règles chez les femmes, les hémorrhoïdes
dans les deux sexes, ou bien encore chez certaines personnes
sujettes aux raptus sanguins, on voit le sang se frayer une
issue par la muqueuse de l'estomac, absolument comme
nous voyons s'établir, dans l'enfance et dans la vieillesse,
des hémorrhagies nasales par exhalation de la muqueuse,
sans lésion appréciable des parties qui en sont le siége.

Ordinairement, dans ces circonstances, la perte de sang
est salutaire quand elle est modérée, et ce n'est qu'un moyen
dont la nature se sert pour se débarrasser de son trop-plein.
Mais, comme dans l'épistaxis, il peut se faire que l'écoulement soit trop abondant, que la diminution de la richesse
globuleuse du sang en augmente encore l'exhalation, ce à
quoi il faut alors remédier. Malheureusement ces conditions,

relativement favorables, ne sont que l'exception ; car, le plus souvent, la gastrorrhagie est produite ou entretenue par des violences, des chutes sur l'épigastre, et plus souvent encore par des lésions organiques, soit de l'estomac, soit d'un organe voisin, comme le foie, la rate, le pancréas. On a vu aussi des corps aigus, introduits dans le viscère, s'y implanter, y déterminer des ulcérations, et, par suite, produire des hémorrhagies rapidement mortelles ; des sangsues, des vers intestinaux peuvent aussi occasionner ce même accident. Il est encore une foule de causes prédisposantes, plus ou moins douteuses, et parmi lesquelles il faut ranger la suppression des vieux ulcères, l'action du froid sur le corps en sueur, les impressions morales violentes, etc.

Pour nous, nous voyons dans les hémorrhagies de l'estomac deux classes bien distinctes : l'une supplémentaire, qu'il faut respecter quelquefois, et modérer seulement quand elle dépasse certaines limites ; l'autre, toujours très-grave, occasionnée soit par une lésion de l'estomac, soit par celle d'un organe voisin, et qu'il importe d'arrêter aussitôt que possible.

Nous passerons volontiers très-rapidement sur les prodromes ; car, à vrai dire, quelle est la sensation de tension, de douleur, de chaleur, de malaise à l'estomac, qui puisse faire prévoir une hémorrhagie gastrique ? Cela nous paraît décrit à plaisir, et sans utilité pratique ; il en est à peu près ici comme dans l'épistaxis, où, le plus souvent, l'exhalation sanguine a lieu spontanément et sans aucun phénomène précurseur. Et puis, dans l'ulcère simple ou cancéreux de l'estomac, tant que le vaisseau n'est pas perforé ou que l'escarre n'est pas tombée, où pourrait-on trouver un signe précurseur d'hémorrhagie ? Cela nous paraît si problématique, que nous passerons de suite aux symptômes de l'accident confirmé.

Quand l'écoulement de sang est modéré, il peut passer presque inaperçu ; des selles noirâtres en indiquent le siége dans la longueur du canal digestif, sans qu'il soit toujours facile d'en assigner le point de départ avec précision. C'est alors que certains phénomènes de chaleur, de gêne, de tension, de douleur épigastrique, de malaise, d'anxiété, de troubles plus ou moins marqués dans les fonctions digestives, autorisent à en fixer le point de départ dans l'estomac. Mais, pour peu que l'hémorrhagie soit intense, il s'ajoute à ces premiers signes, des faiblesses, la pâleur, le refroidissement, des sueurs visqueuses, des horripilations et une oppression plus ou moins marquée.

Ce qui frappe principalement l'attention des malades, dans ces circonstances, ce sont les nausées, et surtout les vomissements d'un sang, tantôt clair, tantôt noirâtre, qui sort avec ou sans effort de toux. On comprend que cette évacuation se fasse avec plus ou moins de violence, en raison du calibre ou de la nature des vaisseaux lésés ; ce qui rend compte, jusqu'à un certain point, de la couleur et de la consistance du liquide, suivant le temps pendant lequel il aura séjourné dans l'estomac, et suivant aussi qu'il sera le produit d'une simple exhalation, ou de la rupture d'un vaisseau artériel ou veineux. Quant aux symptômes qui accompagnent l'hématémèse, il est facile de se rendre compte de leurs variétés, par l'abondance de l'hémorrhagie, la frayeur du malade, l'état antérieur du sujet, la facilité plus ou moins grande avec laquelle le vomissement s'opère, et enfin par la cause qui détermine l'accident.

Lorsque l'hémorrhagie doit se terminer par la guérison,

peu à peu on voit les symptômes s'amender et les vomissements disparaître; en même temps on trouve des selles
noires, d'une extrême fétidité. Quand au contraire la maladie se juge fatalement, les symptômes ne s'apaisent qu'en
partie, et se reproduisent à des temps variables; parfois
l'hémorrhagie est foudroyante, le sang jaillit par la bouche
et les narines, et le malade succombe avant qu'on ait pu
lui donner le moindre secours. Aussi la durée est-elle très-
variable, de quelques instants à un grand nombre de jours,
suivant la force et la persistance des exacerbations.

Quand les malades se rétablissent, la convalescence est
d'autant plus longue qu'ils ont perdu plus de sang; assez
souvent l'hémorrhagie cesse, mais la maladie organique qui
l'avait occasionnée se développe lentement, sans que rien
puisse l'arrêter.

Il arrive aussi que la gastrorrhagie est salutaire, qu'elle
dissipe un malaise plus ou moins considérable; mais, quand
elle dépasse certaines limites, ou qu'elle se répète trop
souvent, elle détermine une anémie consécutive, qui réclame un traitement tout spécial. On a vu des hémorrhagies supplémentaires revenir de temps à autre, pendant de
longues années, sans déterminer d'accident autrement
grave. Nous avons, en ce moment même, dans notre clien-
tèle, une dame qui, depuis une dizaine d'années, est prise,
une fois ou deux par an, d'hématémèse, sans que sa santé
habituelle s'en trouve autrement altérée.

On comprend que les recherches cadavériques aient dû
montrer, dans cette maladie, des altérations diverses suivant la nature du mal qui avait occasionné l'hémorrhagie.
La description de ces lésions ne nous offrirait aucun détail
utile pour la pratique; c'est pourquoi nous ne nous y arrê-

terons pas ; du reste, presque toutes rentrent dans la description des ulcères, soit simples, soit cancéreux ; des dégénérescences du foie, de la rate, du pancréas ; dans la rupture
des anévrismes de l'aorte ; dans les perforations de l'artère
coronaire ou des artérioles stomachiques, et comme il est à
peu près impossible, dans beaucoup de circonstances, de déterminer avec précision le siége ou même la nature du mal
pendant la vie, que dans tous les cas le point capital est
d'arrêter le sang, nous n'insisterons pas davantage sur ces
descriptions.

Ce n'est pas toujours chose facile que de reconnaître si
une gastrorrhagie est supplémentaire ; pourtant, on serait
en droit de le soupçonner lorsque la maladie se produira
brusquement au milieu d'une santé parfaite, à des époques
où la même personne était sujette à des pertes sanguines et,
si c'est une femme, au moment où elle devrait avoir ses
règles. Dans ces cas l'hémorrhagie est salutaire ; quand la
perte n'a pas été trop forte, on voit bientôt les malades se
rétablir complétement et presque avec factilité. Mais il faut
prendre garde de porter trop vite un pronostic favorable ;
chez les femmes cancéreuses par exemple, les règles peuvent
se supprimer, et on peut croire, à tort, à un flux supplémentaire, ou bien il arrive encore que la gastrorrhagie prévient
les règles, ce qui est une nouvelle source d'erreurs ; en général alors, il y avait depuis longtemps de l'anorexie, des
digestions difficiles, de l'amaigrissement, une teinte particulière de la peau, des souffrances variées en rapport avec
les lésions organiques coexistantes ; ces particularités, dans
tous les cas, tiendront le praticien sur une réserve prudente ;
lorsque surtout l'absence de tumeur ou de cause bien manifeste laissera subsister un doute.

La gastrorrhagie qui s'accompagne de vomissements pourrait parfois être confondue avec l'hémoptysie; mais la présence, dans cette dernière, du râle sous-crépitant dans une plus ou moins grande étendue de la poitrine, la toux, un sang plus vermeil, spumeux, mêlé de crachats, l'absence de matité à l'épigastre ne permettront pas de la confondre avec l'hématémèse, qui ne donne aucun signe dans la poitrine, qui survient d'ordinaire en l'absence de toute espèce de toux, dont les vomissements sont presque toujours précédés de nausées, de pesanteur, de douleur à l'estomac, et contiennent des matières alimentaires mêlées à des caillots, à du sang plus ou moins noir, suivant qu'il vient du viscère lui-même ou d'un organe voisin. Dans ce dernier cas, la teinte sanguine est parfois tellement foncée que les anciens en avaient fait une maladie à part, le mélæna, maladie noire, qui, presque toujours, n'est qu'un symptôme de la désorganisation de la rate ou du foie, avec communication dans l'estomac. Le plus souvent, la couleur seule du liquide suffirait presque pour en indiquer l'origine, si, parfois, l'estomac ne fournissait aussi du sang artériel; mais c'est là l'exception, et constamment on retrouve, dans les matières vomies, des caillots dont la couleur est plus ou moins altérée; du reste, l'hématémèse ne survient guère qu'après la quarantaine, tandis que l'hémoptysie est surtout fréquente de dix-huit à trente-cinq ans.

La gastrorrhagie ne s'accompagne pas toujours de souffrances bien vives alors même qu'elle est assez forte pour déterminer la mort. Témoin le fait suivant que nous empruntons à la pratique d'un de nos honorables confrères.

Une dame de la province ayant deux fils en pension à Paris, l'un d'eux tomba malade, la mère accourut pour

soigner son enfant ; invitée à dîner à la table du maître de
pension, elle se trouvait en retard sur les autres convives et,
pour en finir avec un aile de pigeon, elle se hâta de la
broyer et l'avala précipitamment. A peine parvenue dans
l'estomac, cette dernière bouchée fit éprouver à cette dame
une sensation de piqûre qui l'inquiéta vivement tout d'a-
bord, sans provoquer pourtant d'autre symptôme qu'une
sensation légèrement douloureuse et persistante. Notre ha-
bile confrère fut de suite appelé et croyant, non sans motif,
à l'implantation d'un fragment osseux dans les parois de
l'organe, il prescrivit immédiatement des panades pour entraîner doucement le corps étranger, s'il était possible. Mais
ensuite, comme la douleur persistait, qu'on n'était pas sans
de sérieuses appréhensions sur les accidents qui pouvaient
survenir, on crut prudent de conseiller la diète lactée, et
d'établir une garde auprès de la malade.

Vers le dixième jour, à la visite du matin, la garde dit
au docteur : « Madame a très-bien reposé toute la nuit ;
tenez, elle dort encore ; voyez comme elle est calme ! » La figure était tournée vers la ruelle du lit. Notre confrère s'approche pour tâter le pouls, la malade était morte. La région
gastrique, énormément distendue, offrait partout de la matité, et, bien qu'on ne fît pas l'autopsie, la blancheur et la
décoloration extrêmes du visage et des lèvres, la matité et
l'énorme gonflement de l'estomac firent croire à une gastrorrhagie qui s'était probablement produite au moment où
le fragment d'os, implanté sans doute sur une artère ou dans
son voisinage, s'était détaché de lui-même ou avait entraîné
une escarre qui intéressait quelque vaisseau, et peut-être
bien l'artère coronaire stomachique. Depuis plusieurs jours,
cette dame paraissait moins souffrir, tout faisait espérer une

terminaison heureuse, quand survint, sans souffrances marquées, sans vomissements et durant le sommeil, une terminaison fatale.

Traitement. — Les moyens à opposer à la gastrorrhagie doivent varier suivant les causes qui la produisent, l'état présent du malade et la force de sa constitution.

Dans les cas graves, il faut appliquer tout de suite de la glace, à l'aide d'une vessie, sur la région gastrique; on doit en continuer l'application tant que dure la perte de sang; en même temps on donne par la bouche, toutes les deux ou trois minutes, de petits fragments de glace de façon que le malade puisse les avaler. On lui fait prendre aussi des quarts de lavement d'eau simple, à la température de zéro; on applique des révulsifs sur les membres, et on entoure ces derniers de ligatures. Il faut que le sujet garde la position horizontale et le repos le plus absolu; tout ce qu'on introduit dans l'estomac doit être frais ou froid et en petite quantité, surtout les boissons qui, après un court séjour dans l'organe, ne tardent pas à tiédir et qui, lorsqu'elles sont tant soit peu abondantes, produisent un effet contraire à celui qu'on en attendait.

Dans la gastrorrhagie d'intensité moyenne, on donne, à une basse température et avec modération, des limonades citrique, sulfurique, acétique ou bien simplement de l'eau salée. Ces moyens arrêtent parfois assez rapidement l'hémorrhagie. Quand le malade souffre de la soif, on a recours à des injections simples dans le rectum. Si le sang ne s'arrête pas, on fait prendre à l'intérieur le perchlorure de fer, à la dose de 20 à 30 centigrammes, ou bien vingt à trente gouttes de teinture de ce même sel, dans une cuillerée d'eau froide; ce que l'on peut répéter à quelques heures de distance quand l'hémorrhagie persiste. C'est de la même manière que l'on administre l'alun en poudre, soit dans de l'eau, soit dans des confitures, 1 à 2 grammes suffisent généralement; on donne dans ces cas les substances astringentes comme le rátanhia, le cachou, la rose rouge, le sang-dragon, les sucs d'ortie, de citron avec lesquels on peut faire des potions très-variées.

Pour assurer le repos des organes affectés et pour parer aux symptômes nerveux qui accompagnent souvent les pertes sanguines abondantes, on use de l'opium et des antispasmodiques. L'opium agit alors comme calmant et comme astringent par ses propriétés anti-sécrétoires.

On peut être conduit avec raison à pratiquer des émissions sanguines, lorsque le sujet est pléthorique et vigoureux. Parfois aussi, on les emploie comme moyen dérivatif, surtout dans les gastrorrhagies supplémentaires ; mais, dans tous les cas, nous croyons que l'on doit être assez sobre de cette médication dont l'efficacité n'est pas bien manifeste, et qui peut contribuer à jeter le malade dans un état de débilité et d'anémie, qui n'est pas toujours sans inconvénients. Les ventouses sèches, appliquées sur l'épigastre, à la base de la poitrine ou sur le dos, nous paraissent de beaucoup préférables. Quand on veut recourir à la dérivation, il nous semble mieux indiqué de se servir des vésicatoires volants ou des sinapismes sur le ventre.

Si une personne par exemple avait avalé une sangsue, il faudrait se hâter de tuer l'animal; pour cela on ferait boire du vin : l'hémorrhagie, dans ce cas, n'est pas une contre-indication, la première chose à faire étant de se débarrasser de la cause du mal.

La gastrorrhagie qui survient pendant la grossesse ou pendant l'accouchement, ne réclame pas de traitement spécial, on doit se borner, le plus souvent, à ne rien faire ou simplement à en modérer l'abondance ; presque toujours l'essentiel alors est de calmer le moral de la malade.

Un des accidents de l'hématémèse est parfois l'arrêt dans l'isthme du gosier, d'un caillot qui peut déterminer la suffocation en obstruant les voies aériennes ; on doit se hâter, dans ce cas, de débarrasser la gorge : c'est pourquoi, lorsqu'il y a perte de connaissance, il est bon de s'assurer, par l'inspection de l'arrière-bouche, si cet accident n'en serait pas la cause, ce qui permet d'agir alors en conséquence.

En général, dans la gastrorrhagie, il faut soumettre le malade à une diète sévère ; car, comme nous l'avons déjà vu, le travail digestif détermine un afflux de sang dans les vaisseaux de l'estomac, et pourrait très-bien favoriser le retour de l'hémorrhagie ; mais, quand l'écoulement est peu considérable, quand il se produit lentement, il peut devenir indispensable d'alimenter pour prévenir une trop grande anémie. On est autorisé alors à prescrire des substances froides, de facile digestion, en petite quantité à la fois et les plus nourrissantes sous le plus petit volume possible. Les crèmes, les fécules, celle de riz en particulier, l'albumine, les jaunes d'œuf, les bouillons froids, les gelées de viande remplissent très-bien ces indications. On devra pendant la convalescence se mettre en garde contre les aliments de qualité trop excitante.

Quand une gastrorrhagie supplémentaire est arrêtée, on doit s'efforcer par les moyens connus de rétablir le flux normal. Ainsi l'application de quelques sangsues au haut des cuisses, l'usage en même temps de quelque léger emménagogue seront très-convenables, à l'époque des règles, pour les rappeler. L'aloès et les sangsues favorisent aussi le retour des hémorrhoïdes. Pour les pertes de sang habituelles et constitutionnelles, en quelque sorte, chez certaines personnes ; c'est d'abord au régime que l'on devra s'adresser, puis à de légères saignées préventives. Il sera bon d'user en même temps de quelque substance propre à fortifier l'estomac, et nous croyons que, dans ce cas, on pourrait donner avec avantage les préparations de mattico, à cause de leurs propriétés tout à la fois toniques et anti-hémorrhagiques, dont nous avons été plusieurs fois à même d'apprécier les bons effets.

Nous avons à peine besoin de dire que lorsque la gastrorrhagie n'est qu'un des symptômes d'une affection organique, les moyens que l'on emploie pour la combattre ne sont que des palliatifs ; aussi, faut-il dans l'intervalle des accès et pour en prévenir le retour, tenter tout ce qui est possible contre l'affection principale, surtout lorsque le malade semble voué à une mort certaine,

Doit-on, lorsque l'estomac se trouve distendu par une accumulation sanguine, employer les évacuants pour l'en débarrasser ? Nous n'oserions nous prononcer pour l'affirmative, en tenant compte de la possibilité de l'oblitération d'une artère par la formation d'un caillot, comme nous en trouvons un exemple emprunté à la pratique du docteur Sunnan, pour la rupture d'une branche cardiaque de l'artère coronaire stomachique.

L'ouverture qui avait donné passage à l'hémorrhagie était de la grandeur d'un grain d'orge, le calibre du vaisseau ouvert, de dimension à admettre la tête d'une épingle de moyenne grosseur, et la muqueuse parfaitement saine dans le reste de son étendue.

A l'autopsie, on trouva, à l'endroit correspondant à la rupture, un point rouge d'où proéminait un coagulum rougeâtre, en essayant de l'enlever, il se trouva qu'il avait une grande longueur, quoiqu'il fût très-mince. Ces conditions toutes favorables firent regretter au célèbre docteur de n'avoir pas essayé la transfusion du sang, moyen passablement dangereux par lui-même, qui pourtant aurait bien pu réussir dans ces circonstances, le malade n'ayant succombé que par suite de l'épuisement occasionné par l'hémorrhagie ; il y avait en effet plus de douze heures que le sang s'était arrêté, lorsque la mort survint.

Si dans ce cas on avait administré un vomitif, on aurait bien certainement risqué de faire partir le caillot oblitérateur, et, loin d'en tirer un avantage quelconque, on aurait pu hâter le dénouement fatal chez un homme qui, après tout, pouvait peut-être en réchapper, si on avait pu soupçonner la nature de la lésion et les circonstances favorables qui l'accompagnaient.

CHAPITRE XXII

DU CANCER DE L'ESTOMAC.

Généralités. — Origines. — Tissus de prédilection de chaque espèce de poison animal. — Exemples divers. — Déductions. — Dilatation de l'organe. — Sarcinæ ventriculi. — Torulæ cerevisiæ. — Penicilium glaucum. — Moyens de combattre les parasites. — Vomissements. — Hémorrhagies habituellement peu abondantes et pourquoi. — Matières sanguinolentes. — Douleur. — Marche. — Terminaison. — Fréquence suivant les sexes. — Chez les animaux. — Causes. — Hérédité. — Prophylaxie. — Débuts. — Siéges de prédilection. — Symptômes. — Diagnostic. — Ulcération. — Traitement. — Régime.

Nous abordons un sujet malheureusement trop commun, et qui est resté jusqu'ici au-dessus des ressources de l'art.

Le cancer, soit de l'estomac, soit de toute autre partie du corps, a été l'objet de recherches laborieuses, de travaux approfondis, autant qu'il est donné à l'homme de faire, avec les ressources de toutes les sciences réunies.

Trouvera-t-on un spécifique du cancer? Il est triste de penser que la question soit encore à résoudre; espérons pourtant qu'on y parviendra et que tant d'efforts seront enfin récompensés. En attendant, il faut mettre de côté les prétendus spécifiques employés jusqu'à ce jour, et se borner à retarder la marche du cancer quand c'est possible; dans tous les cas, c'est un devoir pour l'homme de la science de soutenir le moral, et de calmer les souffrances du malade. Voilà, suivant nous, en quoi doivent consister les remèdes à employer contre cette cruelle maladie, bien plutôt qu'à faire suivre des traitements actifs, dont la routine accuse tous les jours l'impuissance et souvent le danger.

L'origine du cancer est complétement ignorée. Très-commune en Europe et en Chine, cette maladie est assez rare dans l'Inde, dans l'Amérique du Sud et presque inconnue en Égypte, en Algérie et au Sénégal.

Si le cancer est une maladie locale dans son apparition, il n'en est pas moins le produit d'une cause générale, ce qui fait que le traitement efficace d'une manifestation apparente, ne saurait mettre à l'abri d'une récidive.

Il est permis de croire que le cancer n'est primitivement qu'une cellule imprégnée d'un poison animal, et que cette maladie se développe pendant la dégénérescence des tissus, ce qui facilite alors sa production.

Il est dans les plans ordinaires de la nature, afin de donner au système le temps de se remettre, de déposer, dans certaines structures, quelque poison animal que ce soit après qu'il s'est introduit dans le sang. Ces tissus de prédilection varient suivant les espèces : c'est ainsi que dans la fièvre scarlatine le dépôt se fait de préférence dans la peau et dans les membranes muqueuses gastriques et intestinales ; pour la fièvre typhoïde, c'est dans le système lymphatique de l'intestin que se concentre le mal, tandis que pour la petite vérole, c'est le système cutané qui devient le siége principal de l'épanouissement.

De cette façon, les matières morbides, qui sont le produit des fièvres éruptives, ne sont pas éliminées tout d'un coup de l'économie, mais au contraire se trouvent déposées en même temps que de la graisse et de l'albumine dans la peau et dans les membranes muqueuses. On peut croire que l'intention de la nature, en neutralisant temporairement le poison, est de prévenir les effets dangereux que l'accumulation de la matière morbide dans le sang ne manquerait pas de produire. En conséquence, il n'est pas seulement nécessaire que le poison soit amené à la surface des membranes, mais encore il faut qu'il y soit déposé dans des conditions telles, qu'il ne puisse pas être résorbé instantanément. C'est ainsi que dans la rougeole, la variole et la scarlatine, bien que l'éruption apparaisse à la peau, si le poison n'a pas été déposé tout d'abord sous forme solide, il peut encore être résorbé et si, sous certaines influences, ce phénomène se produit instantanément, il s'accompagne alors de symptômes dangereux qui distinguent les formes malignes de ces maladies. Quand la fièvre a cessé, le poison est graduellement éliminé du système, en même temps que l'albumine coagulée avec laquelle il formait dépôt. Ceci se produit principalement par ulcération ou par les procédés analogues de desquammation ; mais, dans la plupart des cas, une partie est aussi résorbée et éliminée par quelque émonctoire du corps.

L'inflammation que le poison détermine est très-propre à développer de sérieux changements de structure, tout à la fois dans les parties où il a été déposé, et aussi dans les organes qui servent à l'élimination. Cela s'observe principalement dans le canal digestif, et c'est ainsi que des cas nombreux de nutrition défectueuse, aussi rebelles que pleins de d'obscurité, peuvent retrouver leur origine dans l'évolution d'une fièvre éruptive. Les mêmes phénomènes se produisent parfois à la suite des pyémies, des érysipèles, des dyphthérites et d'un grand nombre d'autres affections dont la marche s'accompagne souvent de dérangement gastrique. Le tubercule ne fait pas exception à cette loi par son pouvoir de reproduire dans le système une substance qui possède des

propriétés pareilles à celles qui lui sont propres. C'est ce
que viennent de démontrer les expériences de M. Villemain,
qui reproduisit à volonté la phthisie chez les lapins en leur
inoculant du tubercule de source humaine. Ce poison est
aussi déposé dans certains organes en même temps que les
nouvelles productions qu'il détermine ; ses endroits de prédilection sont les poumons et les glandes lymphatiques ; après
y avoir séjourné pendant un certain temps, le tubercule
finit par s'en aller, soit par ulcération, soit par résorption ;
pourtant ce produit morbide diffère du poison des fièvres
par l'impossibilité où il est d'être éliminé par les émonctoires du corps. Chaque fois qu'un de ses foyers se brise,
il s'ensuit une résorption qui amène de nouveaux dépôts
dans d'autres organes plus ou moins éloignés, ce qui très-
souvent, précipite un dénouement fatal. Pour ce qui est de
la difficulté de l'élimination, elle ressemble à celle de la syphilis ; car, dans cette dernière maladie, la matière infec-
tante est successivement déposée dans différentes structures
déterminant tour à tour des accidents primitifs, secondaires
et tertiaires. Cette similitude de marche peut faire espérer
qu'avec le temps on découvrira quelque substance dont l'action contre le tubercule agira comme le mercure et l'iode
paraissent le faire dans la syphilis, en rendant les éléments
du tubercule capables d'élimination par les organes excré-
teurs de l'organisme.

De même que la syphilis affecte les os ; la scarlatine, la
peau et les membranes ; le tubercule, les poumons et les
glandes, de même chaque variété de cancer se localise dans
l'organe pour lequel il a le plus d'affinité ou qui se trouve le
mieux à sa convenance, par suite de dégénérescence qui
rend son attaque plus facile.

Tous les poisons animaux ont une tendance à être éliminés du corps, soit par ulcération, soit par résorption ; tel est le cas pour les cancers. La résorption en reproduit des développements nouveaux et similaires, ce qui est le caractère des affections malignes. De même que le rein s'enflamme par le passage dans ses tubes du poison de la scarlatine, que les ganglions lymphatiques de l'aine se développent sous l'influence du virus vénérien qui les traverse, de même les glandes de l'aisselle se gonflent et se prennent quand une tumeur maligne du sein se rompt pour le travail éliminatoire. Le cancer paraît ressembler au tubercule par l'impossibilité où il est de traverser les émonctoires ordinaires du corps. Au lieu d'être éliminé comme le virus scarlatineux par les reins, il est retenu dans le système, et chaque rupture ne fait que conduire à une plus grande dissémination du mal.

La terminaison la plus fréquente est l'épuisement des forces du malade, et on remarque sous ce rapport un contraste frappant avec les effets constitutionnels du simple ulcère gastrique ; car on estime seulement de un à trois pour cent le nombre de ceux qui succombent aux atteintes d'ulcère non malin ; cette différence ne s'explique pas par la plus grande gravité des symptômes locaux dans le cancer ; en effet, la perte de forces précède ordinairement les vomissements et la douleur, dans quelques cas même, la mort survient par exhaustion, sans que l'on ait eu à remarquer de vomissement ou d'hémorrhagie. On doit alors l'imputer aux dégénérescences coexistantes et à leur dissémination sur d'autres organes.

La dilatation est une conséquence très-fréquente d'une tumeur cancéreuse affectant le pylore. Dans ce cas, les matières

rejetées par le vomissement sont caractéristiques ; elles sont
habituellement d'une couleur brune, et quand on les laisse
reposer pendant quelque temps dans un endroit chaud,
elles se couvrent de mousse. Une quantité de mucus épais,
mêlé à des fragments du dernier repas, gagne le fond du
vase, la nourriture semble plutôt broyée que digérée, et il
nous est arrivé de retrouver en nature des petits pois et
des morceaux de carotte qui avaient été ingérés plus de

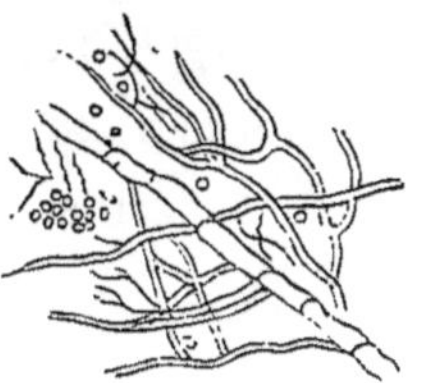

Penicilium glaucum.

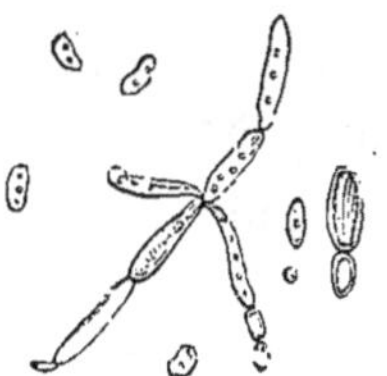

Torulæ cerevisiæ.

quinze jours auparavant. Les morceaux de fibre musculaire
présentent rarement l'apparence de la solution graduelle
que l'on observe dans la digestion normale. Le microscope
montre des spécimen innombrables de sarcines et de torules,
on y trouve les acides acétique, lactique, hydrochlorique et
butyrique.

Les torulæ cerevisiæ sont facilement reconnaissables au
microscope, ce sont des cellules rondes ou ovales qui se joignent l'une à l'autre et s'arborisent. Le penicilium glaucum
est une autre espèce de champignon qu'il n'est pas rare de
rencontrer dans les matières vomies, et qui ressemble assez
à de l'écriture arabe. Ce sont des cellules qui se joignent
et qui forment un lacis de filaments dont les branches ra-
mues peuvent s'étendre sur un grand espace. Les sarcinæ
ventriculi, qui ont été découvertes par le professeur Good-
sir, sont composées de cellules carrées, réunies entre elles

par groupes de quatre, qui se réunissent eux-mêmes de façon à donner naissance à des masses oblongues ou carrées,
unies par des lignes qui les croisent à angle droit. L'iode
rend les sarcines plus foncées en couleur et facilite leur recherche. Rien de particulier ne signale la fermentation qui
les accompagne, et cette dernière même ne paraît pas être
une condition essentielle de leur développement. Les torulæ cerevisiæ se montrent quelquefois avec elles.

Quand il existe des sarcines, le vomissement est généralement remarquable, il se produit par gorgées presque sans
effort. Les matières vomies, indépendamment de leur couleur brune, sont souvent dans un état de fermentation ac-

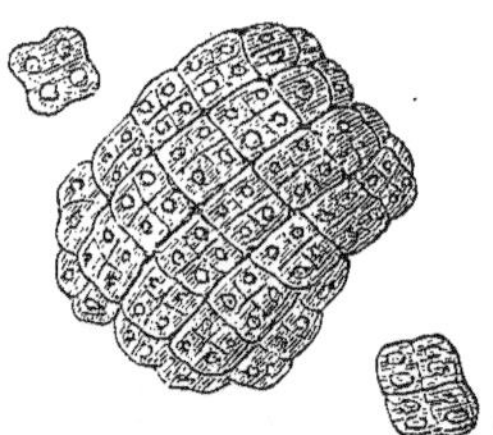

Sarcinæ ventriculi.

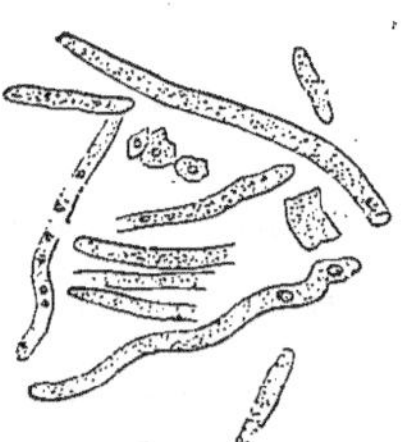

Albumine.

tive qui dure encore très-longtemps après leur sortie. Ces circonstances sont habituellement suffisantes pour indiquer la
présence des parasites avant qu'on ne s'en soit assuré par
le microscope. Les sarcines se montrent principalement dans
la décomposition du mucus stomacal; bien qu'on puisse
les trouver ailleurs, c'est surtout dans l'estomac qu'on les
rencontre et on les y a vues fixées et poussant dans le mucus
lui-même. On peut dire qu'un grand nombre et peut-être
toutes les plantes cryptogames, dont la nature est de croître
sur la matière organique en pourriture, provoquent par elles-
mêmes la décomposition, de sorte qu'elles ne sont pas seu-

lement une conséquence du dépérissement, mais bien aussi une de ses causes.

On combat tous ces parasites au moyen de l'hyposulfite de soude : un gramme à l'intérieur dans une infusion de gentiane, trois fois par jour. Ce remède est bon aussi pour prévenir l'éructation produite par le développement d'acide carbonique qui accompagne la fermentation alcoolique. Mais il ne faut pas oublier que si ce médicament arrête la fermentation acide, il empêche également la digestion de la viande, si bien que l'on ne saurait en continuer longtemps l'usage.

Le charbon en poudre est encore un moyen puissant à opposer aux décompositions chimiques qui se passent dans l'estomac. Toutes les cuisinières économes savent en effet que quand du bouillon a commencé à surir pendant les temps chauds, il suffit de le faire bouillir en y ajoutant un petit sac contenant du charbon pour lui rendre ses quali-tés et faire disparaître le goût aigre. Cela prouve que le charbon fait plus que d'absorber les gaz ; et, comme dans le canal alimentaire, il produit le même effet, on doit surtout le donner dans la fermentation gastrique, lorsque l'hypo-sulfite de soude est mal supporté ou n'a pas réussi.

Quand on considère les propriétés irritantes des acides qui se forment dans ces conditions, on n'est plus surpris de la sen-sation de brûlure, de la douleur agonisante qui se manifes-tent dans cette complication, lorsqu'elle accompagne une ulcération gastrique. La flatulence devient un symptôme prééminent par la formation des gaz que la fermentation dégage. La manifestation de la douleur dans un point parti-culier, si elle s'exagère immédiatement après l'ingestion de la nourriture, constitue une forte raison de penser à la coexistence d'un ulcère, ce qui se confirme encore davantage s'il y a eu déjà des vomissements de sang. Dans ce cas, la créosote est non-seulement un anti-fermentatif de premier ordre, mais aussi un puissant sédatif pour combattre la douleur. Les propriétés anti-fermentatives de la moutarde font regretter au docteur Turnbull qu'on ne les utilise pas davantage dans le traitement de cette affection.

Les vomissements considérables de sang, qui sont le résultat ordinaire d'une simple ulcération, sont rares dans les affections malignes, parfois la mort est déterminée par cette cause, mais, en général, dans le cancer l'hémorrhagie prend la forme d'un suintement continu à la surface de l'ulcère ; cela tient sans doute à la condition dans laquelle se trouvent alors les vaisseaux sanguins, car dans les tumeurs cancéreuses, et spécialement dans le squirrhe, il n'est pas rare de trouver les artères oblitérées par de la fibrine, phénomène qui se produit pendant l'élargissement de l'ulcère, ce qui prévient les hémorrhagies graves ; mais, dans ce cas, comme dans d'autres ulcères malins, les vaisseaux plus petits déchargent sans cesse un fluide sanguinolent qui ajoute encore à la rapidité avec laquelle le malade s'épuise. Quand le vomissement commence de bonne heure et se renouvelle fréquemment, c'est d'ordinaire un signe que les progrès de la maladie seront rapides.

Les premiers symptômes que l'on remarque, sont un changement dans le pouvoir digestif, de la flatulence et une sensation de lourdeur à l'épigastre, puis paraissent les éructations et la dyspepsie, alors l'examen des matières vomies est d'une grande importance. Ce sont d'abord des régurgitations acides. Parfois il y a rejet d'un mucus glaireux et épais, tandis que dans d'autres cas, il est amer comme s'il

contenait de la bile. Des fluides, doués de caractères semblables, sont souvent vomis dans la gastrite chronique et
dans le simple ulcère de l'estomac, si bien que de leur présence seule on ne saurait rien déduire ; mais, quand l'ulcération cancéreuse s'est établie, il y a presque toujours un
mélange de sang qui se joint aux matières rendues. Les hémorrhagies abondantes sont bien certainement rares, mais
le fluide rejeté de l'estomac contient généralement des stries
sanguines, de couleur noire ou ressemblant à du marc de
café ; de petits écoulements de sang peuvent aussi se produire dans l'ulcère simple, mais ils ne sont pas alors aussi
constants que dans le cancer ; c'est pourquoi dès que nous
trouvons les matières vomies continuellement mélangées de
sang, nous avons déjà beaucoup de raisons pour suspecter
le développement d'une ulcération maligne. Le cancer de
l'estomac est une fois plus fréquent chez la femme que chez
l'homme, tandis que c'est le contraire pour l'ulcère simple.

Le danger de mort par perforation est moins fréquent
dans le cancer que dans les autres formes d'ulcérations,
cela tient en partie à l'adhésion plus intime du mal aux organes voisins, et aussi à la grande quantité de tissus de formation nouvelle, qui pullulent aux abords et à la base de la
dégénérescence maligne.

La douleur est un des symptômes les plus communs du
cancer de l'estomac, la souffrance, quand le mal dure
depuis quelque temps, est généralement très-grande ; quelques-uns la comparent à une douleur rongeante, d'autres à
une sensation de brûlure ou à l'effet que produirait une lame
de canif enfoncée dans le mal. Elle est en général plus marquée à l'épigastre ou derrière le sternum, mais parfois c'est à
l'hypochondre qu'elle se fait sentir, dans le dos, ou dans des

parties variables de l'abdomen. La douleur dorsale est moins fréquente que dans l'ulcère simple ; parfois elle est constante et bien qu'elle soit aggravée par la nourriture, elle l'est beaucoup moins que dans l'ulcère simple.

Dans les premières périodes, elle est moins intense, ce n'est souvent qu'une douleur lancinante momentanée ou bien qu'une sensation de malaise ou de plénitude après le repas ; mais, à mesure que le mal fait des progrès, elle augmente graduellement en force et en durée ; il faut se rappeler pourtant que la douleur n'est pas un compagnon obligé du cancer et que parfois elle est absente, alors qu'il existe une tumeur d'un développement considérable.

Quand une fois la cellule cancéreuse s'est montrée dans l'économie, sa marche est fatale et constamment envahissante ; elle ne rétrocède jamais. Les différents genres que l'on a établis contiennent tous la cellule caractéristique, et ne diffèrent que par les éléments qui s'y ajoutent. C'est ainsi que, suivant que la trame fibreuse est plus ou moins développée, le cancer est mou, encéphaloïde ou bien dur, squirrheux avec tous les intermédiaires ; s'y ajoute-t-il une exsudation demi-transparente semblable à de la gélatine ? C'est le cancer colloïde, sans que cette exsudation gélatiniforme implique nécessairement par elle-même, la présence du cancer. Dans le cancer mélanique, c'est un pigment noir qui se surajoute à l'exsudation anormale ; enfin, quand l'élément vasculaire est très-développé, on dit que le cancer est hématode.

Si cette division n'est pas irréprochable, elle a au moins le mérite de faciliter l'étude de cette affreuse maladie et c'est là le motif qui nous l'a fait adopter.

Il n'est pas rare de trouver dans la même tumeur une

partie dure, une partie molle, et une autre gélatiniforme.

Le cancer une fois produit semble vivre aux dépens de tout ce qui l'entoure, avec une facilité de migration qui ne s'étend pas seulement au voisinage, mais qui le fait se reproduire dans des parties très-éloignées, comme si le courant de la circulation, en entraînant quelques cellules, les déposait dans certains endroits de prédilection, pour y devenir le point de départ de formations cancéreuses nouvelles.

La terminaison de cette maladie a toujours été fatale, dans tous les cas où sa présence avait été bien constatée à l'aide du microscope, et où les sujets n'ont pas été perdus de vue. Dans ces circonstances, chaque fois que l'on a opéré, la récidive a été constante et le dénouement accéléré, au bout d'un temps plus ou moins long.

La mort, en général, n'arrive que par suite d'une sorte d'infection et de l'épuisement de toute l'économie ; l'ulcération ne semble être qu'un accident dans le tissu de formation nouvelle, et ne se produit guère, d'après les statistiques, que dans la moitié des cas.

Le cancer est presque une fois plus fréquent chez la femme que chez l'homme. Rare dans l'enfance et la jeunesse ; l'âge moyen, dans lequel on l'observe le plus souvent, est vers la cinquantaine.

Loin d'être une maladie propre à l'espèce humaine, depuis qu'on l'a étudié avec soin, on s'est convaincu que chez les animaux, le cancer n'est pas très-rare dans nos espèces domestiques, sans en excepter même les volatiles. Le squirrhe et l'encéphaloïde sont plus fréquents chez le chien et le chat ; pour le cheval, au contraire, c'est la forme mélanique qui prédomine, et elle offre alors tous les principaux caractères que nous lui connaissons chez l'homme.

Que dire après cela des causes du cancer ? A l'exception d'une seule, tout ce que l'on a avancé mérite confirmation, et ne peut être tout au plus qu'accidentel, comme les chagrins, les excès, le mauvais régime ; il faut admettre pourtant que tout ce qui est dépressif pour l'économie, la prédispose davantage à subir des influences morbides. Peut-être pourrait-on trouver encore quelque rapport entre la fréquence du cancer de l'estomac, et la mauvaise habitude qu'ont certaines personnes de prendre des liqueurs fortes le matin à jeun, de faire des excès alcooliques qui, sans déterminer le cancer, quand il n'y a pas prédisposition, produisent, en certaines circonstances, une induration hypertrophique du pylore, dont le développement amène peu à peu un rétrécissement de l'anneau, une oblitération qui se comporte alors, comme ferait une tumeur cancéreuse, située dans ce même point, et n'en différant que par la durée.

Il n'y a de cause du cancer, véritablement bien connue, que l'hérédité ; on admet, en général, par les observations nombreuses recueillies dans les hôpitaux, qu'elle ne se rencontre que dans le septième des cas ; mais, si l'on tient compte de la vie moyenne de l'homme, de l'époque à laquelle le cancer se manifeste le plus fréquemment, du peu de renseignements exacts que les malades peuvent fournir d'ordinaire, on sera conduit à regarder l'hérédité comme bien plus fréquente. En moyenne, le cancéreux a cinquante ans lorsqu'il entre à l'hôpital ; le plus souvent il n'a plus ni père ni mère, ou il a perdu l'un d'eux il y a fort longtemps déjà. On lui demande de quoi ils sont morts, presque toujours il n'en sait rien, ou bien il répond : D'une maladie noire, d'une obstruction ou quelque chose de semblable ; et puis, s'ils ont succombé avant l'âge de cinquante ans, c'était aussi avant l'époque où la maladie se montre d'ordinaire. Si l'on ajoute qu'il n'y a que bien peu de temps, que l'on ait étudié convenablement les affections du col de la matrice, la répugnance presque invincible des femmes de la campagne à se faire soigner dans ces conditions, leur résistance au mal et la fréquence de ce genre de maladie, on ne doit pas être surpris de ne rencontrer l'hérédité, à l'hôpital, que dans le septième des cas.

Nous connaissons depuis fort longtemps trois familles de cancéreux. Dans l'une, deux sœurs sont mortes d'un cancer de l'utérus, une autre sœur d'un cancer ulcéré du sein, un frère, d'habitudes sobres, d'un cancer de l'estomac. Dans la seconde famille, la mère a succombé à un cancer ulcéré du sein, la fille a été emportée plus tard par un cancer de la vessie. Dans la troisième famille, une sœur est morte d'un cancer de l'estomac, et une autre sœur d'un cancer de l'utérus. Ces malades s'étaient fait soigner par des médecins habiles, tous ont succombé vers l'âge de cinquante ans. Toutes ces personnes, depuis longtemps, avaient ce que l'on appelle à la campagne un mauvais teint, une couleur terreuse, jaunâtre de la peau, avec un embonpoint parfois assez développé.

En l'absence de tout moyen efficace pour combattre cette affreuse maladie, ne serait-il pas sage de dire aux personnes dont le sang est ainsi menacé : Partez pour l'Afrique, pour l'Amérique du Sud, peut-être y trouverez-vous quelques chances d'être moins décimées !

Dans tous les cas, d'après Hippocrate, Celse et même d'après Galien qui ne faisait de réserve que pour le cancer superficiel, à moins d'indications particulières, il faut laisser dormir cette maladie pour ne pas hâter sa marche ; et, ce qui était vrai il y a deux mille ans pour cette affection, est encore malheureusement trop vrai de nos jours. Tout traitement doit se borner aux palliatifs, à l'adoucissement des symptômes les plus incommodes, si l'on veut prolonger la vie des malades le plus possible. Car, lorsqu'on a retranché une foule d'affections hypertrophiques, glandulaires, épidermiques, et fibro-plastiques, il ne reste plus un seul cas, dans la science ou dans la pratique, qui permette d'affirmer que l'on ait jamais guéri, jusqu'à ce jour, un véritable cancer, et l'on est fondé à croire, qu'en moyenne, les opérations ont plutôt activé que retardé la marche de la maladie.

Ce que nous venons de dire s'applique, en partie du moins, au cancer de l'estomac qui, pour sa part, compte environ pour un quarantième dans les décès ; chiffre énorme quand on pense que nous ne parlons ici que du cancer de l'estomac, dont la durée est de treize mois en moyenne, et qui est surtout fréquent de cinquante à soixante-dix-ans.

Cette affection débute presque toujours d'une manière obscure ; dans le principe, on n'observe guère que les phénomènes mal déterminés de la gastrite chronique : c'est une diminution de l'appétit, une douleur plus ou moins vive à l'épigastre, cette douleur manque dans un dixième des cas. Les vomissements, d'abord glaireux et rares, reparaissent ensuite plus souvent et même plusieurs fois par jour, avec des régurgitations aigres dans les intervalles, à mesure que la maladie fait des progrès ; pourtant, quand les orifices demeurent libres, le manger passe, et on signale même l'absence de vomissements dans un septième des cas ; l'hématémèse n'a guère lieu que chez la moitié des malades, et ne se produit qu'à une période déjà très-avancée, elle constitue alors un des signes les plus importants du cancer ; la faiblesse et le dépérissement ne s'accentuent qu'à la longue.

Le cancer de l'estomac a plus souvent son siége au pylore que partout ailleurs ; puis, viennent dans l'ordre de fréquence, la petite courbure et le cardia ; son existence au pylore est signalée dans plus de la moitié des cas ; on comprend que cette situation détermine la dilatation de l'organe, par les difficultés qu'éprouvent alors les aliments à franchir ce passage ; mais le symptôme le plus manifeste du cancer de l'estomac est la présence et le développement d'une tumeur dans la région gastrique, en même temps que l'apparition de tout ou partie des divers phénomènes que nous venons de signaler.

Cette tumeur est en général dure, inégale, bosselée, variant entre le volume d'une noix et celui du poing. On le comprend, son siége n'a rien de fixe ; pourtant, c'est surtout vers l'ombilic qu'on la rencontre ; quelquefois, il est impossible d'en constater la présence pendant la vie, et cela peut arriver dans un dixième des cas. Il faut ajouter aux symptômes plus ou moins constants que nous venons d'énumérer, la maigreur et le dépérissement qui augmentent en proportion des progrès du mal ; la teinte olivâtre et jaune-paille de la peau, qui se prononce de plus en plus. Dans les derniers mois qui précèdent la mort, il n'est pas rare de voir survenir de l'œdème aux pieds d'abord puis aux jambes, aux mains et à tout le tronc.

Ce qui distingue surtout le cancer de l'estomac de la gastrite chronique, c'est l'absence de tout mouvement fébrile ; le pouls, en effet, reste normal et devient même remarquable par sa lenteur ; loin de présenter de la chaleur, c'est plutôt un abaissement de température que l'on pourrait constater aux extrémités. Ce n'est guère que dans le dernier mois où lorsqu'il survient une complication pulmonaire que l'on trouve un changement dans la fréquence du pouls; quelquefois il y a de la constipation pendant toute la durée de la maladie, parfois la diarrhée succède à la constipation; l'innervation subit des altérations diverses, les malades sont sujets à l'insomnie, leur disposition d'esprit est triste et irritable; habituellement, ils conservent une parfaite connaissance jusqu'à la fin.

L'ulcération cancéreuse se produit dans plus de la moitié des cas et, lors même qu'elle est absente, la muqueuse est rarement intacte. Le plus souvent elle est épaissie, soit avec augmentation, soit avec diminution de consistance; quelle que soit la nature des lésions anatomiques, la marche est fatale et la mort arrive d'ordinaire dans l'espace de six mois à deux ans.

Traitement. — Le cancer de l'estomac a une marche tellement rapide et il est si ordinaire de le voir s'accompagner d'une dégénérescence de la structure glanduleuse de l'organe, qu'il y a peu d'espoir par le traitement médical d'obtenir autre chose que l'engourdissement et l'allégement des principaux symptômes.

Il est peu de médicaments qui n'aient eu, tour à tour, la réputation de guérir le cancer. Le mercure, l'arsenic, l'or, l'argent, l'iode, le brôme, l'opium, la belladone, la jusquiame, la ciguë, l'aconit, les émissions sanguines, les exutoires, les révulsifs, les eaux minérales et bien d'autres remèdes n'en sont pas moins restés jusqu'ici sans effet; c'est pourquoi nous en sommes encore réduits, comme au temps d'Hippocrate, à pallier les symptômes les plus incommodes, pour procurer au malade quelque soulagement, en attendant le jour, mille fois béni, où il plaira à la Providence de laisser échapper son secret.

La première indication sera donc de surveiller le régime, qui ne devra se composer que de substances de digestion facile, prises en petite quantité à la fois et à des heures régulières ; il faudra éviter les aliments excitants et les boissons spiritueuses. On combat la constipation par des lavements émollients ou purgatifs ; contre la diarrhée, on se sert des moyens ordinaires ; s'il y a des troubles de l'innervation, les bains tièdes, l'eau de laurier-cerise, et les divers antispasmodiques sont indiqués. L'acide cyanhydrique se recommande particulièrement quand il y a beaucoup d'irritabilité nerveuse, mais, quand il y a complication d'ulcère il augmente la douleur si l'on ne prend la précaution de l'associer à des alcalins. Quand les rapports acides deviennent incommodes, on peut couper le vin, aux repas, avec de l'eau de Vichy ou avec une solution de bicarbonate de soude. C'est surtout dans le cancer que l'on peut soutenir les forces par des poudres nutrimentives, comme on est parfois amené à le faire dans la dyspepsie ; à l'hématémèse on oppose les remèdes que nous avons indiqués au traitement de la gastrorrhagie. On le voit, ce n'est que dans les palliatifs des symptômes les plus prééminents que nous trouvons le moyen de soulager les souffrances des cancéreux. Nous ne passerons pas sous silence néanmoins l'avantage qu'il y a pour ces malades à respirer un air pur, à jouir d'une température tiède, la chaleur paraissant, jusqu'à un certain point, engourdir les progrès du mal ; nous signalerons encore les bons effets que l'on retire des vêtements de laine, qui procurent une chaleur douce, sans qu'elle doive aller pourtant jusqu'à provoquer la transpiration.

Ce qui soulage le mieux la douleur, ce sont les opiacés que l'on doit donner à forte dose. Quand la souffrance prend le

caractère névralgique, de petits vésicatoires pansés avec l'hydrochlorate de morphine ou des applications de belladone
sont utiles. L'injection de morphine sous la peau est aussi
une très-bonne manière de soulager ; on doit répéter souvent
cette pratique. Si les matières vomies sont claires, aqueuses
ou acides, l'eau de chaux et les autres remèdes alcalins sont
indiqués ; tandis que si elles se composent de mucus, les astringents comme le kino, le bismuth, l'oxyde d'argent, l'acide
tannique doivent être administrés de préférence avec ou sans
opium suivant que les circonstances le réclament. Quand il y
a des signes de décomposition, c'est la créosote, le charbon,
l'acide phénique qui deviennent utiles et qu'il convient d'employer.

CHAPITRE XXIII

DE LA GASTRALGIE OU COLIQUE D'ESTOMAC.

Sa nature nerveuse. — Ses rapports avec d'autres maladies. — Durée de l'attaque. — Age où elle est le plus fréquente. — Causes. — Accès. — Début. — Symptôme. — Intensité. — Terminaison. — Complications. —Marche irrégulière. — Lésions anatomiques douteuses. — Douleurs ambulantes. — Probabilité du siége. — Diagnostic. — Traitement. — Prophylaxie.

Cette maladie est de nature essentiellement nerveuse, ses caractères principaux sont la violence et la vivacité des douleurs qui surviennent, presque indistinctement, dans l'état de plénitude ou de vacuité de l'estomac, lors même que les personnes qui en souffrent sont d'une constitution robuste et digèrent habituellement bien.

Cette affection a de grands rapports avec l'hystérie et la migraine; dans certains cas même, elle semble les suppléer comme nous avons cru le remarquer plusieurs fois. Les accès reviennent à des intervalles plus ou moins longs; c'est ainsi qu'on ne les voit parfois se reproduire qu'à la distance de plusieurs mois ou de plusieurs années, sans que, entre les crises, les personnes qui y sont sujettes aient jamais eu à se plaindre de leurs digestions.

La durée de l'attaque varie de quelques instants à plusieurs jours, avec des exacerbations plus ou moins fortes; il arrive même que le traitement mis en usage n'est pas étranger à leur prolongation.

La gastralgie a peu de rapports avec la dyspepsie, et il peut se faire que l'ingestion seule des aliments suffise pour la calmer; mais quand les accès sont fréquents, il survient des troubles digestifs divers, et c'est ce qui explique comment on a pu la confondre avec la dyspepsie habituelle. Plus fréquente chez la femme que chez l'homme et assez rare avant la puberté, elle disparaît ordinairement vers l'âge de retour, et ne se retrouve plus guère passé la cinquantaine.

Indépendamment de l'hérédité, du tempérament nerveux et irritable, des revers de fortune, des tortures de l'ambition et des déceptions de la politique, qui y prédisposent d'une façon particulière, on peut citer, parmi les causes qui la déterminent, certaines substances indigestes, comme les salaisons, les viandes fumées, tendineuses, l'usage prolongé es boissons douces et acides, parfois l'eau pure, froide, l'abus de certaines liqueurs, commme l'absinthe, le café, le thé, le vin blanc, le genièvre, certains baumes, comme le copahu, la térébenthine, l'abus du jeûne, les aliments maigres, les émotions morales vives, les chagrins, les contentions de l'esprit, l'appréhension, les veilles prolongées, les flueurs blanches, les excès vénériens. On doit signaler encore les troubles de la menstruation, la chlorose, l'hystérie, la migraine, l'allaitement chez les femmes débiles, les travaux de cabinet et les professions sédentaires qui tiennent le corps courbé en avant.

Au début de l'accès, les malades éprouvent à la région épigastrique un sentiment de gêne tout particulier : pour les uns, c'est une sensation de gonflement, de serrement, qui se propage sous la partie inférieure du sternum ; pour d'autres, c'est une douleur vague, sourde et profonde, qui parfois, semble s'étendre dans l'abdomen et, chez certaines personnes,

paraît se répercuter aux alentours du larynx, où elles éprouvent une sorte de contraction pénible. Chez les individus sujets à la gastralgie, ces signes sont les avant-coureurs de la
crise, et nous avons vu plusieurs personnes nous accuser à l'a-
vance, celle qui allait venir, par la seule sensation des prodromes ; bientôt, aux renvois de gaz, aux nausées, succèdent
des vomissements qui soulagent passagèrement lorsque le
mal survient après un repas ; puis, les nausées reparaissent,
les douleurs croissent par intervalles ; il y a des borborygmes,
des bâillements, des pandiculations jusqu'à ce qu'une douleur inexprimable saisisse le patient, qui cherche alors la
position la plus favorable pour moins souffrir ; le plus souvent,
il se tient courbé, sa face pâlit et se couvre d'une sueur froide,
ses traits expriment la plus vive angoisse, ses yeux semblent
s'approcher de l'agonie, et il reste ainsi sans oser bouger, se
tordant en lui-même, pour ainsi dire, sous l'épreinte de douleurs indicibles qui peuvent aller jusqu'à produire la syncope. Nous avons vu des malades, dans ces crises, souffrir
au point qu'ils ne pouvaient ni voir remuer, ni entendre parler autour d'eux, tellement il leur semblait être à la limite
de leurs forces, et que la moindre chose pouvait les briser ;
à ce moment, nous avons toujours rencontré un pouls calme
et plein, plutôt lent que précipité. Ces crises durent ordinairement une ou plusieurs minutes, peu à peu, la douleur
s'apaise, et le plus souvent le malade qui avec la meilleure
volonté n'aurait pu, tant que durait son accès, vous rendre
compte de ses sensations, vous dit qu'il lui semblait qu'on
lui écrasait l'estomac dans un étau, que quelque chose lui
déchirait les entrailles.

Il est rare qu'il n'y ait qu'une crise, d'ordinaire, elles commencent avec une moyenne intensité, deviennent de plus en

plus fortes, se montrent ainsi quelquefois pendant plusieurs jours, à des intervalles plus ou moins rapprochés ; puis, elles perdent peu à peu de leur violence, jusqu'à ce qu'elles disparaissent tout à fait.

Nous avons connu deux dames, la mère et la fille, toutes deux d'une excellente constitution et n'ayant éprouvé pour toute maladie, dans leur jeunesse, que des migraines, toutes deux furent sujettes à des crises extrêmement vives de gastralgie, depuis vingt jusqu'à cinquante ans ; les accès ne se produisaient guère qu'une fois ou deux par année, et en apparence sous l'influence des causes les plus futiles ; à partir de cinquante ans, la mère n'éprouva jamais plus ce genre de douleurs, et est morte à quatre-vingt-deux ans, d'une affection du foie. La fille, qui a maintenant passé la cinquantaine, se trouve exempte d'un mal extrêmement pénible, qui autrefois lui revenait tous les cinq ou six mois.

Mais toutes les gastralgies, fort heureusement, n'ont pas cette violence. Beaucoup de personnes n'éprouvent qu'un malaise indéfinissable à la région gastrique, en même temps que des nausées, des sensations diverses qui, bien que douloureuses, incommodent plutôt par leur fréquence que par leur intensité. Parfois la douleur s'irradie dans les diverses parties du ventre, dans le dos, la poitrine, les épaules. La pression exercée convenablement peut calmer ces souffrances ; mais le sentiment de distension que les malades éprouvent presque toujours fait que leur premier soin est de se débarrasser, avec raison, de tout ce qui comprime l'épigastre.

Quand les crises se sont prolongées avec une intensité vive, il est rare que la région de l'estomac ne demeure pas douloureuse pendant un temps plus ou moins long.

Les accès se terminent d'ordinaire, par une abondante

émission de gaz que les malades rendent avec bruit par la bouche, et quelquefois par des vomissements glaireux qui, en pareil cas, nous ont toujours paru des crises salutaires, qu'elles eussent lieu par le haut ou par le bas.

Tant que durent les accès, les urines sont claires et transparentes, c'est à peine si on y découvre une légère teinte jaunâtre ; le ventre est ordinairement resserré et ballonné.

Quand la gastralgie n'a été ni très-vive ni bien longue, le malade revient à la santé presque sans transition, sans convalescence. Mais, lorsque le mal s'est prolongé, ou a été entretenu par des émissions sanguines intempestives ; les forces sont plus ou moins brisées, il y a de la courbature dans les membres et un endolorissement de l'épigastre, qui peuvent durer un temps variable.

Lorsque la gastralgie est fréquente et qu'elle s'accompagne de troubles permanents des fonctions digestives, elle doit rentrer dans la dyspepsie avec altération de la sensibilité ; c'est pourquoi nous renvoyons au chapitre où nous en avons traité spécialement. Nous dirons pourtant ici que, dans ces cas, l'estomac est dans un état de souffrance presque continuel ; que s'il y a des crampes, des tiraillements, des sensations pénibles quand le malade est à jeun, il suffit parfois de lui donner des aliments pour calmer ses douleurs ; mais que, le plus souvent, l'ingestion de la nourriture ne fait que les exaspérer ; tantôt de suite, tantôt quelques heures seulement après le repas. Nous retombons ici dans la dyspepsie, dans la pyrosis, dans l'éructation, que nous avons déjà étudiées, et auxquelles nous renvoyons pour plus de détails.

Comme toutes les maladies nerveuses, la gastralgie a une marche très-irrégulière et, bien qu'elle soit une des souffrances les plus douloureuses auxquelles l'espèce humaine soit sujette, on ne connaît pas, nous le croyons, un seul cas de gastralgie simple ayant occasionné la mort. Elle peut seulement, lorsqu'elle est fréquente, empoisonner la vie du malade et l'amener à un état voisin de l'hypochondrie.

On ne sera pas surpris si nous n'avons rien à signaler en fait de lésions anatomiques : les auteurs parlent bien d'une altération possible des ganglions splanchniques et du semilunaire en particulier ; mais tout cela se résume en de légères traces de rougeur, de rugosité. En somme, on ne trouve aucune lésion importante. C'est pourquoi nous croyons pouvoir considérer la gastralgie comme une manifestation de l'état de souffrance d'une portion du grand sympathique, une sorte de douleur ambulante qui se traduit tantôt par l'hystérie, tantôt par la migraine et qui à vingt ans, chez Barras, a pu se loger dans la tempe droite, à vingt neuf ans, au cordon spermatique, à trente-six ans, dans la rate ou plutôt dans son plexus nerveux, ce qui détermina une fièvre intermittente irrégulière jusqu'à l'âge de quarante-quatre ans, où il commença à souffrir de gastralgie. Il n'est donc pas impossible que le siége de cette douleur se trouve dans les ganglions du grand sympathique, d'où elle pourrait s'irradier sur l'estomac, absolument comme nous voyons survenir des nausées, des vomissements, des productions de gaz dans un simple accès de migraine ou d'hystérie, sans que l'on soit pour cela autorisé à croire que le viscère en souffre autrement que par sympathie.

A en juger par le siége qu'occupe le centre de la douleur, juste au creux épigastrique, dans l'endroit où se trouvent les plus gros ganglions ; en tenant compte des irradiations douloureuses qui se font dans tout le voisinage ; il ne serait peutêtre pas téméraire de considérer souvent la gastralgie comme une affection étrangère à l'estomac lui-même, jusqu'à la limite des nausées, des vomissements, de la production des gaz, que l'on retrouve fréquemment dans les maladies tout à fait en dehors de celles des organes digestifs.

Cette manière de voir sera encore plus probable, si l'on tient compte du peu de sensibilité apparente du viscère gastrique, puisque c'est à peine si nous y éprouvons la sensation de chaleur ou de froid que devraient y déterminer les aliments que nous prenons chaque jour. Cela est vrai particulièrement lorsque ses membranes ne sont pas altérées, et même dans le cas contraire, il arrive assez souvent qu'on y rencontre des ulcères profonds, des désorganisations très-avancées sans que, pendant la vie, le moindre symptôme de douleur ait pu en faire soupçonner la présence. Nous n'oserions nous prononcer affirmativement, mais nous croyons, dans tous les cas, que le doute est permis, en tenant compte surtout du peu d'effet que l'on retire en général de l'ingestion des stupéfiants même à dose assez forte, durant les accès de gastralgie, et du mieux que l'on obtient plus facilement par l'application des mêmes moyens sur le derme mis à nu par un vésicatoire.

On ne pourrait confondre la gastralgie qu'avec la colique hépatique. Mais, lorsque cette dernière est occasionnée par la présence d'un calcul, l'acuité de la douleur, son siége à droite de l'épigastre, l'ictère qui ne tarde pas à survenir et qui s'accompagne souvent de vomissements bilieux, ne permettent pas de la confondre avec la gastralgie. Il n'en est plus de même de la névralgie du plexus nerveux hépatique. Pourtant l'absence de l'ictère, la communauté d'origine des nerfs du foie et de l'estomac, font que les mêmes moyens de traitement leur sont applicables ; car, on se le rappelle, le plexus du foie est formé en partie par des filets du pneumo-gastrique gauche, tandis que le droit se termine au plexus solaire avec lequel il se confond. Toute cette région est donc animée par les mêmes nerfs, d'où l'on peut déduire que les mêmes moyens de traitement, lorsqu'ils souffrent, leur sont également ment applicables.

Traitement. — La première indication est encore ici de calmer la douleur, nous ne pourrions que reproduire ce que nous avons dit en traitant des crampes ou spasmes de l'esto-mac, aussi bien que ce que nous avons conseillé pour com-battre la dyspepsie avec altération de sensibilité ; c'est pour-quoi nous y renvoyons, nous bornant à en donner ici un sim-ple résumé, que nous ferons suivre de quelques réflexions pratiques.

A l'extérieur, on fait sur l'épigastre des applications chaudes ; on peut se servir tour à tour du laudanum, du chloroforme, de la teinture d'aconit, parfois de sinapismes et plus héroïquement de vésicatoires pansés, par exemple, avec 2 centigrammes d'hydrochlorate de morphine.

A l'intérieur, on administre les stimulants antispasmodi-ques, comme l'éther, le sel volatil ; les calmants, comme la teinture de cannabis indica, les extraits de belladone, de jus-quiame, d'aconit, l'acide cyanhydrique médicinal.

Comme moyens généraux, on emploie les bains chauds avec addition d'une forte infusion de fleurs de tilleul, ou d'une décoction concentrée de feuilles de jusquiame et de belladone. Aussitôt que l'estomac peut supporter des aliments, il faut choisir parmi ceux dont la digestion est le plus facile, et que l'organe supporte le mieux, en se réglant sur les prin-cipes généraux applicables en ces circonstances, et en faisant parfois précéder les repas de l'ingestion de faibles doses d'un

narcotique, comme par exemple une ou deux gouttes de laudanum de Sydenham, un centigramme d'extrait de belladone
ou de jusquiame.

Parmi les tisanes, il faut choisir les infusions de valériane,
de tilleul, de fleurs d'oranger qui , à une température douce et
en petite quantité à la fois, paraissent les plus convenables.

La gastralgie s'accompagne souvent, chez les femmes,
d'un dérangement des fonctions utérines, d'affections chroniques du col de la matrice ; de là naissent des indications
nouvelles, aussi bien que la nécessité de s'opposer avec soin
à l'anémie, à la chlorose, lorsqu'elles coexistent, par l'emploi
des ferrugineux et des amers, qui sont aussi les meilleurs
moyens à employer pour combattre le pica ou malacia qui
se joint parfois à la chlorose, et qui ne réclame d'autre
traitement, que celui de l'affection dont il n'est qu'un
symptôme.

Il sera bon aussi de se rappeler que, généralement, les
émissions sanguines exaspèrent et prolongent la névrose gastrique ; comme les autres agents du traitement antiphlogistique pourraient conduire au même résultat, on devra éviter,
autant que possible, un régime sévère ou débilitant, et donner au malade des aliments, aussitôt que son appétit les ré-
clamera.

Comme moyens préventifs, le bon régime, les distractions,
un exercice convenable, les voyages, les bains froids et surtout
les bains de mer, les massages, les ablutions sur tout le corps,
les frictions sèches, les eaux de Plombières et de Saint-Sauveur, en ayant soin toujours que le malade jouisse d'un air
pur, d'une habitation saine et bien située, et que les fonctions du ventre soient libres. Les gastralgiques ayant en général de la tendance à la constipation, on devra recourir, pour

MALADIES DE L'ESTOMAC.

la combattre, à des lavements simples, ou aux divers moyens que nous avons indiqués en traitant de la dyspepsie,

Telle est la série de remèdes les plus propres à guérir ou à prévenir une affection qui, sans mettre en danger les jours du malade, lui fait pourtant éprouver des souffrance si vives, que la seule appréhension du retour des accès, la crainte de les voir se reproduire au milieu de la santé en apparence la plus parfaite, empoisonne son existence, l'empêche de faire aucun projet, de se promettre quelque plaisir à un moment donné, ce qui, à la longue, peut le faire tomber dans un état de mé-lancolie bien plus redoutable pour sa santé et son existence, que ne l'est par elle-même la gastralgie.

CHAPITRE XXIV

DU RÉGIME ET DE L'ALIMENTATION.

Importance du Régime dans le traitement des maladies. — Causes qui
font varier la quantité et la qualité des aliments que l'on peut prendre.
— Distribution des repas. — Dans l'enfance. — Dans les autres âges.
— Prescriptions essentielles. — Manque d'appétit. — Effets d'une nourriture trop abondante. — Sur le cerveau en particulier. — Importance
du Régime dans les affections gastriques. — De l'habitude de bien vivre.
— Difficultés de la combattre.

De l'Alimentation. — Des spiritueux. — Vins. — Bières. — Fruits sucrés.
— Café. — Thé. — Répit à donner à l'estomac. — Expériences sur les
effets de certains aliments et sur la production de la graisse. — Rapport physiologique entre les matières albumineuses et oléagineuses. —
Du lait. — Farine lactée. — La richesse de la nourriture doit varier
suivant l'état de repos ou d'activité. — Démonstration pratique et application. — Des farines. — Substances amylacées. — Proportion de
leurs constituants nutritifs. — Mauvais effets de cette alimentation. —
Circonstances où elle est indiquée. — De la farine d'avoine. — Son
usage en Écosse. — Alimentation de l'enfance. — Comparaison entre
le lait de femme et ceux de vache et d'ânesse. — Principales substances alimentaires de l'homme. — Dispositions individuelles. — Effets
du régime lacté. — Substances grasses. — Aliments gélatineux. — Albumineux. — Fibrineux. — Poissons et crustacés. — Légumes. —
Fruits. — Tempéraments auxquels ils conviennent. — Digestibilité des
différents aliments. — Généralités suivant les tempéraments. — Les
conditions physiques. — Des stomachiques. — Des condiments. — Sel.
—Vinaigre. —Sucre. — Huile. —Beurre. — Moutarde. — Poivre, etc.
Tempéraments qui les réclament. — Abus des assaisonnements. — Indication de leur emploi suivant les régions. — De l'habitude. — Tolérance. — Préceptes généraux.

Il serait inutile de nous arrêter longtemps, pour démontrer
que presque toutes nos maladies tiennent, plus ou moins, à
l'irrégularité dans le régime. Mais ce qu'il est essentiel de bien
connaître, c'est que de tous les moyens que nous possédons

pour les combattre, il n'en est pas de plus indispensable que la connaissance et l'observation attentive des effets que produisent les aliments pris de qualité et en quantité variables.

On pourrait dire, en général, que chaque classe de maladies réclame une alimentation appropriée, suivant les indications qu'on y trouve, de tenir ou de ramener le sang à des proportions, ou à des états convenables.

Ce qu'un individu peut prendre d'aliments et de boissons en un jour varie beaucoup et doit se trouver en rapport avec l'âge, le genre de vie, l'intervalle plus ou moins grand entre les repas, le degré d'énergie des organes digestifs, et la disposition journalière de chacun. Dans tous les cas, il est certaines limites qu'on ne saurait franchir sans imprudence et que, presque toujours, l'expérience personnelle nous apprend à déterminer.

Cette différence se remarque parfois dès la naissance ; c'est ainsi que tel enfant, après avoir teté, rejette immédiatement une partie du lait qu'il a pris, tandis que tel autre le conserve en totalité ; au premier, on devra retirer le sein au bout d'un temps convenable, le second pourra le conserver à volonté.

Il n'est pas moins essentiel de connaître la qualité des aliments, et si des personnes vouées par état à des travaux pénibles peuvent digérer sans peine une nourriture grossière et y trouvent une réparation suffisante pour leurs forces, il n'en est plus de même pour celles qui sont habituées à des aliments délicats et qui, pour une cause quelconque, sont passagèrement soumises à une alimentation pareille ; leur estomac se révolte alors, et ces substances sont rendues, ou par des vomissements, ou par des selles mal élaborées. Les chairs compactes comme celles du rognon, du gésier, du homard, les hachis, les charcuteries, les pâtisseries grasses et mal cuites, les viandes trop chargées de graisse peuvent produire ces effets aussi bien que l'usage inaccoutumé des vins aigres, des bières ou des cidres mal préparés ou ayant subi quelque détérioration et qui, dans les classes laborieuses, se supportent à merveille et même souvent avec avantage.

La distribution des repas n'est pas moins importante sous le rapport de leur nombre et des intervalles qui doivent les séparer suivant les différents âges.

L'enfant qui vient de naître peut prendre le sein très-souvent, toutes les heures par exemple, néanmoins, à cette époque de la vie et surtout quelques semaines après la naissance, il n'est pas inutile d'établir une sorte de règle; un intervalle d'une à deux heures est nécessaire et si, dans cet espace de temps, le nourrisson rejette par régurgitation ou par des selles en grumeaux une partie du lait qu'il a pris, on en conclut qu'il digère mal et qu'il convient de lui laisser moins prendre de lait à chaque fois, ou de mettre un plus grand intervalle pour lui présenter le sein.

Après le sevrage et jusqu'à huit ou dix ans, l'enfant peut faire cinq ou six repas par jour, l'adolescent quatre, l'adulte trois, l'homme fait deux; après soixante et surtout soixante et dix ans, on ne doit faire qu'une sorte de collation le matin et un bon repas l'après-midi. Le vieillard, en général, ne faisant qu'un seul repas, peut le prendre copieux; car, si l'estomac est paresseux, il est aussi patient à cet âge, et il a de plus le temps nécessaire, d'un repas à l'autre, pour accomplir convenablement le travail digestif.

En général, il faut admettre que l'intervalle entre les repas doit être assez grand, non-seulement pour que la digestion soit complète, mais encore pour que l'organe puisse se reposer suffisamment. La sensation franche de la faim est le meilleur guide à consulter.

Si, pour le plus grand nombre, il y a un inconvénient grave à trop rapprocher les repas, il y en a aussi pour certaines personnes à les trop distancer. Quand un repas se trouve accidentellement retardé de plusieurs heures, la faim, d'abord exagérée, finit par disparaître ; l'estomac souffre mais n'a plus besoin, et il peut arriver, dans ces conditions, qu'un repas médiocre ne soit pas toujours bien digéré ; pour d'autres, qui en ressentent une faim beaucoup plus vive, la hâte de prendre des aliments fait qu'ils les broient mal, qu'ils les insalivent à peine, ce qui ne tarde pas à produire de la pesanteur dans l'estomac, un sentiment de distension et une sorte d'engourdissement général.

Il est bon de se rappeler qu'en dehors même de la gestation quelques femmes, dans la période moyenne de la vie, éprouvent quelquefois un besoin réel de prendre plus souvent des aliments que les hommes. C'est sans doute que leur constitution se rapprochant beaucoup de celle de l'enfant, elles sont obligées, comme lui, d'obéir aux sensations que l'estomac provoque et que l'on doit tolérer dans une certaine mesure.

On sait qu'un sentiment de poids ou de malaise est ressenti par les personnes qui digèrent bien d'ordinaire, s'il leur arrive de prendre à la hâte un repas copieux. C'est probablement à cause du répit, que la conversation procure, qu'il vaut mieux manger en compagnie que seul ; c'est pour le même motif que les individus qui se laissent aller à boire, d'un trait, une grande quantité de liquides, en éprouvent parfois un malaise très-notable ; car, si un malade, soumis depuis quelque temps à l'abstinence et chez lequel, par conséquent, les fibres de l'estomac se trouvent dans un état de contraction bien marqué, venait tout à coup à les distendre en buvant trop copieusement, il ne serait pas extraordinaire de voir survenir de la plénitude et de la gêne qui, sans doute, ne se seraient pas manifestées, si le liquide avait été pris lentement et à plusieurs reprises. Il est bien connu que, lorsque les valétudinaires arrivent aux sources minérales et y commencent leurs libations du matin, il est d'autant moins rare de les voir souffrir de distension de l'estomac, que cet organe se trouvait en quelque sorte plus contracté par la diète antérieure ; mais l'effet de l'habitude est ici fort remarquable, et l'estomac se fait vite à ces rapides changements de capacité, car la sensation désagréable s'affaiblit peu à peu pour disparaître bientôt après.

Le manque d'appétit, quoique signe assez commun de souffrance de l'estomac, peut se manifester aussi sous l'influence de causes tout à fait étrangères à cet organe. C'est ainsi que les émotions morales vives de plaisir ou de peine coupent instantanément la faim, et il suffit même d'un léger degré d'excitation ou de douleur, chez les personnes nerveuses ou irritables, pour produire le même effet ; il suit de là que si l'appétit est mauvais, ce n'est pas toujours une raison pour que le pouvoir digestif soit descendu au même niveau, et on peut même observer que certaines personnes digèrent très-bien, quoique l'absence de tout désir de prendre de la nourriture les conduise, si l'on peut s'exprimer ainsi, à manger par raison. D'une autre part, il arrive aussi que parfois l'appétit est excellent et même insatiable, bien que le malade soit en proie à une dyspepsie ou à une affection organique très-grave.

Une chose très-importante à signaler encore, c'est l'effet

qu'une nourriture habituellement trop abondante, même avec un estomac passablement sain, détermine sur l'état mental des individus. C'est ainsi que chez beaucoup de personnes, on peut ramener la gaieté et l'entrain du caractère par la simple prescription d'une alimentation moins abondante; et il est permis d'admettre qu'il n'est aucune cause plus fréquente de l'abattement de l'esprit et des idées noires, que les excès dans le boire et dans le manger, bien qu'on ne les commette pas au point de produire même les simples apparences de l'indigestion.

Dans le plus grand nombre des affections gastriques, la manière de régler le régime est en quelque sorte plus importante que la prescription des médicaments eux-mêmes; car la plupart d'entre elles ne réclament le plus souvent qu'une alimentation convenable pour amener la guérison qu'il est impossible d'obtenir, malgré toutes les prescriptions imaginables, quand on ne soigne pas convenablement le régime. La difficulté réside alors bien moins dans la prescription des médicaments, que dans la manière de faire adopter et suivre rigoureusement par les malades, une diète convenable à leur position. Le bien vivre est fort tenace quand une fois il a pris racine, et on n'a que trop souvent lieu d'observer le retour aux vieilles habitudes qui viennent tout compromettre, lorsque dans le cours d'un traitement en bonne voie, on se croyait plus près de la guérison.

Mais il n'y a peut-être pas de malades plus difficiles à diriger que ceux qui ont la prétention de connaître la nature particulière de leur estomac et ce qui leur convient le mieux. Il faut bien le dire aussi, la plupart des malades s'imaginent que la médecine est un grand arsenal où l'on puise, contre tel ou tel mal, un remède souverain qui doit le combattre et l'enlever à la minute; aussi, si ceux qui souffrent médiocrement se trouvent parfois disposés à suivre la prescription qu'on leur indique, c'est le plus souvent avec l'espérance de pouvoir satisfaire le plus tôt possible leur penchant pour la bonne chère; ils consultent moins pour qu'on les débarrasse entièrement de leurs souffrances, que pour qu'on les mette rapidement en état de continuer leur manière de vivre; et puis rien n'est plus ingénieux que leurs raisonnements pour éluder les ordonnances. Les engagez-vous, par exemple, à renoncer à telle nourriture comme leur étant contraire; pour peu que le mieux ne se fasse pas immédiatement sentir, ils y reviennent, en arguant que puisque la privation ne leur a pas fait de bien, l'usage ne saurait leur faire de mal.

Alimentation. — Dans les affections gastriques, les liqueurs et les spiritueux de toute espèce sont généralement nuisibles; il est moins mauvais d'en prendre après avoir mangé que de manger après en avoir pris; car, la boisson alcoolique qui pénètre dans un estomac vide se trouve en contact direct avec la muqueuse, y détermine de l'irritation ou une sorte d'érythème qui arrête la sécrétion du suc gastrique, tandis, que lorsque le viscère est plein, les spiritueux se mêlent avec son contenu, se trouvent dilués par la nourriture, les sucs gastriques, et au lieu d'irritation, ne déterminent qu'une excitation modérée et quelquefois salutaire.

On doit éviter avec soin tous les vins doux et sucrés comme ceux de Frontignan et de Lunel, parce qu'ils empâtent, qu'ils ôtent l'appétit et que, contenant encore des parties fermentescibles, ils peuvent occasionner des aigreurs.

Parmi les vins secs, les moins stimulants sont ceux de

Bordeaux, du Rhin, de la Moselle ; en général, ils sont supportés assez bien, même par les estomacs délicats, et quoique quelques-uns de ces derniers aient un petit goût aigre, ils ne produisent pourtant que peu d'acidités gastriques.

Les vins de Champagne et tous ceux qui sont imparfaitement fermentés sont tout à fait nuisibles. Les vins de Bourgogne, très-excitants, ne doivent être employés qu'avec prudence.

Parmi les vins forts et secs on doit donner la préférence aux vins de Malaga ou de Xérès. Le vin de Porto, surtout quand il est jeune, contient une proportion considérable de tannin et de matière extractive ; à la longue il en dépose la plus grande partie et perd en même temps de sa force, de son tartre et de sa matière colorante ; ce n'est qu'alors qu'on pourrait le conseiller. Il porte à la constipation, et son emploi est surtout indiqué quand il y a tendance au relâchement du ventre ; il est inutile de signaler qu'un état contraire doit le faire proscrire.

Le vin de Madère est rarement bien supporté par un estomac malade ; cela tient sans doute à ce qu'il produit des acidités beaucoup plus facilement que les autres vins forts de la même classe.

Quel que soit le vin que l'on juge convenable de prescrire, on ne doit pas oublier que, si l'accroissement dans la quantité de nourriture fortifie toujours le malade, pourvu qu'il soit en état de bien le digérer, il n'en est plus de même pour la quantité de vin que l'on peut permettre et dont l'augmentation, au delà d'une certaine limite, ne saurait produire aucun avantage réel ; dépasse-t-on en effet la proportion raisonnable, la partie alcoolique tend à paralyser l'activité fonctionnelle de l'organe, et l'empêche de digérer aussi bien qu'il l'eût fait, s'il fût resté livré à ses propres ressources.

Les bières, indépendamment de deux à sept pour cent d'alcool, contiennent encore des matières extractives, de la gomme, du sucre, un principe amer et un peu de gluten; cela fait qu'elles sont tout à la fois légèrement nutritives et stimulantes. Celles qui sont mousseuses contiennent beaucoup d'acide carbonique qui les rend agréables au goût, et dans une certaine mesure, sédatives de l'irritabilité gastrique. Pourtant, il est rare qu'elles soient bien supportées par les estomacs débiles, par la raison qu'elles ajoutent à la flatulence; la chaleur interne déterminant la sortie et l'expansion des gaz qu'elles renferment. La pression que ces derniers déterminent dans l'organe peut produire des palpitations, de la difficulté à respirer et par suite une sorte de congestion de la tête. Parfois aussi, elles provoquent des acidités et de la diarrhée, surtout lorsqu'elles sont prises en même temps que des aliments tirés du règne végétal. Les plus amères sont les plus fortifiantes, en raison des propriétés toniques qu'elles possèdent alors.

Beaucoup de personnes, lorsqu'elles mangent des fruits, s'imaginent que d'y ajouter du sucre est le meilleur moyen d'en neutraliser l'acidité. C'est le contraire qui arrive. Le sucre, en effet, trompe bien le goût; mais une fois dans l'estomac, il est lui-même une nouvelle cause de productions acides, et s'il survient des aigreurs, on doit moins les attribuer aux fruits qu'au sucre ingéré en même temps pour en corriger l'effet. Du reste, un proverbe espagnol dit avec raison que le fruit mûr est de l'or le matin, de l'argent à midi et du plomb le soir.

Les fruits qui conviennent le moins dans les souffrances

gastriques sont : les pommes, les poires, les melons et tous les fruits secs ou confits ; toutes les espèces d'amandes et de noix ne sont pas non plus sans inconvénients, à cause de l'huile qu'elles contiennent et de la forte consistance de leur parenchyme. Il en est de même des marrons, des châtaignes, bien qu'on les fasse bouillir ou rôtir ; ceux qui souffrent de l'estomac doivent soigeusement s'en abstenir.

Parmi les principes constituants du thé, on remarque particulièrement la théine qui est identique à la caféine ; on y rencontre encore une huile essentielle qui lui donne son arôme, et une grande quantité de tannin auquel le thé doit ses propriétés astringentes.

Chez certaines personnes le thé, et spécialement le thé vert, est un puissant excitateur des nerfs, occasionnant de l'insomnie, de la nervosité et un vague sentiment d'inquiétude, cet effet dépend sans doute de l'huile volatile ; l'habitude en diminue l'intensité ou même la corrige complétement.

Néanmoins, parmi les causes productrices d'acidités gastriques, aucune n'est plus fréquente que l'usage du thé, ce qui tient en partie au sucre et à la crème qu'on y ajoute d'ordinaire, mais surtout au tannin qu'il renferme. On sait que le tannin précipite la pepsine, et qu'il forme aussi avec la gélatine un précipité inerte et insoluble tanno-gélatineux. C'est sans doute pour ces causes que certaines personnes peuvent prendre avec avantage du thé à leur déjeuner, et qu'elles souffrent de renvois acides quand elles en font usage après le dîner. Cela vient de ce qu'en général, le déjeuner se compose de très-peu de substances gélatineuses qu'on retrouve en bien plus grande abondance au dîner.

Le chocolat est d'une digestion plus difficile à cause de la grande quantité d'huile végétale qu'il renferme toujours.

Le thé contient des traces de matières azotées, ce qui fait qu'il n'est pas entièrement dépourvu de propriétés nutritives ; mais, indépendamment des accidents nerveux qu'il détermine chez certains individus, il ne faut pas oublier qu'en Chine, les grands buveurs de thé sont maigres et faibles.

Après le dîner on peut prendre le thé ou le café, pourvu qu'ils ne produisent ni l'insomnie, ni des aigreurs, ni des crampes d'estomac ou une excitation nerveuse trop vive, bien qu'au point de vue diététique on puisse considérer leur usage comme sans utilité sinon sans inconvénients. Les personnes éminemment nerveuses, dont la sensibilité est très-mobile et l'esprit très-irritable, aussi bien que les individus à prédominance bilieuse, ceux qui sont enclins à l'hypochondrie, aux affections hémorrhoïdales et goutteuses, ceux qui sont atteints d'irritation gastrique ou de quelque inflammation chronique sujette à recrudescence, tous, disons-nous, doivent soigneusement s'en abstenir, tandis qu'au contraire ces infusions sont très-favorables aux tempéraments lymphatiques, plus disposés à l'inertie qu'à l'activité, aux personnes qui se nourrissent d'aliments gras, huileux ou farineux et qui vivent dans des climats humides ou paludéens.

Si l'eau favorise les métamorphoses interstitielles et la destruction des tissus dont les décomposés s'échappent partie par les urines, partie sous forme solide par les instestins, ce qui explique comment un verre d'eau pris le matin à jeun peut déterminer des évacuations chez certaines personnes ; il n'en est plus de même des infusions de thé et de café qui agissent dans un sens opposé à l'action de l'eau et qui, en retardant la destruction des tissus, permettent à ceux qui en font usage d'employer pour la sustentation du corps une plus petite quantité de nourriture. Les liqueurs alcooliques diminuent aussi la perte des tissus et agissent comme le thé et le café en retardant les besoins de l'alimentation. C'est ainsi que les personnes adonnées aux boissons alcooliques mangent comparativement peu et que leurs sécrétions rénales et pulmonaires sont plus particulièrement diminuées sous l'influence de ces liquides.

L'observation physiologique nous apprend que l'on doit raisonnablement remplir l'estomac pendant le jour, toutes les cinq heures environ et qu'il faut pendant la nuit, le laisser reposer, comme la plupart de nos organes.

Le docteur Thomson, en se livrant, sur une vaste échelle, à des expériences sur l'effet de la nourriture et la production de la graisse chez les bestiaux, travail poursuivi d'après l'ordre de son gouvernement, est arrivé à des résultats fort curieux et en partie applicables à l'espèce humaine. C'est ainsi qu'il démontre la nécessité, dans l'alimentation, d'une bien plus grande proportion de matières respiratoires ou calorifiantes, que de matières proprement nutritives, et que dans le cours de ses expérimentations il est arrivé à trouver qu'elles doivent être dans le rapport de un à huit un tiers.

En comparant ce fait, qui est en dehors de toute hypothèse, avec les diverses variétés de nourriture de l'homme, on peut jeter quelque lumière sur les différences relatives de leurs constituants. C'est ainsi que le lait, nourriture naturelle des jeunes mammifères, contient une partie de substance azotée pour deux de calorifiantes ; et comme pendant la période de croissance d'un animal, la partie nutritive de l'aliment, non-seulement doit remplacer les solides qui se métamorphosent, mais encore fournir une portion additionnelle pour augmenter la masse de l'individu, comme aussi la chaleur animale est produite en partie par le changement ou le remplacement qui s'opère dans les tissus fibrineux, il est évident que, dans l'alimentation de l'enfance, le supplément du foyer de calorique vient de la caséine, et qu'il est bien supérieur à celui que procure la fibrine dans les animaux adultes, et cela en proportion de la plus grande quantité relative de matières azotées qui se trouve dans la nourriture du jeune âge.

En considérant les substances alimentaires dont les habitants de la campagne font surtout usage, on trouve à l'analyse que la quantité de matières albumineuses que le blé et l'orge renferment, est à peu près de onze pour cent, tandis que la quantité d'amidon et de sucre varie de soixante-dix à quatre-vingts, présentant de la sorte un rapport de un à sept et au delà. On peut en déduire que pareille alimentation peut suffire à un animal qui n'est pas soumis à un exercice musculaire bien actif, et que l'on peut prendre cette proportion comme la limite de l'excès de la matière calorifiante sur la nutritive. Mais, du moment que l'on réclame une plus grande somme de mouvement musculaire, le rapport des matières azotées devra s'accroître, et pourra s'étendre jusqu'à ce que les matières albumineuses soient égales à la moitié des calorifiantes, ce qui probablement, au point de vue physiologique, est la plus grande proportion relative des constituants azotés admissibles.

Nous citerons à l'appui de ces données, ce que nous disait un de nos honorables confrères qui fut chargé de l'organisation du service médical, lors de la construction d'une de nos grandes lignes de chemins de fer. Les premiers travaux en furent confiés à des ouvriers anglais auxquels on adjoignit bientôt des ouvriers français, mais on ne tarda pas à remarquer que les premiers faisaient une fois plus d'ouvrage que les seconds. Ces travaux étaient entrepris à la tâche, et les Anglais travaillaient à part ; il s'agissait de terrassements, ainsi il n'y avait pas à s'y tromper. Comme nous étions fort surpris d'un pareil résultat et que nous paraissions désirer vivement savoir à quoi notre confrère en attribuait la cause : A une chose bien simple, nous dit-il, c'est que les Anglais vivaient surtout de rosbif et que les Français ne mangeaient que de la soupe et des légumes, avec un peu de viande bouillie de temps à autre ; mais plus tard, les ouvriers français adoptèrent la nourriture anglaise, et l'égalité se rétablit dans la somme de travail obtenue par tous.

C'est donc sur le plus ou moins d'exercice ou de repos à prendre que l'on doit se guider pour introduire, dans la nourriture, une proportion plus ou moins grande de matières azotées ou calorifiantes, et c'est sur l'appréciation juste de ces considérations que reposent les véritables règles du régime. Il serait, dans ce but, très-nécessaire d'établir des tables où l'on trouverait, à première vue, la somme de matières albumineuses que renferment les différentes substances qui entrent dans l'alimentation : c'est pourquoi nous allons reproduire les résultats que l'analyse a donnés, pour quelques-unes des plus importantes et des plus usuelles.

Les constituants des farines qui servent à la nourriture de l'homme se composent principalement de matières azotées et calorifiantes, d'eau et de sels, si bien que lorsque l'on a desséché les farines, qu'on a déterminé la quantité des matières azotées qu'elles renferment, on peut considérer le reste comme substances calorifiantes, sans erreur bien sensible. Cette recherche a donné au docteur Thomson les proportions suivantes : Pour le lait comme un est à deux, pour les haricots comme un est à deux et demi, pour la farine d'avoine comme un est à cinq, pour la semoule et l'orge comme un est à sept, dans la farine de froment du nord comme un est à huit, dans la pomme de terre comme un est à neuf, dans le riz comme un est à dix, dans le navet comme un est à onze, dans l'arrow-root, le tapioca et le sagou comme un est à vingt-six, et dans l'amidon, l'analyse a donné une partie de matière albumineuse pour quarante de calorifiantes.

Puisqu'un animal au repos consomme plus de parties calorifiantes, relativement aux constituants nutritifs, qu'un animal en plein exercice, l'alimentation d'une personne d'habitudes sédentaires devra donc contenir moins de matières azotées, et plus de parties calorifiantes qu'il ne conviendrait d'en donner, si les occupations étaient plus actives.

Nous en déduirons encore que comme la nature a pourvu, par le lait, à l'alimentation de l'enfance, elle nous a donné le type de la nourriture dont on ne saurait s'écarter à cet âge. C'est ainsi qu'il faut admettre que le lait, sous une forme ou sous une autre, est le véritable aliment dans les premiers temps de la vie, et que l'usage de l'arrow-root ou de quelqu'une de ces farines amylacées, dans lesquelles la proportion des matières azotées se trouve aux calorifiantes, comme un est à vingt-six, au lieu d'être comme un est à deux, s'éloigne singulièrement et est l'opposé du type que la nature fournit elle-même.

En établissant ce fait, on pourrait, à première vue, croire à quelque erreur ; mais, pour le rendre plus évident, il suffit de voir en quoi consiste cette classe des arrow-root comme aliment.

Le tapioca qui provient de la racine du jatrophamanioc, l'arrow-root que l'on obtient des racines tubéreuses de plusieurs espèces de maranta, le salep que fournit la bulbe de certaines espèces d'orchidées, sont préparés en lavant ces racines jusqu'à ce que toute la matière soluble dans l'eau soit enlevée. Le sagou se retire de la moelle de plusieurs espèces de palmiers, et c'est encore par l'eau froide et l'agitation que l'on entraîne le sagou, avant qu'il se dépose en fécule. Mais comme l'albumine, la légumine, la bassorine, le mucilage et le sucre sont solubles dans l'eau, il arrive qu'une grande partie des matières azotées est ainsi entraînée par le lavage, et que si, avant leur préparation, ces diverses substances se rapprochaient par leur composition de celle de la farine de froment, il n'en est plus de même après qu'elles ont été soumises aux moyens que l'on emploie pour les préparer.

Jusqu'ici, les chimistes sont loin d'être d'accord sur la composition exacte des matières azotées que l'on trouve dans les farines; bien que le gluten soit insoluble, il s'y trouve aussi d'autres produits azotés solubles, et il est certain que si on soumettait ces farines à des lavages répétés, on les appauvrirait de tout ce qui pourrait se dissoudre ou se laisser entraîner. C'est pourquoi l'on peut considérer les farines de la classe des arrow-root comme privées, autant que possible, de leurs constituants nutritifs, et quand on les donne à un enfant, c'est comme si on enlevait, par le lavage, toute la partie nutritive du pain, pour la remplacer par de l'amidon ou, à peu de chose près, comme si on lui donnait de l'amidon.

En réalité, c'est là ce qui se passe lorsqu'on nourrit les enfants avec ces produits divers, que l'on vend dans les boutiques sous les noms les plus attrayants, et dont la préparation empirique ne saurait être connue de personne, que par une analyse exacte. Aussi, n'est-il pas rare que nous ayons à constater, dans l'enfance, le mauvais effet de cette sorte d'alimentation. Et il est certain qu'un grand nombre des dérangements des fonctions digestives, des flatulences, des diarrhées que l'on rencontre à cet âge, ne tiennent pas à d'autre cause qu'à l'usage d'une nourriture qui n'a rien de naturel que le nom.

Combien de fois n'arrive-t-il pas, en effet, que les oreilles des parents et des nourrices sont tourmentées par les vagissements, les cris douloureux et inconsolables de l'enfance, combien de fois aussi ne regarde-t-on pas ces symptômes de souffrance, comme l'effet d'une mauvaise humeur ou d'une colère sans cause, lorsque, bien au contraire, ils ne sont le plus souvent que le produit d'une nourriture mal appropriée.

Les substances saccharines et amylacées sont d'une digestion plus facile que les aliments albumineux, et conviennent souvent de préférence pour les dyspeptiques. Cependant un excès de sucre est parfois nuisible et ne réussit pas mieux que les amylacés, quand il y a de la flatulence et des symptômes d'acidité produite par les fermentations lactique et butyrique.

Il est bon d'en faire la remarque, tout aliment amylacé, dépourvu de matières nutritives, est artificiel et ne se rencontre que rarement, pour ne pas dire jamais, dans la nature. C'est pourquoi, on ne doit employer la classe des arrow-root qu'autant qu'on y a joint une suffisante quantité de matières nutritives, ou lorsqu'il convient de ne pas nourrir le système, comme dans certains cas où prédomine l'action inflammatoire. Dans ces circonstances, il est bon d'entretenir la chaleur animale et, pour atteindre ce but, les substances calorifiantes sont seules nécessaires. Ce traitement revient à tirer du sang de l'économie, puisque les tissus fibrineux s'usent, tant qu'une nourriture suffisamment réparatrice ne vient pas les sustenter.

Les arrow-root pourtant sont encore, jusqu'à un certain point, propres à soutenir le système musculaire, puisqu'ils contiennent un tiers environ des matières azotées que l'on trouve dans la farine de froment.

L'usage, très-répandu en Écosse, de l'oat-meal ou farine d'avoine, dont on se sert avec tant d'avantage pour les enfants dans toutes les classes de la société, est un fait digne de remarque, qui mérite une attention sérieuse et qui vient puissamment corroborer ce que nous venons de dire. On prépare avec cette farine une bouillie qui, arrosée de mélasse, est à la fois très-nutritive et propre à entretenir la liberté *des fonctions du ventre*.

Un chimiste de Vevey, M. Nestlé, est parvenu à confectionner avec du lait très-pur concentré dans le vide, du pain soumis à une très-forte chaleur, du sucre dans des proportions déterminées, une poudre à laquelle il a donné le nom de farine lactée et qui aurait les mêmes bases chimiques que le lait de femme ; ce nouvel aliment délayé dans plus ou moins d'eau fournit à volonté du lait ou de la bouillie ; nous avons eu déjà plusieurs fois l'occasion d'employer ce nouveau produit, et nous devons dire que les enfants le digèrent bien et s'en accommodent à merveille ; la seule chose que nous ayons parfois jugé nécessaire d'y ajouter, de temps à autre, c'est un peu de mélasse pour combattre le resserrement du ventre et les inconvénients qui l'accompagnent.

Il est à peine nécessaire, après ces considérations, de nous appesantir sur la nature des aliments qui conviennent le mieux à l'enfance. Comme le lait est le type naturel de la nourriture à cet âge, il faut en continuer l'emploi alors même que l'on a recours à une alimentation plus solide ; c'est ainsi que l'on peut donner tour à tour de la panade, de la semoule, de la bouillie préparée avec de la fleur de farine de froment, d'avoine ou d'orge ; on peut varier et répéter toutes ces préparations à différents intervalles et suivant la manière dont les organes digestifs les supportent.

Comme toutes ces substances contiennent de l'amidon, leur digestion se trouvera singulièrement facilitée, si l'on prend soin de les faire préalablement longtemps bouillir avec de l'eau, ou avec du lait ; car c'est alors autant de travail épargné pour les organes intestinaux.

Nous avons donc pour l'enfance une grande variété de substances nutritives dont nous connaissons la force, et que nous devons toujours préférer à ces sortes de mélanges artificiels, dont on ignore la vraie composition.

Il est bon de se rappeler aussi, que le froment est d'autant plus riche en matières azotées, qu'il nous vient de pays plus méridionaux, tandis que c'est le contraire pour l'avoine, dont les matières nutritives augmentent avec la latitude, dans de certaines limites.

Pour l'adulte, le régime varie suivant la nature des aliments qui sont plus ou moins riches, plus ou moins réfractaires à l'action de l'estomac. C'est surtout à ces deux points de vue que nous allons parcourir rapidement la liste des principales substances qui servent à l'alimentation de l'homme, et encore devra-t-on tenir compte des dispositions particulières de chacun, qui font, par exemple, que telle personne digère très-bien le lait et que telle autre en est incommodée ; en général, pourtant, le lait est moins digestible qu'on ne le pense, surtout lorsqu'il est pris seul ; il ne détermine sur les organes digestifs qu'une stimulation médio-cre, ce qui fait qu'il constipe ou qu'il relâche suivant que l'estomac le supporte; on remarque que son assimilation s'accomplit sans augmenter la chaleur du corps et sans accélérer aucune fonction.

Les effets du régime lacté ne sont pas toujours identiques. Avec l'âge, l'estomac s'en accommode moins bien, et on trouve alors qu'il passe d'autant plus facilement, qu'on l'a associé à quelque substance qui empêche le caséum de se coaguler en masses réfractaires ; pris de la sorte, il convient aux indi-vidus nerveux ou sanguins, aux constitutions surexcitées par l'abus des stimulants, aux personnes amaigries, éma-ciées par les passions et les plaisirs ; il est bon quelquefois de l'associer à quelque infusion aromatique, aux œufs, aux fécules, etc.

Le lait d'ânesse est plus léger et entretient la liberté du ventre ; le lait de chèvre restaure davantage et porte à la constipation ; le lait de vache est celui dont on se sert le plus souvent, quand il est trop fort, on le coupe soit avec de l'eau pure, soit avec de l'eau de gruau ou du petit-lait et au besoin avec de l'eau de chaux.

Le lait de vache contient deux fois autant de substances minérales que le lait de femmes et presque le double de ca-séine, substances bien adaptées à une croissance vigoureuse et à l'entretien de l'action musculaire; il convient donc plu-tôt aux enfants déjà avancés en âge qu'à ceux qui sont en-core à la mamelle; mais pour le sucre et le beurre, subs-tances propres à entretenir la chaleur du corps, le lait humain en contient presque autant que le lait de vache. Le lait d'ânesse ressemble beaucoup au lait de vache écrémé, mais renferme beaucoup plus de sucre, ce qui le rend propre aux estomacs

délicats et aux convalescents qui ont besoin de plus de matières grasses ou respiratoires.

Il existe à Paris un établissement modèle dirigé par un
homme de cœur qui, pendant toute la durée du siége de
Paris, s'est signalé par son abnégation et son dévouement,
c'est ainsi que pendant toute cette lugubre période, Monsieur
Damoiseau a mis gratuitement à la disposition des enfants
malades et sans autre préférence que l'ordre d'inscription,
toutes les richesses de son établissement. Aujourd'hui nous
devons signaler que l'on trouve dans cette maison des laits
naturels modifiés et médicamenteux obtenus en variant scien-
tifiquement la nourriture de vaches, d'ânesses et de chèvres
dont les laits peuvent, suivant le besoin, soulager la mère,
s'accommoder aux forces digestives de l'enfant ou répondre à
des médications qu'il serait dangereux d'administrer directement dans le bas-âge.

Les fromages arrivés à un certain point de maturité provoquent la fermentation, ils doivent leur odeur et leur saveur à la décomposition du beurre en acides fixes, margari-
que et oléique et en acides volatiles, butyrique, caprique et
caproïque auxquels les fromages doivent leur odeur caractéristique. Tous ces acides sont mis en liberté par la décom=
position de la glycérine.

Les substances grasses ne sont pas digérées dans l'estomac;
mais, lorsqu'elles y séjournent longtemps, elles occasionnent
des flux de bile ou bien elles deviennent âcres et irritantes, et
déterminent des sensations et des renvois désagréables.
Quand elles sont prises en trop grande abondance ou trop
longtemps, elles dérangent les fonctions digestives, disposent
à la diarrhée et déterminent l'engorgement des viscères abdominaux; leur absorption, on le sait, ne se fait que lors-

qu'elles ont été convenablement et directement émulsion-
nées par le suc pancréatique.

Les aliments gélatineux comme la tête et les pieds de veau,
le cochon de lait, l'agneau, les tripées, ne sollicitent que
faiblement l'action de l'estomac, et ont besoin, pour être digérés, qu'on y ajoute quelque principe stimulant qui provoque l'afflux des sucs gastriques, sans quoi il arrive
souvent qu'ils agissent comme laxatifs ; c'est ce que l'on remarque surtout pour la chair du veau lorsque l'animal est
encore trop jeune. Au reste, quand ces aliments sont bien
supportés, ils n'accélèrent aucune fonction, et on peut les
considérer comme des adoucissants.

On emploie avec avantage les décoctions légères d'aliments
gélatineux, comme de poulet, de veau, de tortue, de cuisses
de grenouille, dans la convalescence des inflammations.
Trop concentrées, ces décoctions se prennent en gelée par
le refroidissement, elles sont alors moins digestibles et ont
besoin d'être aromatisées davantage.

Les aliments albumineux séjournent d'autant moins dans
l'estomac qu'ils sont moins cuits ; car, lorsqu'ils se coagulent
par la chaleur, leur cohésion étant plus grande, ne leur
permet plus d'être attaqués par les sucs gastriques que couche par couche. Crus, ils se digèrent facilement, ne développent pas de chaleur pendant la digestion, nourrissent
beaucoup et laissent peu de résidu.

Les aliments albumineux que l'on emploie le plus fréquemment sont les œufs, soit de volatiles, soit de poissons,
les huîtres, les moules, la cervelle, le sang ; pour le foie et le
ris ou thymus, ils paraissent tenir le milieu entre l'aliment
albumineux et l'aliment fibrineux.

Le boudin que l'on prépare avec le sang de porc n'est

lourd et excitant qu'à cause des graisses et des oignons qu'on y ajoute.

L'œuf frais contient de la peptone c'est un aliment complet et de facile digestion, quand il n'est pas trop cuit ; la cervelle est aussi un aliment réparateur : tous deux sont indiqués pour les estomacs irritables et convalescents.

L'huître crue et bien vivante, assaisonnée de jus de citron, convient aux estomacs dont les forces digestives sont faibles ; cuite, elle séjourne beaucoup plus longtemps dans l'organe et se digère moins bien.

Les poissons et les crustacés présentent une alimentation dans laquelle on retrouve des quantités à peu près égales de gélatine, d'albumine et de fibrine : ils diffèrent des mammifères et des oiseaux en ce que leur chair est dépourvue d'osmazôme, principe savoureux et excitant qui donne la couleur aux viandes rôties, et le bon goût aux champignons comestibles.

Les poissons, dont les chairs sont denses, fibreuses, serrées, comme le saumon, le brochet, le maquereau, la carpe, la raie, le turbot, sont de digestion plus difficile que ceux où prédominent l'albumine et la gélatine, et ont besoin, peut-être un peu moins que le homard, la langouste et l'écrevisse, de sauces relevées, d'excitants ou de condiments variés pour faciliter leur digestion.

D'autres, comme la lamproie et l'anguille, sont imprégnés en même temps de matières grasses et huileuses qui les rendent rebelles à l'action des organes digestifs, et n'en permettent l'usage qu'aux estomacs robustes.

Le poisson, pris comme aliment, développe peu de chaleur, nourrit sans exciter, et convient surtout au tempérament bilieux.

Le merlan, la limande, la sole, le goujon, l'éperlan et le rouget se recommandent aux estomacs faibles et convalescents. L'ébullition dans l'eau les rend encore plus légers, mais aussi moins nourrissants; on peut les donner cuits sur le gril ou en friture, pourvu qu'on ait soin d'enlever le léger enduit dont cette préparation les enveloppe.

Salés ou fumés, les poissons deviennent âcres et irritants, quand ils renferment des œufs, ils prédisposent plus particulièrement aux affections cutanées.

L'aliment fibrineux se tire de la chair des mammifères et des oiseaux, c'est celui qui séjourne le plus dans l'estomac, qui est le plus réparateur, qui sollicite davantage les différents actes de la digestion qui laisse le moins de résidu et qui réconforte davantage.

L'excès de cette alimentation prédispose à l'apoplexie, à la goutte, au rhumatisme et aux hémorrhagies.

Les fibrineux conviennent aux individus dont les professions exigent un grand exercice musculaire, les viandes rouges ou noires, aux constitutions molles, au tempérament lymphatique et aux habitants des climats froids.

Les chairs blanches sont plus convenables aux tempéraments bilieux, sanguin et aux personnes qui se livrent habituellement à des travaux de cabinet.

Les viandes que nous fournissent les mammifères, comme le bœuf, le mouton, le porc, se digèrent en moyenne : rôties, en trois heures quarante minutes; frites, en quatre heures et quart; bouillies, en quatre heures et demie.

D'après les expériences des docteurs Beaumont et Robertson, celles qui se digèrent le plus vite et le plus facilement se trouvent dans l'ordre qui suit : les chairs du mouton, du bœuf, de l'agneau, du veau et du porc.

Les oiseaux, en général, se digèrent en trois heures vingt-cinq minutes ; la volaille blanche, le poulet, la dinde, en trois heures ; la volaille noire, le canard, l'oie, en trois heures quarante minutes.

Le poisson, en général, se digère en deux heures et demie ; le lait cuit, en deux heures, cru, en deux heures et quart ; les crèmes, en deux heures quarante-cinq minutes ; le beurre et le fromage, en trois heures et demie.

Les féculents, en général, et les œufs à la coque, en deux heures et demie ; le pain, en trois heures et demie ; les soupes, en trois heures et quart ; la soupe grasse ordinaire, en quatre heures ; les légumes frais, en trois heures.

Tous les légumes, excepté les champignons, excitent peu la membrane muqueuse de l'estomac, nourrissent médio-crement, traversent assez rapidement le canal digestif et fournissent un résidu abondant et peu altéré. Leur usage développe peu de chaleur, diminue l'énergie de toutes les fonctions, et se trouve indiqué quand il y a pléthore, tendance aux congestions, prédominance bilieuse et irritable. Ils ne conviennent pas au tempérament lymphatique ; on les oppose avec avantage aux passions et ils donnent moins de prise aux affections morales violentes. L'alimentation qui en fait la base ne saurait convenir aux hommes qui ont besoin de se livrer à des exercices musculaires soutenus.

Les navets et les choux causent un peu de flatulence. Les différentes espèces de melon nourrissent peu et ont besoin de condiments qui en facilitent la digestion. Les champignons, très-nutritifs par eux-mêmes, sont lourds et de digestion dif-ficile. La châtaigne et la pomme de terre ont absolument besoin d'être cuites pour nourrir ; prises crues, elles passent dans nos organes sans subir d'altération.

Les graines des légumineuses, même cuites et décortiquées, quoiqu'elles soient très-nourrissantes, fatiguent beaucoup l'estomac, et incommodent par la production désagréable de gaz dans les intestins.

Les féculents traversent le viscère gastrique plus rapidement que les viandes, mais plus ils sont fermentés, moins ils y séjournent et moins ils nourrissent.

Les fruits demandent pour leur digestion de une heure et demie à deux heures et demie, suivant qu'ils sont doux, très-mûrs, crus ou peu mûrs. Ils conviennent, en général, à tous les estomacs et séjournent peu dans le tube digestif, surtout à l'état frais.

Ceux qui sont mucilagineux et sucrés conviennent aux personnes irritables; ceux qui sont acerbes ou très-sucrés, aux lymphatiques; ceux qui sont acidules, au tempérament sanguin. Ils ne nuisent que par leur défaut de maturité ou par l'usage immodéré que l'on peut en faire. On a vu un grand nombre de dyspeptiques se guérir par l'emploi, continué le matin et pendant la saison, de raisins, de fruits rouges pris même en assez grande abondance, de une à deux livres par exemple.

Le régime doit s'adapter aux différents tempéraments, s'accorder avec les goûts instinctifs ou acquis, et toujours il faut respecter les répugnances.

Les personnes chez lesquelles un tempérament bien marqué ne prédomine pas, peuvent user librement des différentes sortes de nourritures; mais on ne devra jamais oublier que le tempérament sanguin doit être sobre des stimulants, des viandes rouges ou noires et des assaisonnements aromatiques; c'est aux personnes douées de cette constitution, qu'il faut recommander les fruits, les herbes potagères, les viandes blanches. Ce même régime convient encore aux individus dont le foie est très-développé, ils trouveront, dans une alimentation ténue et végétale, le meilleur préservatif des affections bilieuses que favorisent les substances grasses, les viandes noires, les aliments sucrés et le laitage sous toutes les formes. Du reste, les bilieux mangent beaucoup, digèrent vite et ont habituellement le ventre serré.

Au tempérament nerveux, conviennent les bonnes viandes rouges et noires non faisandées, les poissons à chair ferme et sapide, le lait riche en globules et quelques végétaux amers, la chicorée par exemple.

Comme ce tempérament se fait remarquer par la mobilité de ses impressions et de ses dispositions, on devra éviter l'emploi des aliments grossièrement préparés, des farineux non fermentés, des substances flatulentes ; les assaisonnements forts et tout ce qui peut surexciter la sensibilité gastrique.

Au tempérament lymphatique, on devra conseiller les viandes rôties, les aliments savoureux et nutritifs ; les végétaux lui conviennent peu, à l'exception des crucifères et des plantes âcres qui provoquent les urines ou les sueurs, comme le cresson, le raifort, le persil, l'asperge, etc. C'est surtout aux personnes lymphatiques que conviennent les assaisonnements stimulants ; mais, les viandes blanches, les farineux, les substances grasses et mucilagineuses leur sont tout à fait contre-indiqués. Du reste, dans la prescription du régime, il faut tenir compte de l'âge, des habitudes, des occupations et des circonstances présentes. Les stomachiques, que l'on prend en guise d'excitants de l'appétit, comme l'absinthe, la graine de moutarde blanche, n'ont souvent pour effet que de l'émousser.

L'emploi du sel commun, comme condiment, est surtout

utile aux personnes qui se nourissent principalement de matières féculentes, son usage en facilite la digestion et s'oppose à la formation des gaz.

Le vinaigre et le citron, pris en petite quantité et étendus, réveillent l'appétit, modèrent la soif, ajoutent à la puissance dissolvante du suc gastrique. Il convient de les associer surtout aux substances mucilagineuses. Trop concentrés, ils arrêtent la sécrétion du suc gastrique, affaiblissent à la longue les organes digestifs et amènent ainsi l'amaigrissement. Quand ils sont trop forts, l'espèce d'astriction qu'ils produisent, est quelquefois suivie d'une réaction marquée par la douleur et l'irritation. Ils sont nuisibles aux personnes nerveuses, à celles dont les organes respiratoires sont irritables. On pourrait en dire autant des cornichons confits au vinaigre ; et il est bien connu, du reste, que cet acide, par son action dissolvante sur la fibrine, diminue la consistance des viandes que l'on y fait mariner.

Le sucre est le condiment par excellence des substances fades, aqueuses, féculentes, acides, comme les petits pois, les épinards, les fruits rouges, le melon, etc. Il stimule légèrement l'estomac, rend la digestion plus prompte, donne peu de résidu ; pris en trop grande quantité, il émousse l'appétit ; dans certaines dyspepsies, il occasionne des aigreurs et a pour tendance de resserrer le ventre. On sait, du reste, qu'il est doué de la propriété remarquable de conserver les substances animales et végétales, et de soustraire les fruits à une décomposition rapide, après leur maturité.

L'huile, la graisse, le beurre avec des qualités primitivement douces, deviennent dans les sauces, par suite d'une certaine élévation de la température, des condiments stimulants, irritants et parfois même âcres.

Les condiments que l'on retire de la famille des liliacées sont l'ail, le poireau, l'oignon, l'échalote, la civette, les ciboules ; tous contiennent du mucilage, du sucre, du soufre, une huile volatile très-odorante, dont le principe âcre exerce sur l'estomac une stimulation propre à favoriser la digestion des aliments mucilagineux et visqueux. Ces principes volatils se trouvent surtout concentrés dans l'ail, et lorsqu'on fait usage de ce bulbe, on retrouve des traces de ses parties volatiles dans les sueurs et dans les urines ; ce qui explique jusqu'à un certain point les propriétés prophylactiques qu'on lui attribue contre les effluves marécageuses et les constitutions épidémiques. Nous l'avons vu pour notre part déterminer à la peau une sorte de roséole chez un enfant auquel sa mère en avait fait prendre, dans du lait, comme vermifuge.

La chaleur et la cuisson font que l'huile essentielle se volatilise parfois complétement, ce qui arrive pour le poireau et l'oignon qui, une fois cuits, ne sont plus que des aliments mucoso-sucrés.

Les crucifères fournissent la moutarde, le raifort, le cresson, qui jouissent aussi de propriétés plus ou moins stimulantes ; ils appartiennent aux climats tempérés ; il faut en rapprocher les substances aromatiques à saveurs diverses, comme l'estragon, le persil, le cerfeuil, le thym, la sarriette, la sauge, le laurier, le romarin, qui donnent aux aliments un goût plus agréable, stimulent légèrement l'estomac et rendent la digestion plus facile. Ajoutons-y encore les câpres confites dans le vinaigre, les fleurs de la capucine ; mais les condiments les plus forts nous viennent des Indes, des pays équatoriaux.

Ce sont les poivres, le piment, le gingembre, qui se distinguent par une saveur âcre, brûlante et aromatique beaucoup plus prononcée.

Ces produits stimulent vivement les organes avec lesquels on les met en contact, ils rendent l'écoulement du suc gastrique plus prompt et plus abondant ; en petite quantité, ils s'associent avec avantage aux viandes blanches et gélatineuses, aux poissons huileux, aux mollusques, aux végétaux aqueux, mucilagineux, fades, comme les cardons, les choux, les asperges, les concombres.

Parmi les assaisonnements moins énergiques, il faut ranger la noix muscade, le macis, les clous de girofle, la cannelle, le safran et la vanille qui est à la fois un peu excitante et stomachique ; enfin, nous devons ajouter encore les truffes et les champignons comestibles, que leurs propriétés aromatiques font employer comme assaisonnements délicats dans certaines préparations culinaires.

L'abus des assaisonnements produit d'adord un appétit artificiel, détermine l'ingestion d'une trop grande quantité d'aliments et amène à la longue l'atonie de l'estomac ; l'habitude pourtant atténue ces effets, en diminuant beaucoup la sensibilité des organes. Leur privation laisse séjourner longtemps dans le viscère beaucoup de substances relâchantes et émollientes qui n'ont pas, par elles-mêmes, assez d'action pour solliciter convenablement son travail.

Les chairs blanches, fades, glaireuses ou muqueuses, les légumes insipides, farineux, mucilagineux, réclament un correctif qu'il est inutile ou nuisible d'ajouter aux produits savoureux, comme les viandes rôties et les végétaux sucrés.

Aux habitants des régions humides et froides, conviennent les condiments antiscorbutiques, radis, raifort, moutarde ; à ceux qui habitent des régions paludéennes, marécageuses, se recommandent plus particulièrement les aromatiques et les stimulants âcres dont la réaction s'opère sur la peau, comme l'ail, les sauges, les poivres, etc.

Les assaisonnements énergiques conviennent au tempérament lymphatique, aux habitants des pays très-froids et très-chauds, aux vieillards ; ils sont contraires aux tempéraments sanguin, bilieux et nerveux, aux femmes qui nourrissent, aux adultes dans les climats tempérés, et surtout aux enfants, dont le seul condiment doit être le sucre.

L'habitude rend les assaisonnements aussi indispensables que les aliments eux-mêmes, par la raison que ces derniers ne peuvent passer sans eux. Rappelons-nous pourtant qu'il n'est pas rare de voir des échauffements, des constipations, des souffrances chroniques de l'estomac, des affections cutanées rebelles s'entretenir et s'exaspérer par le seul abus des condiments de toute espèce.

C'est un fait curieux à signaler que le sel, condiment par excellence à tous nos repas, agisse différemment suivant qu'il est introduit dans l'estomac par la bouche ou directement par une fistule. Nous avons vu que, dans ce dernier cas et sous une dose assez modérée, il survient assez vite des vomissements qui n'ont point lieu lorsque le sel est pris par la bouche. Le poivre, que l'on considère comme une substance bien plus irritante, est très-bien supporté dans les mêmes conditions et augmente seulement les sécrétions gastriques, sans provoquer aucune espèce d'accident.

Les personnes délicates ne doivent jamais oublier que les aliments se digèrent d'autant mieux qu'ils sont plus simplement préparés ; qu'il est aussi nuisible de les trop varier dans un même repas que de vouloir se nourrir exclusivement d'une même substance. Les convalescents et les personnes qui ont été soumises à de longs jeûnes, doivent se tenir en garde contre leur appétit. Il faut éviter, en sortant de table, de se tenir dans les endroits encombrés et mal aérés; à plus forte raison, ne devrait-on pas s'y livrer à différents jeux de combinaison, comme il n'arrive que trop dans les habitudes de notre société.

Ajoutons, pour terminer et en règle générale, que si, par circonstance, on mange plus qu'on ne doit le faire, il convient de se restreindre le lendemain; que le choix des aliments est subordonné à la tolérance gastrique de chacun, et que le meilleur est celui que l'on digère le mieux.

Manger peu et de peu est la règle universelle. Tous les animaux la suivent, excepté l'homme. Mais, puisque l'intempérance dégrade le corps et l'esprit, rappelons-nous sans cesse qu'au delà du besoin commence l'excès, et répétons avec Hippocrate qu'il faut se faire une mesure, et que cette mesure réside uniquement dans la sensation du corps, ce que l'on ne devrait jamais oublier.

FIN.

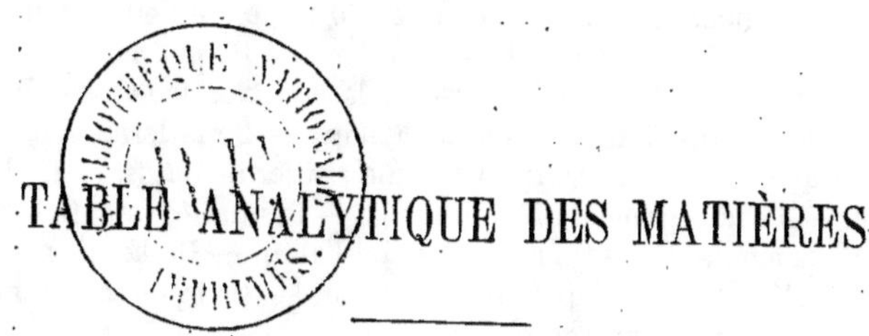

TABLE ANALYTIQUE DES MATIÈRES

CHAPITRE PREMIER.

DE L'ESTOMAC.

CHAPITRE II.

DE LA NUTRITION. — DES FERMENTATIONS. — DE LA DIFFUSION. — DE L'OXYDA-TION, ET DES PRODUITS ACIDES.

CHAPITRE III.

DES SUCS GASTRIQUES.

CHAPITRE IV.

EFFETS DES SYMPATHIES ET DES IMPRESSIONS MORALES SUR L'ESTOMAC.

CHAPITRE V.

DES DOULEURS ET DE LA SENSIBILITÉ GASTRIQUES.

CHAPITRE VI.

DES MAUX DE TÊTE ET DES VERTIGES DANS LES AFFECTIONS DE L'ESTOMAC.

CHAPITRE X.

DE L'INDIGESTION.

CHAPITRE XI.

DE L'EMBARRAS GASTRIQUE.

CHAPITRE XII.

DES DYSPEPSIES OU DIGESTIONS HABITUELLEMENT LABORIEUSES.

CHAPITRE XIII.

DES VARIÉTÉS DYSPEPTIQUES.

CHAPITRE XIV.

TRAITEMENT DES DYSPEPSIES.

CHAPITRE XVIII.

DES RAMOLLISSEMENTS DE L'ESTOMAC.

CHAPITRE XIX.

DES ULCÉRATIONS ET DES PERFORATIONS DE L'ESTOMAC.

CHAPITRE XX.

DE LA DILATATION, DE LA RUPTURE ET DES HERNIES DE L'ESTOMAC.

CHAPITRE XXI.

DES HÉMORRHAGIES GASTRIQUES OU GASTRORRHAGIES.

CHAPITRE XXII.

DU CANCER DE L'ESTOMAC.

CHAPITRE XXIII.

DE LA GASTRALGIE OU COLIQUE D'ESTOMAC.

CHAPITRE XXIV.

DU RÉGIME ET DE L'ALIMENTATION.

FIN DE LA TABLE ANALYTIQUE.

TABLE ALPHABÉTIQUE

TABLE DES FIGURES :

NOMS DES AUTEURS CONSULTÉS :

Alibert.
Andral.
Ascherson.
Bardeleben.
Barras.
Barrier.
Barthez.
Battalia.
Beau.
Beaumont.
Becker.
Begbie.
Bellini.
Bence Jones.
Bennett.
Bérard.
Bernard.
Bichat.
Billard.
Birch.
Blondlot.
Bouchardat.
Bouchut.
Boudault.
Bouillaud.
Boussingault.
Boyer.
Bretonneau.
Bricheteau.
Brinton.
Broussais.
Brown.
Burnett.
Cabanis.
Caillard.
Camerer.
Capuron.

Carson.
Carswell.
Cazeaux.
Celse.
Chamberet.
Chambers.
Chardel.
Chardon.
Chaussier.
Child.
Chomel.
Christison.
Copland.
Corvisart.
Cruveilhier.
Delpech.
Dubois.
Dumas.
Durand-Fardel.
Fenwick.
Fleury.
Fouquier.
Franck.
Gallois.
Garrett.
Gendrin.
Gmelin.
Golding-Bird.
Graves.
Gray.
Grisolle.
Guersent.
Hallé.
Hérard.
Hippocrate.
Hufeland.
Hughes.

Hunter.
Inoziemself.
Jacquemier.
Kennedy.
Keyes.
Lawrence.
Leared.
Lebert.
Lecœur.
Lefèvre.
Lehmann.
Levacher.
Léveillé.
Lhéritier.
Liébig.
Longet.
Londe.
Louis.
Maclagan.
Magendie.
Martin Solon.
Mauriceau.
Mêlier.
Mérat.
Michel Lévy.
Mialhe.
Millon.
Monneret.
Morgagni.
Muller.
Nonat.
Orfila.
Pavy.
Petit (J. L.)
Pétrequin.
Pfeufer.
Pidoux.

Pinel.
Piorry.
Prout.
Ray.
Rayer.
Reeves.
Renauldin.
Réveillé-Parise.
Richeter.
Rilliet.
Robertson.
Rokitanski.
Rostan.
Sandras.
Sauvages.
Schiff.
Senebier.
Seymour.
Spallanzani.
Stokes.
Stoll.
Sunnan.
Sydenham.
Thénard.
Thomson.
Tiedemann.
Tissot.
Trousseau.
Turnbull.
Valleix.
Vigla.
Villeneuve.
Van Swieten.
Waters.
Zimmermann.

ERRATA

Page 63, ligne 7, *au lieu de* saline, *lisez :* salive.
— 144, — 5, — maladies, — malaises.
— 234, — 25, — affectation, — affection.
— 355, — 20, — gastrique, — gastrite.
— 416, — 19, — factilité, — facilité.
— 424, — 5, — de faire, — de le faire.
— 481, — 8, — ce bulbe, — cette bulbe.